国医大师 邓铁涛 学术经验传薪集

第二卷

国家中医药管理局『国医大师邓铁涛传承工作室建设项目』资助

广东省中医药局『国医大师邓铁涛学术思想传承项目』资助

『十三五』国家重点图书　国医大师文丛

广州中医药大学第一附属医院
广州中医药大学邓铁涛研究所 ／ 组织编写

主审　邓铁涛

主编　冼绍祥

副主编　黄可儿　邓中光　邱仕君

编委　（按姓氏笔画为序）

王燕　王晓燕　方一静　冯小权　刘小斌

刘淑婷　陈安琳　陈坚雄　龚瑜

人民卫生出版社

图书在版编目（CIP）数据

国医大师邓铁涛学术经验传薪集 . 第二卷 / 冼绍祥

主编 . —北京：人民卫生出版社，2017

ISBN 978–7–117–23572–3

Ⅰ . ①国…　Ⅱ . ①冼…　Ⅲ . ①中医临床 – 经验 –

中国 – 现代　Ⅳ . ①R249.7

中国版本图书馆 CIP 数据核字（2017）第 286238 号

| 人卫智网 | www.ipmph.com | 医学教育、学术、考试、健康，购书智慧智能综合服务平台 |
| 人卫官网 | www.pmph.com | 人卫官方资讯发布平台 |

国医大师邓铁涛学术经验传薪集

（第二卷）

主　　编：冼绍祥

出版发行：人民卫生出版社（中继线 010-59780011）

地　　址：北京市朝阳区潘家园南里 19 号

邮　　编：100021

E - mail：pmph @ pmph.com

购书热线：010-59787592　010-59787584　010-65264830

印　　刷：北京汇林印务有限公司

经　　销：新华书店

开　　本：710×1000　1/16　　印张：18

字　　数：333 千字

版　　次：2018 年 4 月第 1 版　2023 年 1 月第 1 版第 3 次印刷

标准书号：ISBN 978-7-117-23572-3/R·23573

定　　价：62.00 元

打击盗版举报电话：010-59787491　E-mail：WQ @ pmph.com

（凡属印装质量问题请与本社市场营销中心联系退换）

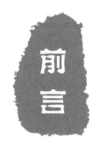
前言

　　国医大师邓铁涛教授是当代著名的中医学者、临床家和教育家。他在学术上融古贯今，提出一系列对现代中医学发展富有影响的理论学说，如五脏相关学说、痰瘀相关理论，在脾胃学说继承与发扬、中医诊法与教材建设、中医热病辨治、岭南地域医学研究等方面富有建树。他在神经肌肉疾病、心脑血管疾病、急腹症等疑难重症的中医诊治上力克难关；提倡仁心仁术，倡导名师带徒，在创新现代中医教育中屡开新风；古稀之年仍高度关注中医药发展，积极建言献策。为了进一步推动邓铁涛教授学术思想和临床经验的传承，发挥国医大师的学术辐射力，搭建可持续发展的学术交流平台，2014 年 11 月 8 日，广东省中医药局、国家重点学科中医内科学、广州中医药大学第一附属医院共同主办"国医大师邓铁涛学术思想暨中医五脏相关理论研讨会"。研讨会恰逢广州中医药大学第一附属医院建院 50 周年华诞，为此，我们广邀各地邓老传人、资深研究专家作为主讲嘉宾传授邓老仁心仁术。参会人员包含近 400 名来自全国各地的代表。研讨会议题涵盖邓铁涛教授"五脏相关"和"痰瘀相关"等代表性理论学说、临床经验以及育人理念等方面，全方位展现了邓铁涛教授之仁心仁术和大师风范。同时，我们也看到邓老的学术传承人恪守师承，上下求索，在各地引领一方中医研究，成为岭南邓氏学派开枝散叶的主干力量。

　　"国医大师邓铁涛学术思想暨中医五脏相关理论研讨会"得到了来自全国各地中医药工作者的积极响应，文集汇编工作组以高度的热情和责任心将专家文稿和征文汇编成册。研讨会之后，我们以研讨会文集为基础，请专家再次对文稿进行审校，对文章进一步精选，结集为本册《国医大师邓铁涛学术经验传薪集（第二卷）》。

　　因时间和水平所限，书中疏漏、不妥之处，敬请提出宝贵意见！

编者

2016 年 8 月

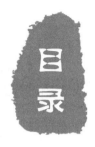

第四部分　开明中医　各家争鸣

第一部分
大师风范　立德树人

20 世纪中国知名科学家邓铁涛

刘小斌,陈安琳

(广州中医药大学邓铁涛研究所)

邓铁涛,出生于 1916 年,广东开平人,现代著名中医学家。广州中医药大学终身教授,博士研究生导师。曾任中华全国中医学会常务理事,现任中华中医药学会终身理事。1932 年就读于广东中医药专门学校,1938 年正式从事中医医疗。在长达 70 多年的医疗教学科研生涯中,积累了丰富经验,临床擅长诊治心血管疾病如冠心病、高血压,神经肌肉疾病如重症肌无力,消化系统疾病如胃病、慢性肝炎、肝硬化及其他疑难杂症如红斑狼疮等。学术上融古贯今,提出系列对现代医学发展富有影响的理论,包括五脏相关学说、气血痰瘀相关论、脾胃学说继承与发扬、中医诊法与教材建设、寒温融合中医热病理论、岭南地域医学研究等。为表彰邓铁涛对中医药学术事业发展作出的贡献,1978 年广东省人民政府授予他"广东省名老中医"称号,1990 年他成为首批享受国务院政府特殊津贴专家,1993 年获广东省"南粤杰出教师特等奖",1994 年获"全国继承老中医药专家学术经验指导老师"荣誉证书,2001 年香港浸会大学授予他名誉博士学位。同年,国家中医药管理局在北京人民大会堂举行"全国著名老中医邓铁涛教授学术思想研讨会"。2005 年国家科技部聘任他为国家重点基础研究发展计划(973 计划)"中医基础理论整理与创新研究"项目首席科学家,2007 年评选为国家级非物质文化遗产传统医药"中医诊法"项目代表性传承人,2009 年被国家人力资源和社会保障部、卫生部、国家中医药管理局评为"国医大师"。

一、成 长 经 历

1916 年 10 月 11 日(农历),邓铁涛出生于广东省开平县钱岗乡石蛟村一个中医家庭。邓氏祖籍河南南阳,属中医世家。祖父邓耀潮,参股广州天福堂药材行从事中药业。父亲邓梦觉(1886—1939),近代岭南温病医家,年轻时在香港师从番禺名医陈庆保,1925 年学成返穗,执业于广州市,时遇"干霍乱"(又名绞肠痧)流行,症见腹痛如绞,欲吐不能吐,欲泻不能泻,甚为痛苦。梦觉氏治此病证,予温病家王孟英蚕矢汤,每每一剂便愈。曾救治教师黄某之妻,产后腹痛,西医用吗啡治疗数天,药到痛止,过后又发,梦觉氏处以《金匮》经方枳实芍药散(散剂),两日痛止而愈。黄老师感激邓梦觉妙手回春,专门制作了一块大牌匾,上书"中医邓梦觉",横跨街两边。这些情景为邓铁涛亲眼目睹,对他日后立志继承父业,研习岐黄之术产生很大影响。

邓铁涛六岁童蒙开笔,就读广州海幅小学,后转读广州市第 55 小学,毕业考入广州市南武中学。虽自幼侍诊父侧,执庭训秘旨,然近代中医之教育,已从家庭带徒向学校办学过渡。1932 年 9 月考入广东中医药专门学校。莘莘学子,锐志潜修。邓铁涛在学校里系统接受中医高等教育,按教学大纲要求,完成"医学通论"等 30 门课的学习任务并通过考核。给他上课的老师有陈任枚、刘赤选、梁翰芬、卢朋著等,均为近代岭南医林之翘楚。前辈们精湛的中医知识,对中医学的热爱和执着,深深教育邓铁涛等年轻学子。

1937 年 8 月,邓铁涛完成 5 年学医生涯,成为广东中医药专门学校第 9 届毕业生。学校生活使他增长了见识,开阔了视野。他体会到中医药宝库由三部分构成:一是浩如烟海的中医典籍;二是在中医尤其老中医脑中的宝贵学识与丰富经验;三是广大人民群众防治疾病的秘方验方。他决心继承它,发掘它,为它献出毕生精力。

然而,一代名医成长的道路是坎坷曲折的。20 世纪 30 年代正是中医备受打击摧残之秋,国民政府教育部饬令中医学校改称"学社",不得以学校名义招生及颁发证书,只能盖以"广东中医药学社"的印鉴。愤慨之下,他拒绝领取所谓"学社"的毕业证书,以示抗议。但对中医未来的道路也深感苦恼,眼看个别老中医陷入"废医存药"之歧途,甚至附和"中医若存无天理,中药若亡无地理"之类的论调。皮之不存,毛将焉附?医既将废,药将焉存?当时广东的谭次仲、上海的恽铁樵、陆渊雷等先生提出"中医科学化"的口号,对他产生过影响。但如何化法?限于 30 年代的历史条件,当时也难有新突破,中医的出路何在?

正在思想彷徨之际,又逢日寇蹂躏中华。1938 年,日机狂炸广州,邓铁涛避难于香港。在救亡运动、进步文化影响下,他参加共产党领导的中华全国文艺界抗敌协会香港分会文艺通讯社。由于学习了一些唯物辩证法,深感辩证唯物主义和历史唯物主义对中医学颇有助益,发现中医学有不少符合辩证法的内涵,如阴阳学说及八纲辩证等。太平洋战争爆发后,香港沦陷,邓铁涛回广州在太平南路药材店坐堂应诊,任华南最大抗日武装东江纵队秘密交通站的地下交通员。他以医生职业作掩护,经常与东江纵队派来的同志上街购买游击区急需的各种物资,先存放在家,然后由游击队派人来取。东江纵队派彭会和他单线联系。新中国成立后,彭会在《关于东江纵队驻广州地下交通站的回忆》一文中披露了这段鲜为人知的历史。他回忆说:"东江纵队司令部一位女同志交给我两个关系:一位是中医师邓铁涛,他在太平南路一家中药店替人看病抓药;另一位姓冯,他家在十三行开药材行。经请示后,我们又将这两处作为联络点,因为看病和抓药更便于接头。"

1946 年,东江纵队奉命北撤烟台。邓铁涛与彭会的单线联系从此中断。此后,他辗转于武汉、广州之间,仍操旧业。1949 年 10 月广州解放,1950 年 1 月,他应聘回母校广东中医药专门学校任教。1951 年,彭会出差来广州,辗转找到邓铁涛。见面时,两人百感交集,紧握双手,共同回忆当年地下交通站斗争的峥嵘岁月。在彭会提议下,邓铁涛以"开业中医"身份参加 2 年的土地改革工作,最后任工作队长。回忆从读进步书刊到参加土地改革的历程,邓铁涛说:"这些经历使我亲身体验到了中国农民的苦难,开扩了视野,我的心从中医扩大到国家民族,扩大到整个世界。"1958 年他加入了中国共产党,从此把自己的中医药工作与党和国家的中医事业紧密结合在一起。

红色中医岁月,锤炼了邓铁涛的意志。然士之所以立身者在其德,医之所以鸣世者在其术,名老中医毕竟是从临床走过来的。邓铁涛深深植根于临床,想要提高治病的疗效,必须开展中医临床研究;要适应现代高等中医教育,还必须把中医医疗、教学、科研三者融为一体,才能完成历史赋予我们发掘、提高中国医学伟大宝库的光荣使命。

二、主要研究领域与成就

新中国成立初期,邓铁涛临床的重点是运用中医伤寒与温病的学说理论,指导传染性、流行性、发热性、感染性疾病如乙型脑炎诊治。当时他年仅 40 岁,在国内中医界也非名声显赫,但有几篇论著,足以反映其学术底蕴深厚,如《温病学说的发生与成长》《试论温病的卫气营血与三焦》等。但作为系统的中医科学研究,是 1959 年他带领"西医学习中医高级研究班"81 名学员入住解放军 157 医院,从研究"脾胃学说"开始。

(一)脾胃学说继承与发扬

1958 年,全国掀起西医学习中医的热潮,当时中央指示,凡是有条件的,都应办一个 70 人到 80 人的西医离职学习班,以 2 年为期。广东省卫生厅决定:1959 年在广州中医学院(现广州中医药大学)开办第三届西医学习中医高级研究班。要办好这一届西医学习中医高级研究班，要求配备一位班主任，组织上考虑由邓铁涛担任。据第一军医大学靳士英教授回忆：1959年我受部队委托带三军学员32名加入广州中医学院高级研究班系统学习，入学后邓老是我们的班主任，我被推选为班主席，经常聆听老师的教导，从此与邓老建立了深厚的师生情谊，邓老有解决临床难题的中医诊疗技能。

一进入临床，直接面对病人，碰上中医能否治急症、如何治急症的问题，例如急腹症肠梗阻。一青年战士，持续腹痛难忍，又兼腹胀、呕吐，大便不通，即治以耳针，疼痛逐渐缓解，后服通腑攻下中药而愈。又有一肠梗阻青年战士，病情发生变化，主治医生中午去宿舍找邓铁涛，谓肠鸣音消失，问是否即手术？邓铁涛即随主治医生到战士床前，检查时腹痛拒按，舌诊见剥苔下有新苔生长，仍为大肠腑实证，六腑以通为用，处方大承气汤保留灌肠，终于解除梗阻。一名5个月的患婴，呕吐啼哭，腹部可触摸腊肠样包块，经透视确诊肠套叠，先服中药数小时后，又以蜜糖水灌肠，并在腹部肠型包块处叩击梅花针，其后粪便自肛门排出，患婴安静入睡，免一刀之苦。其后又治2例，都成功。

邓铁涛又把高级研究班同学分成多个小组，分配到相关科室与骨干医师结合，最后总结成为28篇研究报告。如解放军157医院耳鼻喉科主任，从带教老师学得"威灵仙治骨髓验方"，治愈12例喉、食管骨髓患者，印证前人所说"赤脚威灵仙，铁剑软如棉"，其后成为全军科研课题继续深入研究。又如内科主任两次用生甘草成功抢救数百人的食物中毒。当时各省市都举办了西医离职学习中医班，但广州中医学院西医学习中医高级研究班这种通过集体研究"脾胃学说"重大理论科研课题，应该说是全国所未有。

邓铁涛回忆在解放军157医院进行脾胃学说研究时说："那是一段值得怀念的日子，我们度过无数捏着汗守护在危重病人床边的日日夜夜。"时任解放军157医院的谢旺政委，十分支持中医的脾胃学说研究工作，尤其支持中医参与对危重病人的抢救治疗。因为用中医非手术治疗多例急腹症成功，决定病人开刀不开刀，谢旺政委往往要征求中医的意见，这使他有机会坚持中医为主的治疗方案，观察中医的疗效和取得经验。

邓铁涛把脾胃学说研究的成果加以整理，写成《中医脾胃学说提要》论著，发表于《广东中医》1962年第1、2期。这是他筚路蓝缕，开拓中医学术领域研究之始。中医所说的"脾胃"，不单是指胃肠的生理功能及病理变化，现代医学中多个系统的多种病症，如再生障碍性贫血、白细胞减少症、红斑狼疮、肌肉萎缩、慢性肝炎、子宫脱垂、内伤发热等，临床上都可以出现中医脾胃学说的脾虚证候。脾胃论治的方与法，治疗范围相当广泛，除能治疗消化系统疾病之外，其他系统如血液、神经、循环、运动、内分泌系统的多种疾病，都有采用脾胃论治而收到良好疗效的例子。临床上只要抓住脾胃这个关键，一些疑难病症可以迎刃而解。学术界认为,广州中医学院是进行脾胃学说研究较早且取得成绩的单位,以 1962 年《广东中医》杂志刊载脾胃学说研究系列论文为依据。邓铁涛也逐渐形成对内伤杂病重视补脾、健脾、调理脾胃;对虚损痿证重视升阳益气;对内伤发热善用甘温除大热法;对萎缩性胃炎善用濡养胃阴之法的学术主张。

(二)冠心病、重症肌无力辨证论治研究

冠心病气虚痰浊证诊治与冠脉搭桥围手术期的中医干预,是邓铁涛临床另一领域。20 世纪 70 年代,邓铁涛组织广州中医学院冠心病研究小组,通过对冠心病住院及专科门诊患者的临床调查与治疗观察,发现中医气血痰瘀的理论,对指导冠心病及其他心脑血管疾病的防治均有临床意义。冠心病属本虚标实之证,本虚是心气(阳)或心阴虚,标实为痰浊或痰瘀互结。北方冠心病之标实,瘀血为患者多,治以活血化瘀为常法;岭南地区冠心病患者,身处南方,土卑地薄,气候炎热,环境潮湿,身体禀赋多属气虚或气阴不足,以气虚痰浊型多见,治宜益气除痰。邓铁涛以益气除痰佐以化瘀的方药治疗冠心病 100例,总有效率达 95%。其后撰写《冠心病辨证论治》一文,发表于《中华内科杂志》1977 年第 1 期,产生一定的影响。

临床治验有效的机理是什么? 从 1979 年至 1992 年,他先后指导心血管专业硕士、博士研究生,从实验研究的角度去探讨益气除痰法对冠心病的临床疗效及其血液流变性的原理。检查心血管疾病痰证患者的血液,发现血浆黏度比、甘油三酯、β 脂蛋白和血沉方程 K 值异常增高,出现血液流变学的改变,可能是中医所说的"痰"的物质基础之一;临床常用的益气除痰方药,对改善心血管疾病痰证患者的血液流动性凝集性有帮助,痰证总有效率为 82%,非痰证为 75%,提示益气除痰法治疗冠心病,无论是痰证患者还是非痰证患者均有一定疗效。研究成果支持益气除痰法治疗冠心病的主张,还将其机理应用于高血压、脑动脉硬化、心律失常、风湿性心脏病、肺源性心脏病等心脑血管疾病的防治。以益气除痰为组方原则的"冠心胸痹丸"已经申请专利并得到批准。

心力衰竭(简称心衰)是冠心病的严重并发症之一。邓铁涛提出"以心为本,五脏相关"理论,解释心衰时人体出现的各种复杂并发症,研制出养心、暖心两种胶囊,用之治疗慢性心衰患者也取得较好疗效。心绞痛也是冠心病需要面对的临床难题,古人云胸痛彻背,背痛彻胸,令人绞痛不已而梗死。邓铁涛献出祖传验方五灵止痛散,服食方便,起效迅速,为邓氏医学传家宝之一,而该方之分量配伍是他经过半个世纪临床摸索确定的。该药于 1984 年通过技术鉴定后成为三类中药新药,他把研究成果转让给广州中药三厂,又把 5 万元

技术转让费全部捐献给中华中医药学会。

　　冠状动脉搭桥手术为当今心血管学科前沿尖端技术,但如何提高手术安全性,降低手术后并发症,提高术后生存质量,又成为现代医学研究的课题。从1999年开始,邓铁涛在长期心血管疾病临床研究基础上,与西医博士生导师阮新民、张敏洲,中医博士生导师吴焕林、邹旭等一起探讨冠心病冠状动脉搭桥手术期的中医药诊治问题。

　　邓铁涛首先对40例围手术期病人临床观察:射血分数低于30%不能做手术者,应用调脾护心方药提高射血分数达到手术标准;手术过程中创伤者,心阳受挫,脾失健运,聚湿于肺成痰,或术中麻醉以及气管插管等对气道的刺激,肺失宣发通调,水饮内停成痰浊,给予除痰化湿中药;手术后康复期,"气虚"则为血管易再堵塞、再狭窄之根本,选用红参、田七、茯苓等组方,名邓氏冠心方,方中以人参补益元气、温通心阳,田七活血祛瘀通脉,茯苓、竹茹、枳壳等除痰理气,共奏益气除痰、祛瘀通脉之功。

　　从2001年10月至2003年10月,邓铁涛进行益气除痰、调脾护心法治疗冠心病冠状动脉搭桥围手术期临床研究,试验组59例,对照组55例,共进行114例临床观察。结果显示:手术后两组临床症状均较术前有显著改善,自术后2个月开始,试验组症状计分总分就显著优于对照组,随着治疗时间的延长,两组的差别越来越明显。至试验终点,试验组多数症状的改善情况均显著优于对照组,如心悸、乏力、肢冷等症状,两组有非常显著的差别。治疗组临床总有效率达98.2%,其中显效率81.8%;对照组总有效率为96.3%,其中显效率55.6%。治疗组临床疗效显著优于对照组。这一研究其后继续成为国家科技部"十一五"支撑计划"冠心病血运重建术后中医综合干预方案临床研究"项目。

　　又如重症肌无力,当今医学界一致公认该病的治疗仍然是世界性的难题,病情反复是该病的最大特点。1986年10月,邓铁涛承担国家科学技术委员会"七五"攻关课题"重症肌无力疾病脾虚证型的临床研究及实验研究",并任课题组组长。邓铁涛提出"脾胃虚损,五脏相关"理论指导临证,以"强肌健力,补脾益损"原则治疗重症肌无力252例。经过5年艰苦临床研究工作,1991年1月通过国家中医药管理局组织技术鉴定。在鉴定委员会的7名成员中,中国协和医院神经科许贤豪教授、广州呼吸病研究所钟南山院士都是当时我国西医界著名专家,他们肯定中医中药治疗重症肌无力的效果。该项研究获1992年度国家科技进步二等奖。

　　重症肌无力危象的抢救,是难中之最。2003年4月17日,广州中医药大学第一附属医院,一对来自湖南安乡的夫妇闯入禁止探视的重症监护室(ICU),直奔患重症肌无力危象的12岁儿子小林的病床,拔下了呼吸机套管和氧管。此前,他们在某大医院已气管切开 1 个月不能闭合,后变卖仅有的房产 1 万元带着气管套管南下求医。1 万元很快告罄。父母绝望了,执意放弃抢救。孩子呼吸困难,脸色发紫,神志模糊,命悬一线。邓铁涛得知后,即到监护室探望。翻开患儿被褥,见他奄奄一息,干瘦如柴,弯缩如虾。邓铁涛说,小孩瘦成这样(当时体重 17kg,正常应为 32kg),单靠药物如何能起作用? 说完,拿出准备好的 5000 元给 ICU 室护士长说:"到营养室买鼻饲食物,要保证每天所需要的能量,有胃气才有生机。"又对 ICU 室主任说:"重上呼吸机,费用我先垫!"在场无人不为之所感动。邓铁涛又免费给患儿提供中药"强肌健力口服液",增加饮食量,不必拘泥于儿科会诊时规定的 17kg 孩子液体量一天不能超过 800ml 的意见。4 月 28 日,患儿终于脱离呼吸机,孩子父母一见邓铁涛,双双下跪(中国农民只能用这种最朴质的方式致谢)。5 月 19 日,患儿已能吞咽饮食,23 日拔除胃管,解除鼻饲。六一儿童节,他已能高高兴兴参加广州一日游。邓铁涛还为孩子筹集 2 万元住院费。6 月 9 日,患儿出院随父母回到湖南老家。广州名医治好小林的消息轰动远近乡村。小林至今健在并已参加工作。为此,中央电视台《东方时空》节目组曾专程从北京来广东采访。

危象发生时患者呼吸困难,往往需要使用呼吸机辅助呼吸、装置胃管鼻饲食物药物。中药制剂必须药专力宏,避免汤剂煎煮容量过大、减少水分在胃肠潴留或减少药物堵塞胃管。邓铁涛从 1994 年开始研制强肌健力口服液制剂,解决给药途径、容量、通道等难题。据病历日志记载,从 2000 年至 2007 年,邓铁涛亲身参与危象抢救 105 例,无一例死亡。他所在的广州中医药大学第一附属医院二内科,成为国家"十一五"支撑计划"重症肌无力中医干预方案优化及其评价研究"牵头单位。

凡中医临床大家,术业有专攻而又不拘泥于专治某症。据《邓铁涛医案与研究》载,他治好的病包括冠心病、高血压、运动神经元疾病、硬皮病、红斑狼疮、帕金森综合征、慢性胃炎、肝硬化、胆结石、泌尿系感染、肾病、糖尿病、乙型脑炎、脑挫伤等 63 类。其所诊治病种多为西医诊断明确但缺乏疗效、或虽有疗效但西药毒副作用大者,也有西医诊断不明、或检查认为"病因不够清晰""缺乏对因治疗"者。

有一例因静脉滴注肾上腺素渗液而致下肢慢性溃疡患者,面积约 2cm×2cm,形如漏斗,已看见大隐静脉,数月未愈。邓铁涛取砂糖盖溃疡,外用叠瓦式胶布贴紧。3 日后溃疡已变小变浅,再敷一次白砂糖遂愈,前后不过 10 天。又有一例车祸颅脑外伤昏迷患者,按照西医常规抢救紧急手术后 4 天,仍然脑水肿意识丧失,瞳孔大小不等,邀请邓铁涛会诊,以安宫牛黄丸液点舌法与桃仁承气汤保留灌肠,患者逐渐苏醒,治疗 1 个月出院,无后遗症。

（三）培育中医英才，成为教育大家

古人云："建国君民，教学为先。""学然后知不足，教然后知困。知不足，然后能自反也；知困，然后能自强也。故曰教学相长也。"邓铁涛常说为人师者不仅在于教，更重要的在于学，教之所以长流者在其学。作为一名杰出的中医教育家，邓铁涛先后任广东省中医药专科学校、广东省中医进修学校教务主任，以及广州中医学院教务处副处长、广州中医学院副院长等职，一生为中医教学体系和教材建设潜心探索。

邓铁涛常年工作在教学一线，先后任教的科目有"中国医学史""中医各家学说""中医内科学""中医诊断学""内经"等。他说："《内经》《难经》《伤寒》《金匮》《温病》等古典医籍，经过反复多次地实践与教学，对它们价值的认识应不断加深。'各家学说'这门学科设立得很好，《四库全书总目提要》说得简单而又深刻：儒之门户分于宋，医之门户分于金元。儒与医前后并论是有根据的。除了医学领域之外，还有其他思想活动的领域可资借鉴。知识的广度可使我们视野开阔，能帮助克服保守思想，能推动专业知识的深化与发展，文学、艺术使我们接触时代的脉搏与生活气息。积累知识好比建筑金字塔，底宽顶尖乃能巍然屹立。"

中医本科教育难点之一，是如何处理"伤寒""金匮""温病"这三门课程，它们是属基础课还是属临床课？全国未有统一。20世纪80年代末，邓铁涛主张这三门课是临床课而不是基础课。各地中医学院把它们与"内经"一并称为基础学科，名义上敬为至尊，实际上使从事其教学的老师长期脱离临床工作，也就脱离了它赖以生存发展的空间。他亲笔题词："四大经典为根，各家学说是本，临床实践乃中医之生命线，仁心仁术乃医之灵魂。"

提倡名师带徒，抢救中医学术，是邓铁涛在中医高级人才培养方面的独到做法和见解。1978年，他被批准为首批中医学硕士生导师；1986年9月，他成为中医内科学博士生导师。1990年10月，他成为全国老中医药专家学术经验继承工作指导老师之一，首届"全国继承老中医药专家学术经验拜师大会"在北京人民大会堂隆重举行，他代表500位老中医致词，提出一个响亮的口号："学我者必须超过我！继承是手段，振兴中医、发展中医，为中国人民和世界人民的健康服务，走在世界前头才是我们的共同目的。"

大温课，拜名师。在广东省中医院二沙岛分院种植的"名医树"旁边有一石碑，碑文云："公元2000年10月29日，在名老中医邓铁涛、任继学倡议下，应广东省中医院之邀，全国著名中医邓铁涛、任继学、焦树德、路志正、颜德馨、朱良春、陆广莘、吉良辰、张琪、张学文，为发扬中医药事业，培养中医药人才，不畏高龄，齐集羊城，开班授业，共商大计。感于斯事意义深远，卫生部副部

长、国家中医药管理局局长佘靖,广东省副省长李兰芳并同各名医一起,手植'名医树',以寓名医名院共育中医药人才之意。为彰其事,乃立碑记之。"

2001 年 4 月 20 日,12 位国家级名老中医收广东省中医院 24 位业务骨干为徒,24 位徒弟又分别带七年制硕士生,以"集体带、带集体"方式授徒,此举影响深远,开创现代学校教育与传统中医带徒教育结合之新风。

邓铁涛既收中医徒弟,也收西医徒弟。2003 年正式接纳中山大学中西医结合研究所所长、博士生导师吴伟康教授为徒。于是广东医学界开玩笑说他是"开明中医"。《羊城晚报》为此作了"西医博导拜老中医为师"的专题报道。桃李不言,下自成蹊。如今邓铁涛桃李满天下,学生遍五洲。共培养硕士研究生 28 人,博士研究生 14 人,博士后 1 人,师带徒(弟子及学术继承人)19 人。学术传人与师带徒弟子横跨中医内科、中西医结合临床、中医医史文献、中医基础理论、中医诊断等领域,学术"人才链"中有博士生导师 10 人,硕士生导师 15 人。2003 年设立了广州中医药大学邓铁涛基金,目前已经资助 71 个课题金额共 83 万元;1992 年 10 月,在广州中医学院设立"邓铁涛奖学金",同年 12 月进行首次颁奖,每年奖励 10 名本科学生,至今已奖励 19 届本科学生金额近 20 万元。

2003 年 11 月 8 日,广州中医药大学邓铁涛研究所成立,前来祝贺的国家中医药管理局局长佘靖在会上发言:"邓铁涛教授是我国当代著名的中医临床家、理论家和教育家,为当代中医之泰斗。"时年 88 岁的邓铁涛左手持麦克风、右手持激光笔,为在校学生和来自全国各地数百名专家学者作了《为中医药事业的发展架设高速公路》的学术报告,博得全场听众长时间热烈的鼓掌。

(四)凝练中医学说,成为理论大家

2009 年 1 月 21 日,广州市连新路 171 号广东省科学技术厅,2008 年度广东省科学技术一等奖第三次终审答辩在这里进行。来自各行业的 20 多位专家认真听取了广州中医药大学"中医五脏相关理论基础与应用"课题汇报,提问得到满意回答后,评委投票一致通过。该课题第一完成人邓铁涛,是年已跨入 93 岁人生旅程。

大凡中医理论大家,必在临床、科研、教学的深厚基根上,具有自主创新思维,凝练理论学说以指导实践,既能一病一症一方一药验之于人,又能高瞻远瞩、明确目标、引领前进方向,邓铁涛就是这样的大家名师。他从研究脾胃学说开始,通过对气血痰瘀理论及其关系的探讨、对伤寒与温病融合为中医热病学的构思、对中医诊断法与中医诊断学教材建设、对岭南地域性医学领域开拓以及中医五脏相关学说的提出,最后经过论证成为国家重点基础研究发展计划(973 计划)课题,体现老人对中医学术孜孜不倦的追求。

邓铁涛自 20 世纪 50 年代末开始探讨五行学说,到了前人所说的"皓首穷经,寒暑靡辍,儒医之称,洵无间然"之程度。1961 年,他首先提出"五脏相关学说",认为"研究本来是一个扬弃的过程,它包括取与舍两方面,以研究五行学说为例,我们可以定两种题目:①五脏相关学说;②五行学说的局限性。"定第一种就是发展它。其后又发表 4 篇学术论文,由于使用了"五脏相关取代五行"字眼,引发争议,1997 年 10 月在吉林召开的全国中医药科技进步奖终审答辩会上达到高峰,面对众多的疑问仍然坚定地说:他学术理论精华用以指导临床实践且又有创新者,乃五脏相关。

什么是"五脏相关"? 五脏相关是研究中医五脏系统生理功能、病理变化特点及其相互关系并以指导临证实践的理论学说,是运用现代语言阐述诠释古代五行学说的一种方式。五脏相关能够更加准确地表达五行与五脏的关系,从五行到五脏相关,适应融合了现代科学观念和中医临床实践发展的变革。其方法论特点是:以系统和结构观点认识五脏的相关性;气血阴阳为五脏相关的信息单元和控制因子;以文献和临床调研为依据,以实验手段作为佐证。这样,五脏相关学说通过保留五脏配属结构,包容了五行的关联模式,维护并弥合了中医理论的完整性,这一研究是对现代中医基础理论内容的创新,它引领中医理论基础研究走到学术前沿。邓铁涛有时幽默地说:中国哲学里有句名言"百姓日用而不知",其实人们天天在用五脏相关的思维;五脏的关系不是在书斋里想出来的,而是中医在长期临床实践中总结出来的。

邓铁涛的理论建树还有:从"气血关系论"到"痰瘀相关论"。气血为治病要诀,无论外感内伤,所伤者无非气血。血实者宜决之,导之下流如决江河;气虚者宜掣引之,正是古代名医王清任《医林改错》重用黄芪之所本。邓铁涛在补中益气汤重用黄芪 120g 治疗脾胃虚损之重症肌无力,屡用屡验,正是对前人学术经验的发挥。《医林改错》有论及补气祛瘀治法,但未论及"痰"的问题,邓铁涛予以发扬之:痰是瘀的初期阶段,瘀是痰浊的进一步发展,同属津液之病变,痰多能瘀脉,聚瘀可凝痰,因此祛瘀可以除痰,除痰宜结合化瘀,或痰瘀同治。

中医号脉,外国人往往不相信手腕上那么一小截血管能知五脏六腑和全身。邓铁涛幽默对答:现在用一个细胞就能克隆羊,我们用一截血管还摸不清楚? 而且我们摸了几千年了。中医研究的经络在人的尸体上搞解剖是找不到的。经络无形,如同信息网络,中医号脉号的是信息,人的气沿着经络走,气也是物质。中医过去无"诊断学"学科之名称,20 世纪五六十年代,邓铁涛被委任主编《中医诊断学》第一版及第二版全国通用教材,后又被委任主编第五版《中医诊断学》教材及高等教育参考丛书之《中医诊断学》,使诊断学成为一门比较完整的学科。他主编有研究性质之《实用中医诊断学》,受到英国邱吉尔利文斯通出版社的重视,于 1999 年由玛丽尔·艾吉尔将其全文翻译出版。

关于岭南地域性医学。或问:医学难道也有岭南岭北之分吗? 邓铁涛引《素问·异法方宜论》语:"地势使然也。"查《辞海》"岭南派"条目,言指岭南画派。邓铁涛说:这其实是不确切的,岭南派,除了画派外,还有音乐、武术、戏曲、诗词等流派,其中还有不容忽视的、在中医学中极具特色的医学流派岭南医学,它是在特殊的地理气候环境下,把中医学的普遍原则与岭南地区医疗相结合,经过漫长的历史岁月逐渐形成起来的以中医学理论为基础、结合当地文化的地域性医学。1979 年改革开放首先从广东开始,邓铁涛当时已有远见,我国中医药学术研究重心,有逐渐南移之趋势。岭南医学有悠久历史的沉淀积累,有改革开放前沿的优越地缘,融合自然科学其他相关学科合理内涵,从1979 年至 2009 年,以其临床实践的有效性继续前进,从中医药大省发展成为中医药强省,历史又一次证明邓铁涛前瞻性预见的正确。

(五) 万里云天万里路

邓铁涛功成在晚年。以他集中医临床家、教育家、理论家与战略家于一身之影响力,数度上书中央,积极进言献策,发展中医之道,被中医药界同行称为"领头羊"。1984 年,他以一个普通"中共党员中医"的名义写信给中央,信中说:"发展传统医药已明文写入宪法,但我们失去的时间太多了,必须采取果断的措施使之早日复兴。"中央领导同志作了"认真解决好中医问题"的批示,不久,国务院讨论了国家中医药管理专门机构的问题,请国家有关领导同志协助卫生部认真解决好中医问题。1986 年 12 月,国家中医药管理局宣告成立。

邓铁涛第二次上书中央是 1990 年。当时中央计划精简机构,中医药管理局拟在精简之列。1990 年 8 月 3 日,邓铁涛联合全国名老中医路志正、方药中、何任、焦树德、张琪、任继学、步玉如等七人,联名给中央上书,请求"国家中医药管理局的职能只能增加,不要削弱"。10 月 9 日得到答复:同意加强国家中医药管理局管理全国中医药工作职能。

第三次是 1998 年,行业调整"抓大放小",引起西医院校合并中医院校风。8 月 11 日,邓铁涛再次联合任继学、张琪、路志正、焦树德、巫君玉、颜德馨、裘沛然等中医老专家七人,联名上书:中医药是一个很有前途的知识经济领域,我们千万不可等闲视之;中医小,西医大,改革绝不能"抓大放小"。11 月 2 日,"八老"得到国家中医药管理局答复:总理已作批示,请张文康同志研办。

这是著名的"八老上书"。两封信均出自邓铁涛手笔,行文委婉,主题鲜明,切中肯綮,帮忙不添乱,读之意味深长。其后,邓铁涛在 2003 年 4 月"非典"期间,又一次给胡锦涛总书记写信,在信中建议中医介入抗"非典",为后来我国中西医结合抗"非典"打下了基础。

邓铁涛不老，他对我国中医事业一片赤诚之心，如生命之火在熊熊燃烧；他铁肩卫道，中流砥柱，历尽近百年风雨沧桑；他洞察秋毫，明辨是非，写下多少战斗檄文；他仁爱宽厚，对待病患，感同身受，悉心救治，有古大医之风；他探讨岐黄学术之精髓，成为一代宗师。

2009年9月28日晚上7点30分，广州中医药大学大学城校区，万名青年学子在这里举行庆祝中华人民共和国建国60周年大型文艺晚会，由第一临床医学院自发组织编演的诗朗诵《苍生大医》，描述邓铁涛岁月如歌的一生。当大屏幕画面出现老人图像、勉励同学们"学我者必超我，祝愿大家未来成为中医大师"的录音讲话时，全场响起经久不息的掌声；又当节目礼仪推出邓铁涛送给晚会亲笔题词"铁杆中医"，并由四位取得优异学业成绩的青年学生双手承接时，全场欢声雷动，晚会再一次掀起高潮。

男节目主持人：国医大师邓铁涛老先生的青少年时代饱尝战乱的悲惨和亡国的屈辱，也亲眼目睹了中华人民共和国的诞生，他而立之年亲身参与了我校的筹建，从此就把一生献给了广州中医药大学和中医药事业。

女节目主持人：正像刚才诗歌中说的一样，他的身上既有老一辈中医药人"大医精诚""上医医国"的风骨，也体现着我校"厚德博学，精诚济世"的校训精神。他是我们广州中医药大学的象征，也是新中国中医药事业的象征。

邓铁涛曾撰写题为"万里云天万里路"的自传体文章，文内由衷之言，使我们得到鼓舞和启发。让我们引用该传记的话以作结尾：中医学前途有如万里云天，远大光明，彷徨了几十年的中医可说已走在大路上。我们任重而道远，就看现代中医、西学中和有志于研究中医的其他科学家的努力了。

三、邓铁涛主要论著

邓铁涛.温病学说的发生与成长.中医杂志,1955(5):6-10.

邓铁涛.祖国医学的脾胃学说提要.广东中医,1962(1):1-4.

邓铁涛.脾胃学说在临床上的应用.新中医,1973(1):11-15.

邓铁涛.祛瘀法及其应用.新中医,1975(2):25-29.

邓铁涛.冠心病的辨证论治.中华内科杂志,1977(1):40-41.

邓铁涛.学说探讨与临证.广州:广东科技出版社,1981.

邓铁涛.新技术革命与中医.新中医,1985(10):1-4.

邓铁涛.略论五脏相关取代五行学说.广州中医学院学报,1988(2):65-68.

邓铁涛.耕耘集.上海:上海中医学院出版社,1988.

邓铁涛等.强肌健力饮（胶囊）治疗重症肌无力的理论、临床与药理//周金黄.中药药理与临床研究进展（第一册）.北京:中国科学技术出版社,

1992.

邓铁涛.试论吴鞠通病原学说的科学性.中国中医基础医学杂志,1998（5）:3-4.

Tietao Deng. Practical Diagnosis in Traditional Chinese Medicine. Translated by Ergil M,Sumei Y. New York:Churchill Livingstone,1999.

邓铁涛.再论辨证论治.新中医,1999（3）:9-10.

邓铁涛.岭南医学.新中医,1999（8）:8-9.

邓铁涛等.中医近代史.广州:广东高教出版社,1999.

邓铁涛.邓铁涛医学文集.北京:人民卫生出版社,2001.

邓铁涛.论中医诊治非典型肺炎.中国中医药报,2003 年 5 月 1 日第 5 版.

邓铁涛.为中医药之发展架设高速路.天津中医药,2004（3）:177-181.

邓铁涛.中医与未来医学.中医药通报,2005（2）:1-3.

邓铁涛,郑洪.中医五脏相关学说研究——从五行到五脏相关.广州:广东科技出版社,2008.

继承弘扬国医大师邓铁涛的"立德树人"精神

靳士英

（南方医科大学中西医结合医院，邓铁涛研究所）

教师培育人才，关乎国家兴衰；医师救死扶伤，关乎民族健康繁衍。在国内外，这两种职业都是神圣的，尤其强调尊师重教，教师为诸行之首。

唐代韩愈精辟地概括了教师的职责。他说："师者，所以传道授业解惑也。"传道，就是传道德，传学问的规律。在医则是传医德，在师则是传师德，其次才是传医术、传技艺，以使门弟子德技双馨。我师从邓老已有半世纪之久，切身体验他非常重视从两方面培养学生。我们在认真学习他精湛医术的同时，尤应继承弘扬他"立德树人"的精神。

一、热爱祖国，忠诚为党

从和邓师平时的谈心及阅读《国医大师邓铁涛》得知，邓师在早年从医时代就是爱国的热血青年，往来粤港期间，于 1940 年在香港参加了党的外围组织"文艺通讯社"活动。这时期他就购买并通读了二十卷的《鲁迅全集》，为鲁迅笔下的中国近现代人民革命斗争的史实伤痛不已。后来他又读了高尔基《母亲》《童年》等外国进步文学作品。1941 年读了毛泽东《新民主主义论》，相继阅读了艾思奇《大众哲学》、恩格斯《反杜林论》等，初步掌握了唯物辩证法，为后来深入研究中医理论打下了哲学基础。1942 年，东江纵队与他建立关系，要他作地下交通员，他以医生身份为掩护，冒着生命危险为我军游击队购买军用物资并为之保管。新中国成立后，1951 年邓师参加土地改革，接受了革命锻炼，后来成为一名坚定的共产党员。

1986 年 12 月，北京部分学生闹事，上街游行，一些学生到广州串连，学校部分学生开始不安。其时,我到中医学院参加社会部研究生答辩,完毕,邓师与邓平修主任和我谈起当时形势,都忧心忡忡。邓师说:我要正面教育学生,警惕背后的国际黑手,劝导他们千万不能妄动,为人利用,破坏国家安定大局,要好好学习中医。

2012年,邓师赠我一册《国医大师邓铁涛墨迹》。他指着第169页的照片问我:"你知我为什么为'曹颖甫故居'题字吗?"我说:"不知。"他说:"曹颖甫是爱国中医,抗战时日寇侵入他的家乡,他奋起斗争,被日军开枪杀害。他是一个有骨气、有热血的中医,值得人们景仰学习。"后来,我查相关资料得知,曹颖甫生于1866年,江苏江阴人,曾任上海中医专门学校老师,著名伤寒学家,1937年日寇入侵他家,他以73岁高龄,起而与日寇搏斗,惨遭杀害。曹颖甫曾与香港伤寒家陈伯坛友善,虽未谋面,但常介绍一些顽固痼疾病人,买船赴港求医于陈伯坛,陈则以大剂附桂为之治疗,往往起沉疴久疾而愈,曹氏盛赞之。

二、振兴中医,鞠躬尽瘁

邓师告我,当前振兴中医要"两手抓":一手抓继承,带有抢救性质。全国知名的老中医年龄一年比一年大,人数一年比一年少,我建议中医药管理局在全国范围内组织"师带徒"传承经验。在广东省中医院,我帮助他们请来全国最著名的老中医,选择一批中西医根底坚实,有发展前途的中壮年医师拜他们为师学习,效果甚佳。另一手要抓好大学培育新人,要警惕中医学府自己培养中医的掘墓人,有个别学生掌握了中医知识后,反而想消灭中医,决不能出这样的事。他要我看他用毛笔楷书书写的《铁杆中医论》,并送我一本铅印的小册子,要我认真读。"铁杆中医"的要求是:首先要决心献身中医事业,矢志终身,坚定不移;其次是要有良好的中医基础,临床能用中医辨证论治治好疾病;再次是能用传统的方法和现代科学包括现代医学的方法研究创新。我们的中医事业需要成千上万这样的"铁杆中医"。

邓师说:至于社会上的某些无聊文人,根本不懂中医,借"中医要退出历史舞台"的谬论,只是借此引人注意,提高"声名",不过鼓噪一时,不置一驳,昙花一现而已。

三、诱掖后辈,不遗余力

邓师经常强调,"学我者必胜于我",要求学生治学要像"金字塔"那样,打好坚实广博的基础,否则难以攀登高峰。他对他的研究生关怀备至,在学习方面,帮助他们选题立题,提供读参考书的单子,解决疑难,修改论文等等。我曾参加不少研究生的论文答辩,同门中刘小斌、郭桃美、李剑、粟俊、郑洪等同学的论文都非常优秀,至今仍留给我深刻的印象。在生活方面,有困难的帮助解决,有病痛的帮助治疗,体现了"亦师、亦友、亦亲人"的情谊,这一方面,拜师的邱仕君同学体会得最深。如今邓师的不少传人已成为知名的医史家和临床家。

我们59级高级研究班,在第二学期的时候入住解放军157医院进行科研实习,邓师和同学们吃住在一起,不但教授理论,带教临床,还特别关心大家的生活。他命我与医院联系,力求使同学们吃饱吃好。当时正值三年困难时期,在学院,同学们只能每早喝蒜苗柴鱼汤,中晚吃"双蒸饭",部分同学出现了浮肿。学院给我们的粮食定量为每月20斤,其余粮票须全部交给校办食堂,补助给新入学的年轻同学。当时解放军157医院种稻、养猪、养鱼、养鸡,给我们师生每月定量22斤,早餐能吃到馒头,中晚有时可吃到白米饭,而不全是双蒸饭,每周可见三五次荤腥;同学们节省下来的粮食,假日还可带回帮补家人,大家非常满意。邓师说:"我必须关心同学们的生活,吃饱了,让他们好好学习中医,科研也会有劲头,出成果。"

1963年,邓师因冠心病、高血压在广州军区陆军总医院住院休养,我去看望他时,他教我学习中医登堂入室之法。他说:"一是要坚持临床,首先要能辨证论治,能看病,看好病。没有临床功底,不能深刻领会中医典籍。另一方面是,要研究医史,有医史的根底就能知中医学的源流,学派的特点,医家的独到见解,医学发展的方向。两者互相促进,相得益彰。"后来邓师把它归纳为"临床史观"。我终生守住"临床史观"这颗"树",邓师每见必察问我:"你看病没有?"所以我一生践行"临床史观",得益良深。邓师给我一把走入中医殿堂的金钥匙,"授我以渔",使我有独立学习、看病、研究中医学的能力。深厚的师恩,终身难忘。

四、重视中医,内外团结

1983年,我和邓师一同赴京参加第二届中国中医药学会会员代表大会,我们又同是常务理事。在选举过程中,我看到一些会员代表暗地里串通拉票。我是军人,从没见过这种行为,深感这是不正之风,不免忧心忡忡。邓师要我"莫急",说:"中医有流派由来已久;文人相轻更是常见之事,要改进需要有一个过程。我将在会议末尾的祝酒词中强调团结。"结果在会议结束的晚宴上,他提出:"中医药想发展进步,在学术上要提倡争鸣,在队伍上要加强团结,那种毫无价值的派别之争,互相排斥、互相贬低的不良之风应当清除,中医内部要团结,学会不能一盘散沙,要成为特别团结的集体,要成为先进的学会。"得到了大家的赞同,博得热烈的掌声。

邓师以他崇高的威信和人格的魅力,把全国的名老中医团结起来,共商振兴中医的大计,请他们来广州为抗击 SARS(严重急性呼吸综合征)共同出谋献策。我们中医药大学原徐校长说:邓老是中医界的"领头羊",信非虚语。

邓师以其谦虚谨慎、虚怀若谷的态度,博大的胸襟,使西医、中西医结合学术界、学者愿意与之往来、求教、请他当顾问,与他合作。如出任全国中西医结合学会顾问;与北大医学院医史教研室程之范教授共同写作《中国医学通史·近代卷》;与医史文献研究所李经纬教授等共同编著《中医大辞典》;与全国对诊断学素有研究的西医、中西医结合、中医学者等共同写作《实用中医诊断学》等等。

五、弘扬中医,造福人类

邓师说:"中国医药学宝库不仅属于中华民族,而且属于全人类,它应该为人类健康作贡献。"他经常举"《肘后方》青蒿一握,以水二升渍,绞取汁,尽服之"一条单方,经我国"523 计划"中西医家的共同努力研究,获得青蒿素而为全球治疟、灭疟作出杰出贡献的事例,鼓舞医人要用中医中药、针灸按摩等各种方法创造更多更好的新方新药,解决世界医学的难题。

邓师重视出国讲学,传扬中医。东南亚地区多有邓师的同学和学生,这些地区的中医学历来同岭南,邓师曾多次访问,帮助建校、授课、促进他们的中医事业兴旺发达。他还两次访问澳洲,到美国、加拿大讲学,建议当地中医组织校友会,加强团结,凝集力量,努力弘扬中医学。

日本的汉方医与中医同出一源,但多宗仲景伤寒之学。近年来,受中国振兴中医、中西医结合的影响,从 20 世纪末掀起了学习现代中医的热潮。邓师友人伊藤良博士办了第一个神户中医研究会,至 2003 年,日本全境竟发展至53 个。邓师多次赴日讲学,并在《汉方研究》上发表文章,在日本有一定影响。2004 年,"邓铁涛学术思想国际讨论会",伊藤良派其弟子河田佳代子发表他们使用大剂附子的经验,近畿大学教授新谷卓弘报告了他用中医汤剂治病的临床路径。

邓师不辞辛劳,海外奔走,讲学诊病,其目的就是弘扬中医,使之为人类造福。

六、研究中医,锐意创新

邓师认为,中医的生命力在于创新,在于现代化,在于不断进步,要把中医开上"高速公路",与西医学并驾齐驱,向前发展。

1959 年，他带我们 59 级高级研究班 80 名同学，与解放军 157 医院科室中医骨干结合起来研究中医"后天之本"的脾胃学说，组织百余人的科研队伍，以与脾胃相关的疾病如慢性痢疾、慢性肝炎、小儿营养不良等为观察对象，辨证分型论治，采用无损伤、少损伤整体指标如臂容积、疲劳试验、自主神经紧张度测验、白细胞吞噬指数等，收效甚好。最后邓师总结成《脾旺不易受病》的论文，得到了彼时广州儿童医院张梦石院长这位西医知名大专家的肯定与赞许。这样大规模的研究，实开当时全国中医理论研究之先河，这又为中医学院后来设立脾胃研究所打下了基础。

21 世纪开展研究的"脏腑相关学说"是新中国成立以来中医理论研究的一个大课题，邓师作为首席科学家指导研究，殚精竭虑，实在不易，历时数载始得完成。这个课题触及的是中医的核心理论。辨证、论治、中药、针灸，无一不涉及脏腑；研究内容涉及的是多个功能单位和相关关系，又要运用中医传统研究方法与实验研究方法相互比较印证，难度之大，可以想象。要把这样一个大课题，分解成若干子课题，每个子课题又分解成若干小课题，然后落实到单位和个人。最后还要把这些小课题、子课题汇总起来，以唯物辩证法为指导，加以分析，综合比较，系统化进行总结，是多么艰巨。但是终于胜利地完成了任务，取得了经验，提高了理论认识，创造了许多新观点、新内涵，可以启发后人，在中医发展史上写下了浓重的一笔。

邓师致力于创立中医岭南学派久矣。他问我："绘画有岭南学派，中医为什么不能有岭南学派？"1976 年以后，我省召开的第一次医史学会会议，研讨的中心就是岭南医学，与会的有广东、广西、海南、香港医家，会议开得甚为成功。2006 年，广东省委省政府决定拨款整理出版《岭南中医药文库》，共有 3 个系列（典籍系列、医史系列、医家系列），邓师为总顾问，现已陆续出齐，为岭南医学的存续研究、发展提供了有利条件。

创立中医岭南学派并非易事，需要长期经营，要有一群学者，要有突出地区特色的理论，治疗要符合岭南的地理气候，人民体质，生活习惯；用药要能善用当地生长的物类。宋代以来，岭南医家已积累了大量异于中原医学的经验。今天条件更臻成熟，广东省已建立了岭南医学会，邓师已有一支庞大的弟子群，在诊疗上也都具有岭南特色。岭南各地又各有研究岭南医学的庞大学者团队，成果卓著。2013 年在召开陈伯坛《读过伤寒论》学习班时，邓老半夜打电话嘱我参加会议，要大家努力建立"岭南伤寒学派"。

人生在世的意义究竟是什么？在于实现自己的人生观、价值观，实现自我的目标。在中医事业中，不求获取，只讲付出；不怕艰辛，只讲贡献。这就是邓师高尚的品德风范，是值得我们永远学习、继承和弘扬的。

最后贺邓师九十九岁诞辰，祝立德树人，松柏常青。

大师风范三境界，点亮智慧九重天

——邓铁涛先生学术成就述略

曹东义

（河北省中医药科学院）

邓铁涛先生是医界泰斗和国医大师的优秀代表，其成就是时代的象征。他治病是上工，主张寒温统一，强调五脏相关，攻克顽疾重症肌无力，突显理论素养与医术高超。提倡未来医学，点亮探索中医未来价值的智慧。他以超人的胆魄，戳破"泡沫中医"的虚假繁荣，纠正"自我从属"的时弊，通过读经典、做临床"回归中医"，号召"做铁杆中医"，巩固中医阵地。同时，他多次上书国家领导，建言献策，其信件被政治局传阅，推动国家中医药管理局成立。重视中医师带徒工作，在广东创造了"集体带，带集体"新形式，影响遍及全国，并成为国家培养中医高级人才的常态性措施。呼吁为中医发展铺设高速路，增加投入，出任 973 首席科学家，带领团队传承创新。

中医学历经几千年的发展，每个时代都有自己鲜明的特征，也有代表性的医学大家。在近代长达 100 多年的坎坷进程之中，中医经历了"西学东渐"的巨大冲击。西方以还原论为学术特征的整个学术体系，伴随着近代资本扩张来到了中华大地，带来了异域文明的科技成果，也对原产于中华大地的国学、汉字、中医形成了巨大冲击，几乎使它们成了都要废除的"岁寒三友"。

今天，随着孔子学院在世界各地普遍兴起，汉字顺畅地进入计算机，中医药针灸、保健、医疗被世界各国人民所接纳，可以说，一个中医药与中华民族的伟大复兴即将来临。

回顾这不平凡的 100 年，我们可以看到在强大的冲击面前，巍然屹立的学者之中，邓铁涛先生具有突出的地位。他在治病救人、行业自治、建言国家政策等方面，都作出了不同寻常的贡献。他突出的学术贡献，感染了很多后来者；他高屋建瓴的见解，启迪了很多人的智慧，点亮了中医人生的道路。我是一个敬仰和追随他的弟子,我觉得假如没有他的点燃,自己也许永远是一堆柴火,既不能发光放热,也无法照亮自己前进的道路。

一、医学素养深,治病是上工

"医者,治病工也。"治病救人是中医的本分,一个中医成就的大小,与他的治病水平不可分割。中医大家,必然建立在治病是上工的基础上。当然一个人的医学素养,不仅是治病的理论与技术,还要有对于医学未来发展方向的认识,也就是应该具有未来医学发展方向的战略思维。

邓铁涛先生主张"临床史观",也就是研究中医学术必须有切身临床体会。有些人单纯从所谓的"学术原理"出发来看问题,没有临床治病救人的经验,所以滑向了反中医的阵营。因此,邓老告诫我"千万不要做空头理论家",谆谆教诲,发人深思。我从 40 年前开始接触中医、学习中医,对此也有很深的感悟。"临床史观",立脚点、出发点是临床,是从现实出发,从中医有效性这个客观事实出发看问题,这样才不会偏离正确的道路。

(一)提倡未来医学,展现远见卓识

美国未来学家阿尔文·托夫勒所著《未来的冲击》说:"沛然而作的变革浪潮,其来势之猛,实已到了足以溃决庙堂,否定价值,毁根拔基的地步。未来冲击已经不再是一种遥远的危险,而是一种实实在在的时症。使我吃惊不已的是,我们大家对于应变的问题所知如此之少。"

邓铁涛先生的《正确认识中医》《为中医发展架设高速路》《中医与未来医学》《21 世纪中医必将腾飞》《再论中医药必须深化改革》等一些列论著,对于中医未来发展进行了深刻探索,为我们清醒地认识中医投去智慧的一瞥。

自从《医林改错》出版以来,很多人把解剖作为判断中西医的正确与错误的标准,认为中医属于古代落后的医学体系,需要科学化,或者需要借助西医的知识进行汇通,或者进行中西医结合,以弥补中医的缺陷。邓铁涛教授在《中医与未来医学》中说:西医"不少治疗手段,看来对某一个病已经解除了,但会落下另一个终身遗憾。例如小孩发热,用抗生素治疗,热退了,但耳朵却聋了! 据报道,中国每年制造 3 万聋哑儿童;又如胃溃疡大出血,血止不了便把胃大部分切除。又如'糖尿病足',病在脚趾上,治疗方法却把脚切掉,未能治愈又把腿切去了! 这样的技术,就不能称为'仁术'。不论现代手术已发展到如何高明的程度,但大方向肯定是错了。中医学对不少急腹症,可以用'非手术治疗'治好。用'仁术'来考量,这才是未来医学的方向。"一个学科的振兴,离不开理论的进步。邓老未来医学的思想,为中医树立了一面前进的旗帜。

在《正确认识中医》里，邓教授说："站在世界的角度看，举凡中医处理疾病卓有成效的方法，在外国专家眼中，都是新鲜事物，是创新。举例如'针刺四缝'治疗急腹症的蛔虫团梗阻，既简单又速效，又省钱。在外国医家看来却多么神奇！把这一疗法放到世界医学中去，就是现代化的成果。什么叫现代化？就医学而言，不应只追求形式，不应以时间定位，应该用最少的支出，以最短的时间，达到最佳的效果，这才是世界人民对现代化医学的要求。病人住院从头到脚，做各种仪器检查，出院交费几十万，这就是现代化吗？""但可惜的是，我们当前的医、教、研，都努力引进西医的东西以图说明中医之理论，或以西医的理论改造中医的精华，以为是在创新。这种错误的倾向，影响中医的发展已数十年了，不能不引起我们的反省。"

邓教授为我们"正确认识中医"，指出了一个正确的立场，就是应当站在全世界科技发展的立场上看问题，而不是用王清任解剖实证的观点为中医改错。（比如，西医切去了脾脏，中医辨证的时候也不能认为无脾。因为在中医的理论体系里，"人绝胃气则亡"，岂能没有"后天之本"？）凡是现代医学所不能认识，而中医确有实效的东西都是精华。比如中医药运用独特的思维方法，驾轻就熟地依靠四诊就能认识病人的状态（证候），深刻阐明西医看不见、还没有形成病灶的疾病（如占人群70%的亚健康），并出神入化地运用含有复杂化学成分的中药（中药在吸收的时候已经属于分子水平，而不再是粗糙的草根树皮），安全有效地治愈了很多常见病与疑难病。尽管医疗市场排斥中医特色，简便廉验的中医药的确优秀。

邓教授说："中医药学是中华文化的瑰宝，但真正认识中医药学的真正价值，对于世人来说，对于医学界，甚至对一些中医来说，却不容易！20多年前，在一次中医学术会议上，有位西学中专家说：'抗生素发明之后，中医治疗肺炎便落后了；速尿发明之后，中医治疗水肿便落后了。'前几年有青年中医写文章认为：'中医变也得变，不变也得变。'往哪变呢，朝西医方向变。去年又有资深的中医专家写调查文章，认为中医的临床优势病种越来越少了。如此之类的文章还不少，多立足于批判中医理论之错误或不足，或对某些理论抽象的肯定、具体的否定。这都反映一部分学者对中医药学的信心不足，一种信任危机在滋长蔓延，这是一种危险的思潮。"

西医受还原论思维，以及机械对抗疗法的影响很深，很多治疗措施严重干扰人体的自我调节机制，或者寄希望于外力的干预，压制自组织能力，尤其是西医的医疗体系与市场相结合之后，产生了很严重的过度检查、过度医疗问题。在这样的形势下，更彰显出中医提倡的仁心仁术，以及紧紧依靠人体自组织能力，把自组织能力最大化的学术优势，这种医学思想代表了未来医学的发展方向。

我受邓老中医未来学术思想影响,著有《回归中医》《捍卫中医》《关注中医》《中医近现代史话》《永远的大道国医》《挺起中医的脊梁》等,试图阐明中医独特的历史地位、现实作用、未来价值。

(二)提倡寒温统一,突显中医优势

伤寒与温病学说,是中医在与传染病斗争之中发展起来的两大学术体系,有继承,也有创新,但是,目前两大体系过分强调彼此的分歧,看不到它们之间的有机联系,对于其可以统一在一起的趋势认识不足。这在应对传染病流行的时候,存在着明显的缺陷和不足。比如,在奋战 SARS 以及禽流感疫情的时候,能否让伤寒学家与温病学家围坐在一起,共同商讨治疗方法?

按照过去的认识,属于温病的疾病,伤寒学家无从置喙;属于伤寒的疾病,温病学家只能袖手旁观。似乎在病因、病机、病证、治疗等方面,它们永远没有共同语言,界限分明,冰炭不相容。

邓铁涛先生用发展的眼光看问题,认为温病发展了伤寒的学术内容,温病可以借鉴伤寒的理法方药,二者可以先从临床上结合起来,寒温统一辨证,协同治疗。

邓铁涛先生于《中医杂志》(1955 年 8 月号)发表了《温病学说的发生与成长》,后为日本神户中医学研究会翻译,刊于《中医临床》1980 年第 3 期。又收载于《邓铁涛医集》87 页。

邓铁涛先生主编的《中国防疫史》,2009 年出版,全书 120 多万字,收集了非常丰富的资料。从中不难看出,中医对传染病的认识,有过不同的名称,疫、热病、伤寒、瘟疫、温病等,不同名称的出现和转化,意味着认识的转变和深化。

在长期的伤寒与温病学派的论争之中,邓铁涛先生首先提出:"从发展的观点来看,温病派是在伤寒派的基础上向前发展了的,可以看成是伤寒派的发展。"赢得了国内学术界的重视与响应,此后,寒温之争逐渐平息,寒温统一的学术主张逐渐显露,甚至成为了"时尚"。

2003 年,SARS 首先从广东出现,然后突袭全球。面对世人的恐慌,邓铁涛先生撰文《论中医诊治非典》,寄送北京最高领导和非典指挥部总指挥,引起国家高层的重视。此后,该文于 4 月 26 日在北京藏医院会议交流之后,发表于 2003 年 5 月 1 日的《中国中医药报》上。该文以深厚的理论素养和广东的诊治经验,向世人揭示了中医治疗的独特优势。在现代医学刚刚找到冠状病毒这个病原微生物,一无疫苗、二无有效抗病毒药的紧急关头,大声地发出了中医界的声音——"战胜非典我们有个武器库!"

在此后的香山科学会议,以及其他很多不同场合,邓铁涛先生都以这次中

医药在非典防治之中的优秀表现为例，说明中医药的优势和特色。他在为我主编的《中医群英战 SARS》一书题词时说："中医药学历经突发的 SARS 之战后，世人开始正确认识中医。"

我受邓老寒温统一思想的影响，先后出版有《中医外感热病学史》《瘟疫论译注》《中医群英战 SARS》《热病新论》等论文论著。

（三）主张五脏相关，强化整体观念

大家认为，中医基础理论的核心是脏腑学说，自古以来阐述脏腑的功能主要靠阴阳五行学说。新中国成立以后，学术界曾有两次关于五行存废的大讨论，至今仍有不同看法。20 世纪 80 年代，邓铁涛先生从临床实践出发，提出了"五脏相关学说"用以指导临床辨证施治，在学术界引起了一定的反响。经过以后 20 多年的深入研究，这一学说现已逐步为中医界所接受。

邓老认为，在中医五行学说的基础上，提出"五脏相关"，并进行深入研究，的确具有重大的理论价值和临床指导意义。

所谓五脏相关学说，就是要继承五行学说有关五脏关系的合理内涵，汰除五行学说中与中医理论不相符合的部分，根据邓铁涛先生的临床经验，阐发了各脏系统的特性，进一步提出"两两相关""一多相关"的关系，不用五行生克乘侮来机械说理；重视阴阳、气血、精与津液等在五脏相关中对五脏实质和功能的影响；用阴阳、气血、精与津液的变化和六淫、七情等的病因损害，说明五脏之间相关的病理改变特点，指导临床辨证；通过临床试验和动物实验研究相关理论，并探索其机理和规律。

其实，五脏相关就是整体相关。五脏不是单纯的五个脏器，是整个身体核心部件的总括，是一个"领导集体"的总称。整个天地，从混沌一团开始分化，"积阳为天，积阴为地"，开天辟地之后，万物化生。万物虽多，可以从木火土金水开始，"天一生水，地六成之；地二生火，天七成之"，天生的地来成，地生的天来成。《左传》所说"土与金木水火杂而成万物"，老子所说"三生万物"，《易经》所说太极生万物，都是"生成论"。万物之间是井然有序的状态，不是互不相干的混乱局面。人感知万物，了解万物，无非是用眼耳鼻舌手，眼睛所见无非是五色，耳朵所听无非是五声、五音，口舌所尝无非是五味，身体感受的无非是寒热温凉之气，人生体验的不过是白天黑夜、四季轮回。

这是世界的整体性，也是世界的有序性，人在气交之中，是天地的一份子，是整体的缩影。五色、五味、五声、五音、五方、四时、四气都与人体有关，都与五脏有关。五脏联系着天地万物，五方、四季，因此"五脏相关"就是万物相关，是人与天地整体性的体现。世界具有整体性，因此，就有整体观。

我受邓老"五脏相关"理论的启发，提出"表里相关"学说。表邪内传，内

病外显,内病外诊。内病外治,外治内效;外病内治,内治外效。这就是针灸、按摩、刮痧、导引、中药内服、外用的机理所在。

（四）攻克世界性顽疾重症肌无力

重症肌无力的治疗问题,号称世界医学的难题,如果激素、免疫抑制、切除胸腺三大医疗措施之后,如果病还不好,呼吸机也难救人一命。邓铁涛先生用中医虚损理论,从脾胃入手,竟能强肌健力,使众多患者安全脱离呼吸机,重新站立起来,开始新生活,充分展现了中医临床优势,也说明了中医学蕴藏的巨大的未来价值。

我受邓老有关虚损病机思想的教育,深刻反思类风湿等疾病过程呈现的证候变化,提出风湿病的演化过程,也是由虚至损的过程,治疗上应该重视"补虚益损治风湿"的学术理念,把远期目标与近期目标相结合,在担任风湿科主任4年多的临床实践之中,深感邓老关于"虚损病机"的认识,为中医治疗疑难重病开辟了一个法门。

二、砥柱立中流,睿智能医医

西方医学传入中国之后,从康熙皇帝治疟疾用金鸡纳开始,中西医之间的或明或暗的交流与竞争就提上了日程。在京城行医长达40年的王清任,在1830年出版《医林改错》,以解剖为标准评价中医经典理论,一下子击中了中医的软肋,中医界从此迷失了方向,尽管临床很有效,但是一直在滑坡,逐渐被边缘化,即使各个阶层不断努力,仍然是每况愈下,至今仍然没有走出困境。

毫无疑问,第二次世界大战期间抗生素大显神威之前,中医在中国的霸主地位无人能撼动。但是,西医随着现代科技迅猛发展,使很多人对中医产生了信仰危机,因此,从上到下,如何看待中医,出现了令人痛心的局面。

（一）"泡沫中医"惊当世

五四运动反帝反封建,提倡新文化运动的主流都是好的。但是,有很多人否定中华民族具有优秀的文化,把传统的中医药看成落后、陈旧的知识,要加以取消,认为中国"事事不如人",一种民族虚无主义的思潮,影响到了中医队伍之中的很多人。老师与学生之中,都有这种不良思想禁锢着人们。

邓铁涛先生认为,中医最大的时弊是"自我从属"。许多人看待中医,首先认定中医药学是古老的东西,而古老的科学必然落后,认为中医虽能治好病,但没有实验做依据,与现代科学脱节,就不能算是科学。而西医的发展与其他科学同步,因而是先进的。难怪有资深的中医学者说:"如今西医学已能洞察细微,无所不至,在治疗上则可换心换肝,无所不能。"在中西比较中就把中医学放在"三等公民"的地位上!

邓铁涛先生认为,中医事业的历史欠账太多,底子太薄是一个客观原因,现在不少中医院,是从民营"联合诊所"或在卫生院基础上,改换一个中医院的招牌而仓促建成的。中医衰落的根本问题,在于有没有中医的真功夫。临床中不少中医改成西医的人,认为西医能"包治百病",西医这个病能治,那个病也能治,就是认为中医不能治。某省三甲中医院的心脏科主任,慨叹地认为心脏病科已把中医开除了。但后来一个严重心衰的病人,西医办法用尽,患者却越来越危重。最后请一位民间老中医辨证论治,重用中药附子等,结果患者被抢救过来了。这位主任这才惊叹原来是自己的中医没学好,应开除的是自己这样不合格的中医师。应该说,中医药市场不景气,其原因直接与中医整体水平下降有关。

原卫生部部长崔月犁说:"中医大学培养出来的本科生是两个中专的水平。"上海中医药大学的一位博士生在接受记者采访时说:"中医院校的硕士生做实验要到细胞水平,博士生做实验要到基因水平,这种中医还是中医吗?"邓老指出,中医教育的病根就在于以西医模式办中医教育,难怪有人说有些中医博士不会用中医治病!中医硕士、博士英语必须达到四级、六级,但医古文水平可以不管。教授、主任医师之职称评定,必须考外语,后来中医毕业生已不准考医古文了。邓老说,有些博士生写的汉字简直使人烦恼!说明中医之教育已远离中华文化。"请问一个高学历的中医,他的学术源头在中国还是在西方呢?机械地用西医教育去培养中医之才,南辕北辙,如此下去,这样培养出来的硕士、博士一旦居于领导地位,按他们的理念办中医事业,则中医之消亡指日可待了!"

中医教育必须为临床服务,如果中医教育培养不出合格的中医人才,那么这样的教育模式就必须改革。所以邓铁涛先生说,中医人才首先应相信中医。

中医教育首先要着力给学子们铸造医魂,把热爱中华文化,热爱中医事业的热诚,传承给一代又一代的中医学子。不铸造医魂,只传授些技术,最终只会导致这个没有灵魂的躯壳的自我消亡。因此,在邓铁涛先生从教的60多年间,从来没有停止过对中医学子们思想的启迪。在一次硕士研究生班的讲座上,邓铁涛先生问在座的学生们:"你们读过鲁迅先生的《呐喊》和《彷徨》吗?"他们回答说"读过"。邓铁涛先生接着告诉他们:"你们是彷徨的中医,我是呐喊的中医,今天是呐喊的中医与彷徨的对话。"

对于中医的衰落,我在《中医近现代史话》与《永远的大道国医》里也做过一些探索,世人用狭隘的科学观看不到中医的科学性,时代崇尚硬技术以为中医没技术,评价标准的异化,自信心的丧失,造成了泡沫中医的出现。

（二）"自我从属"是时弊

邓老认为，中医药学不仅仅是一种谋生之术，而是中华文化的瑰宝，是世界人民共同拥有的科学财富，我们必须继承发扬它，才能对得起祖宗和人民。发展中医事业，就必须解除西医模式的束缚。几十年来，中医在医、教、研、药各方面，都以西医的模式为准绳。现在看来，这一模式，对中医之束缚多于帮助。因此，必须按历史唯物主义与辩证唯物主义观点，对中医重新做深入的研究和整改。现在有的中医医院已越来越不姓"中"了。一壶中药可有可无，成为了摆设，中医院宁要西医院校本科生也不要中医硕士生。

以西医病名诊断的病灶，中医四诊很难发现，辨证治疗之后是否有效，靠四诊也不能评定，而只有依靠西医的"客观检查"。在这种情况下，中医学就好像盲人射箭，既看不见目标，也无法自己评价效果，只好不断地问人家："我射的方向对吗？我射中了吗？"

在西医的病名下辨证，中医自然就成了二级学科。

笔者认为，这显然是错误的定位。

（三）"回归中医"固根本

邓老认为，中医衰落停滞不前已有百年，但仍在群众中有很高的威信，特别是近年来，中医走向世界之后，受到某些科学先进国家的重视，可以预见中医已从绝境中挣扎出来了，它应该随着中华的振兴而振兴，应在科学现代化中占有一席重要的地位。矛盾的发展和转化，需要有一定的条件，现在中医学发展的条件如何？①有党中央重视，有宪法作根据；②有人民的需要；③有国家中医药管理局的正确领导；④有教育、研究、医疗等一套初具规模的机构系统，这些机构系统虽然条件很差，但有了前面三条，便大局已定了。事物发展的根本因素是"内因"，中医之兴亡，将取决于现代之中国，如果目标一致，团结合作，中医之振兴经过艰苦之努力是可以做得到的。一项事业的振兴，离不开优秀人才的培养，中医的发展更是如此。

邓老认为，现在中医老者已老，肩负兴废继绝之责者为现在壮年一辈，特别是其中的骨干。希望他们认识责任之重大，掌握正确方向，以迅速发展壮大中医队伍为己任。这是一个决定的因素，这里必须强调掌握方向问题。既然名为中医，必须不断提高自己中医的水平而不是西医的水平，也不是中西医结合的水平。长江后浪推前浪，我们祝愿中青年中医在中医学术水平上远远超过老一辈。如果不超过，邓铁涛先生说："我们将死不瞑目！"

西医的知识只能做参考，不能代替中医固有的理论。即使是中西医结合，也不能丢了中医的精华，不能没有中医的独立地位。

邓老认为，为了更有成效地创新，全国中医，特别是中青年中医，都应该先来个大温课，重读四大经典与历代名家学说，以提高临床和理论水平，在这个基础上，中医学与 21 世纪的最新科技相结合，走自己的路才能闯出新天地，为世界人民的健康作出贡献。高楼必须建在厚实的基础上，中医药学之大发展呼吁打基础。

邓老认为，中医药当前的继承与创新，主要矛盾在"继承"，中医工作应在这方面下大力气。所以邓铁涛先生提倡："认清中医神圣的使命，当中医的脊梁！"这是一项艰巨的任务。

回归中医，就是要回归中医的学术理念，坚持中医学术特色不动摇。笔者学习邓老的学术思想，于 2007 年撰成《回归中医》对有关问题进行了论述。

（四）"铁杆中医"守阵地

"做铁杆中医"是邓铁涛先生为纠正时弊，发展中医学术而做出的战略决策，使中医沿着自己固有的发展轨道前进，并且为世界人民的健康事业作出贡献。

邓铁涛先生认为，中医药不像其他四大发明那样已被外国学到手并已超出我们很远了。中医药学在 11 世纪曾经影响阿拉伯医学，我国人痘接种曾启发牛痘接种，免疫学的实践源于中医。但中医药真正走出国门，给世界医学以深刻的影响，现在才刚刚开始。如果站在世界的角度看，举凡中医处理疾病卓有成效的方法，在外国专家眼中，都是新鲜事物，是创新。

中医认为，痛苦就是疾病。人体从健康到疾病，是一个失去平衡的过程。治疗这种平衡失调，就可以恢复人体固有平衡，是再一次回到健康。也就是"谨察阴阳所在而调之，以平为期"。因此中医学对疾病的描述，注重状态而不细究疾病的具体形质。人体患病时的反应，必然是整个身体失调的综合反应，而不是具体形质决定特定的身体反应。比如脑瘤的头痛与脑血管畸形的头痛为什么会相似？同一种西医病为什么有的患者头痛而有的患者不痛？一样的症状为什么病灶并不一样？显然，病灶不能完全决定症状，症状之后有更深刻细致的原因。症状之后有复杂而多变的物理化学因素，纠正这种症状也不一定需要彻底消除病灶。

作为主证的中医病名和作为整个状态的中医证候，都是随着时间变化而出现的复杂微观世界的整体反应，它与西医所说的综合征不同。西医的综合征与西医的病灶一样，追求的都是相对固定的形态或者状态，可变的因素不能太多，太多了就无法标准化，就无法诊断和排除诊断。西医认为，只要病灶还在，症状有与无、轻与重都是无关紧要的。因此，临床上经常是血压虽然降下来了，头痛头晕仍然存在；肿瘤虽然切除了，而生活质量未必提高；虽然病人自已觉得十分痛苦,检查可能都无阳性发现。实证疾病观有它可取的地方,而不是唯一能反映人体健康与否的金标准。中医的病名,有其存在的合理性,而且更有利于中医辨证治疗,更有利于使用具有复杂化学成分的中药。

中医病名作为独立的一级名称使用,与在西医诊断之下辨证论治,有着截然不同的意义。用中医的病名指导中医辨证,就可以完全摆脱以西医标准评价、改造中医的尴尬。有无独立的评价体系,是中医药是否具有独立学科地位的标志。以完全独立的中医辨病与辨证相结合,才是摆脱实证束缚、恢复传统的正确措施。而且只有这样,才能使中医药的发展充满生机。

三、上书能医国,感动天和地

"医之上者,上而医国。"国家的医疗政策有缺憾,作为中医行业的大家,就应该提出政策性的建议,补偏救弊,以利于中医药事业的发展。

邓铁涛先生不但指出了目前中医行业存在问题的严重性,而且多次上书党和政府。他提出来的问题、建议,是很有"政策性"的策略,中央领导按着他的建议就容易解决现实的很多问题。

(一)上书被采纳,传阅领导人

邓铁涛先生在给前国家领导人的信中写到:中医学是中华民族优秀文化遗产之一,它为中华民族的繁衍作出了伟大的贡献。在鸦片战争以后,受尽歧视与摧残,但仍巍然独立,与现代医学并存,而且受到一些科技先进国家医学界的重视,近年来还出现针灸热与中医热,已从针灸的重视到对中医理论的重视。美国和欧洲,特别是日本,已投入不少人力与物力,对中医药进行深入的研究。中医药学不愧是一个伟大的宝库。

他从世界医学发展的大趋势,来谈论中医药问题,的确是从未来战略提出问题的,而不是只说国内中医学的衰落。

邓铁涛先生论述说,国内中医的问题,有其历史根源。中医药在相当长的时间里没有得到充分重视,造成后继乏人乏术的局面。自从党的十一届三中全会以来,特别是1982年卫生部召开衡阳会议之后,中医药工作有了很大的好转,但中医中药这一条短线,要使之根本好转,实在不那么容易,"非下大本钱不可"。

邓铁涛先生说:中医学再不花力气去抢救,等现在的老中医都已经老去,才想到出钱出力去发掘,已经迟了!"时不我予,时不再来,希望党中央国务院能重视这一严重问题。"邓铁涛先生的陈述,情真意切,义正词严,一切都是从人民的根本利益出发,以国家利益为重,很能感动读这封信的人。

中央有关领导同志读了邓铁涛先生这封信，认为所言切中要害。邓铁涛先生这封信，对于促进成立国家中医药管理局，起到了积极作用。

（二）抓大别放小，中医得保全

中医的发展道路，总是充满坎坷。1990 年 6 月，也就是在中医药管理局成立 4 年的时候，邓铁涛先生与 7 位全国著名老中医药学的教授，聚首在长白山下的长春，要编写一本医学专著。

8 位老中医先生们就分别署上了自己的名字和所在的单位。这著名的"八老上书"者，除邓铁涛先生之外，还有任继学、方药中、路志正、焦树德、步玉如、何任、张琪 7 位中医教授。

这份有名的中医"八老上书"，网络里有一些转引，但是版本不一，笔者这份是根据邓老手里的原件底稿，可以说是绝对"正版"的。

国家对于中医"八老"的意见，逐步落实，逐条有答复，特别是保留了国家中医药管理局的编制，这实在是令人感到鼓舞的事情。

1998 年，全国又刮起了一股"西医院校合并中医院校"的风潮。中西医院校合并后，河北中医学院并入河北医科大学实际上成了一个系，有的中医院并入西医院成了一个科，邓铁涛先生心中充满忧虑："国家要抓大放小，对很多行业可能合适，但在医学界，西医大、中医小，抓了西医而放任了弱势的中医，岂不'死火'？"于是，邓铁涛先生就和任继学教授商议，要联合其他中医老专家一起上书中央领导。后来，中西医院校合并风紧急"刹车"。

这就是第二次的中医"八老上书"。

1998 年 8 月 11 日，邓铁涛先生与任继学、张琪、路志正、焦树德、巫君玉、颜德馨、裘沛然，又是八位知名中医专家写信给中央，明确提出"中医西医不能抓大放小"。老先生们对于国务院保留中医药管理局决策的肯定，充分表达了中医界的感激之情，也是进一步提出问题的前提。他们提的第二点，还是说中医药的近百年历史坎坷。老中医们讲的这些话，尽管在不同的场合，已经说过多次。但是，每说一次，听的人们就和这些老中医一样心酸一次。不说这些，谁能设身处地为中医药的历史辉煌、现实困难、未来希望而深入思考呢？思考这些问题，谈论这些问题，就不能不说这些心酸的事情。

邓铁涛先生把中医药比做和氏璧，把自己当做和氏，无论老中医们个人的境遇怎样，都必须坚守着这个宝贝，不能把它丢了、坏了，也不能失传了。所以，邓铁涛先生继续写道："第三，在目前形势下，我们担心的是：①中医学院合并于西医学院，成为一个系；②中医医院合并于西医医院，成为一个科；③中药新药的评审，按照西药的模式评定；④中医医院医药分家；⑤中医教育与中医医院'重西轻中'的倾向日趋严重。对待中西医的改革，绝不能'抓大放小'。

因为中医小，西医大，任由小者自生自灭，则中医将灭多生少矣！！有些省的按强并弱的原则，则中医之消亡有日矣！"

老先生们还对中药产业替国家算了一笔细账，指出中医药事业存废兴衰的问题，是一个涉及国家发展战略的大问题，一定要从中国的国情出发来谈卫生体制和卫生经济问题，这样才能认识深刻，见解透彻。

接着八位老中医们就提出来一些具体的建议："西医院校增加中医药学的课时，以便引导他们运用中医中药治病，减少使用西药外汇之支出。据说日本会用中药的西医占 60%~70%，他们用中国之药源制成新药，价值比我们每年中药创汇只有 5 亿美元不知大多少倍。我们岂能安枕无忧乎？我们赞成国际方法研制中药，更赞成创造中国式的传统与新技术结合研制新药，也容许中医院医药不分家地进行研制新药，推广新药。"老中医们的这些建议，的确立论高远，也有很强的可操作性。

最后，邓老概括起来说，我们建议："①中药改革决策层以及中药药审领导层，须要有真正懂中医药的专家参与。②报载国务院多次请专家讲课，能否也请老中医专家讲讲课，让他们讲讲中医药的过去、现在与未来，提供领导决策参考。"也许是老先生们觉得提出给中央领导讲课不太合适，就用一个婉转的说法提了出来："这不是授课，而是调研的一种方法耳。"

（三）名师带高徒，强壮大集体

中医事业的振兴，离不开大批中医临床人才的成长。

邓铁涛先生认为，中医学是中国的，也是世界的。目前世界上最欠缺的是高水平的中医，欠缺在临床上有真功夫的千千万万个铁杆中医。中医药的发展需要有一大批中医的栋梁。如何建立中医人才培养体系？这也是邓铁涛先生早就提出来的一个重要问题，他一直关注着中医高等教育的发展。目前由于受西方医学的影响很深，中医的大学生、研究生教育难以培养临床可用人才，这是一个不容忽视的问题。

邓老认为，师带徒不仅是中医历来培养人才的一个好方法，新中国成立后国家也曾多次通过师带徒的形式，培养了许多实用性中医人才。邓铁涛先生深感临床型名中医等高层次人才培养的重要性，也一直在为中医界的人才培养而不断呼吁。

1988 年，邓铁涛先生出版了一本《耕耘集》，里面多篇文章提及"继承名老中医经验，抢救中医学术，已成燃眉之急"，"中医学再不花力气去抢救，等现在的老中医已经老去，才想到出钱出力去发掘已经迟了！时不我予，时不再来！"时任国家中医药管理局领导的朱杰局长，读了这些文章，感触很大，就以邓铁涛先生的建议为基础，积极与有关部门的领导沟通，最后与中央人事部、卫生部的负责人取得共识，与国家中医药管理局联合起来，组织全国名老中医授徒。

1990年10月，首届"全国继承老中医药专家学术经验拜师大会"在北京人民大会堂隆重举行。邓铁涛先生收了邱仕君、邓中光两名徒弟。邓铁涛先生代表500位老中医在会上致词，提出一个响亮的口号："学我者必须超过我！"500名老中医，几百名老中医的学术继承人，老中青济济一堂，情绪激昂、意气风发。3年出师，大批临床型的中医人才脱颖而出。

在人民大会堂举行中医的师带徒活动，显示了国家的重视。

第一、二批共确定1021名（次）老中医药专家为学术经验继承工作指导老师，1343名学术继承人。第三、四批师带徒培养了更多的中医临床高级人才。

广东省中医院在邓铁涛先生的支持下，从2000年起实施"名医工程"，得到了全国名老中医的鼎力支持。该院在借鉴传统"师带徒"教学方式的基础上，创造性地采取了"集体带、带集体"的带教方法，先后有近百名中青年专家拜师38位名中医，在全国中医药界产生了巨大影响，探索出了一条现代中医临床高级人才的培养之路，培养出了一批包括荣获"全国首届青年女科学家"林琳在内的中医药高素质人才。

广东省中医院师带徒的工作，很有特色，走在了全国的前面，并且在2003年防治非典的工作中，师徒通过学术交流，救治了大量患者，取得了很好的疗效，受到世人称颂。受命代表广东省中医院到香港出诊的林琳、杨志敏主任，也时常与其带教老师保持联系，以提高疗效，这充分突显了名师带高徒的重要作用。

如今，国家把名师带高徒，作为一项发展中医药事业常态性措施加以重视，这与邓老当初的建议不无关系。

（四）架设高速路，政府兴中医

2003年11月，在刚刚经历了SARS疫情之后，国家就召开以"中医基础理论的建构与研究方法"为主题的"香山科学会议"，这是一次很重要的学术会。这次会议的中心议题有：①中医药基础理论的构建；②中医药基础理论研究方法的思考；③中医药学在国外的传播对中医药发展及人才培养的启示。是要对我国中医药现状、中医药研究方法和方向、中医药发展目标等问题，以及造成中医药基础理论研究没能取得突破性进展的原因，进行深入讨论和剖析，要提出针对性的对策和举措。

这些问题关系到中医药今后发展的战略问题。邓铁涛先生以"为中医药之发展架设高速公路"为题，作主题评述报告。邓铁涛先生的主题报告结束之后，科技部的一位领导走过来，对邓铁涛先生说："邓老！你的主题报告很精彩！主题报告成功，会议就成功了一半。"科技部中医发展战略课题组组长贾谦先生回忆说，邓老气度恢弘的大段主体报告，像一把熊熊烈火，点燃了科学家们的心烛，一阵高过一阵的掌声，仿佛令会场的气氛到了沸点。

邓老在会议上的主题发言，《中国中医药报》于2004年2月2日、5日、9日，分3次连载了报告全文。2月4日，《中国中医药报》又在头版头条的位置报道了邓老和100多名中医药专家的建议。该建议希望将中医药作为重大科技专项列入国家中长期科技发展规划，特别是对中医基础理论、重大疫情预测预防等进行深入研究，系统整理，按自身规律不断完善，实现中医药的可持续发展。这就是日后启动的中医973项目。

据当时了解到的情况，国家将对未来15~20年我国科学技术的发展方向，拟选择20项重大专项进行讨论，而中医药学未在其中。邓铁涛先生在香山科学会议的报告，在全国中医药界引起强烈的反响。在国家制定中长期科技发展规划的关键时刻，他们联名至函党中央国务院，向领导们呼吁。邓铁涛先生与大家在信中说："中医药确实有比较优势，能解决13亿人健康问题；其次，中医药关系到国家的功能运转和国家安全的维护；第三，中医药是解决13亿人口特别是9亿农民医疗保健问题的关键；第四，中医药正处于生死存亡的关键时刻，我们不希望成为千古罪人。"邓铁涛先生带头签署了这份《呼吁书》，这是香山科学会议呼吁的延续。

2005年4月16—18日，在北京科技会堂参加了"新时期中医发展战略与政策论坛"的学术研讨会议。邓铁涛先生作为主要组织者，做了一个重要的主题报告。2005年的973计划中，首次设立"中医理论"专项，目的是提升我国中医药在国际上的核心竞争力。经3轮严格评审，包括中医基础理论、方剂配伍规律、络病学说与针灸三方面的基础研究最终获准立项，分别由邓铁涛先生和天津中医学院（现天津中医药大学）院长张伯礼、河北医科大学教授吴以岭担任首席科学家，累计投入经费5200万元。

邓铁涛先生推动中医药科研工作，几经呼吁，终于有了结果。他在得知获准立项的消息后，很高兴。中医药是我国的文化瑰宝，有自主知识产权，最具原创优势。中医基础理论研究首获国家973计划项目立项，体现了国家科技部对中医药发展的高度重视，有助于推动中医药科技创新发展。973计划中医专项专家组，是2005年7月14日由科技部聘请有关专家成立的，邓铁涛先生受聘成为专家组的组长，主要负责开展中医发展战略研究，加强对中医专项的宏观指导，研究提出专项研究重点方向和任务，协助管理部门开展专项的评审评估等工作。

有了国家科研的大力支持，就可以带动中医药事业的大发展。

第二部分
学验宏博　源远流长

试析邓铁涛重症肌无力科研的指导思想与方法[1]

邓中光

（广州中医药大学第一附属医院）

邓铁涛教授常说："临床是中医的生命，100年来中医为什么打而不倒？靠的就是临床。"中医是在与疾病的斗争中发展起来的，中医亦只有在不断攻克危害人类健康的医学难题时才能发展下去。中医的科研应以提高中医的临床水平为依归，才能出真正的成果，从而推动中医的发展。这就是邓老从事中医科研的出发点。以下通过对邓老进行重症肌无力科研的回顾，试析其进行研究的指导思想与方法。

重症肌无力是一种神经肌肉接头传递功能障碍的自身免疫性疾病，是一种疗程特长，症状容易波动反复和复发的顽疾。其表现为受累肌群出现不同程度的肌肉运动无力，病向深重发展时可使患者丧失活动自理能力，尤其严重的是可因各种诱因诱发肌无力危象而危及患者的生命。此病严重影响患者的生活、学习、工作甚至生存，同时给患者家庭带来沉重负担。

自1895年Jolly根据本病的临床特点正式命名为重症肌无力以来，100多年间中外学者做了许多研究并取得了不少新进展，但西医的治疗仍不尽令人满意，不少患者仍摆脱不了终身服药治疗的困境。如何运用中医中药攻克此病，这是一个很好的中医科研课题。

---

[1] 出处：朱良春.名师与高徒——首届著名中医药学家学术传承高层论坛选粹[M].长沙：中南大学出版社，2005：85-89.

一、科研的前期准备——源于医疗临床

（一）重视个案的收集整理

重症肌无力一病发病率很低，年发病率（6~8）人/10万，况且此病是以西医病名所命名，中医药文献在20世纪70年代前，几乎未见系统的记载与报道。即使有也是极个别的个案报道，所以前来寻求中医诊治的患者是少之又少。邓老认为越是复杂难治的病，越要注重临床信息资料收集与整理，不要因一时之得而自满，亦不要因一时之失而气馁。邓老于1970年至1976年间，以严谨的科学态度先后把3例眼肌型的重症肌无力患者的治疗经过、中医中药的运用、疗效的追踪观察等做了较详细的记录收集整理，并于1977年在《新医药学杂志》第7期发表了题为"眼肌型重症肌无力的中医治疗与体会"一文，报道了运用中医中药治疗重症肌无力的成功病案。

（二）注意医理的探求

通过上述个案病例的收集整理，邓老发现此病的眼睑下垂与脾有关，眼球的斜视复视与肝肾有关，此病的反复难愈又与虚有关，并在中医的藏象学说和前人的一些相关理论指导之下，运用李东垣的补中益气汤化裁治疗，取得了治愈的案例。这就展现了此病可以在中医的理论指导下运用中医药治疗能够取得疗效的苗头，如何更全面地从理论上去探究此病就成了邓老追求的目标。为了这个目标，笔者协助邓老，从1970年至1986年间，通过义诊、信诊、门诊、住院等多种形式，先后诊治了51例重症肌无力患者，通过审证求因，结合前人的"五轮学说""脾主肌肉""肝开窍于目""肝肾同源"等理论作指导进行辨证论治，取得了治愈率为41.17%，好转率为50.98%，总有效率为92.15%的较好疗效。并在邓老的指导下，笔者于1988年4月在《新中医》第4期发表了《对重症肌无力的认识——附51例临床观察》一文，在文中初步对本病的机制进行了探讨，认为本病的发生，主要由脾、肺、肝、肾之虚损所致，以气虚下陷为矛盾的主要方面的阴阳同病、先后天同病的虚损疾患。从而为日后的科研工作打下了一定的基础。

二、科研的路向与目的

有了科研前期的临床实践，邓老感到运用中医中药在治疗重症肌无力的顽疾中有着不可替代的优势和生命力。如何从理论的高度去认识此病，有所突破,形成较为完备的理法方药去指导临床,为广大的重症肌无力患者解除疾苦是科研的路向与目的。

(一) 科研的立项与命题

邓老认为,中医搞科研应遵循中医认识疾病的规律,走自己的路,而不应去追求或满足于在实验室中寻找或筛选某一中药或某个处方能改善重症肌无力疾患的神经与肌肉间传递功能或变化机制。提出要从"脾主肌肉"为出发点,去探求深化对该病发生的机制的认识,探讨对该病的辨证论治规律,达到有效指导临床提高临床疗效的目的。所以邓老 1986 年 10 月组织了科研组,并订立了"重症肌无力疾病脾虚型的临床和实验研究,探讨其辨证论治规律及发生机制"为课题的国家科委"七五"重点攻关课题,并邀请有关专家、教授 24 人对实施方案的创新性、科学性、可行性进行了讨论,制订了该课题研究的实施方案。

(二) 科研方法

该课题组按照实施方案,从文献研究、临床研究和实验研究 3 个方面,对重症肌无力的病因和发病机制、辨证论治规律等进行了多角度、全方位的研究。具体实施时分为文献与邓铁涛教授经验总结、临床和实验研究两个阶段进行。

在文献研究中,课题组查阅了国内外大量文献,包括中医典籍对重症肌无力有关症状的论述和认识,国内外西医界对重症肌无力研究的历史、现状和进展,以及中医治疗重症肌无力的现状、进展等,且作了详细分析、评价,并重点对课题组组长邓铁涛教授治疗重症肌无力的经验进行回顾性总结。体现了中医传承与发展的辩证关系。

在临床与实验研究中,自 1987 年 4 月至 1990 年 8 月间,共收治了重症肌无力患者 302 例,在进行临床研究的同时,利用广州中医药大学的实验中心、生理教研室、微生物教研室等的现有设备,对部分重症肌无力患者做了肌电图、乙酰胆碱受体抗体、外周血白细胞介素 -2 受体、人类白细胞抗原分型以及头发微量元素等有关生物电生理、免疫、生化、免疫遗传方面的实验研究,为客观评价中医药治疗重症肌无力的疗效,阐明重症肌无力的发病机制和中药治疗的作用机制提供了有价值的实验资料。

(三) 科研成果

1. 探讨了重症肌无力的病因病机　该课题组经过近 4 年的临床观察,结合古典医籍的复习和邓铁涛教授的经验总结,首次明确提出重症肌无力的病因病机为脾胃虚损,且与五脏相关(图 1)。

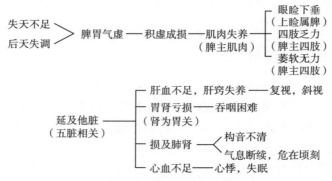

图 1　重症肌无力病因病机示意图

2. 总结出重症肌无力辨证论治的规律　该课题组对 233 例患者作系统观察,并对 58 个中医证候做了频率分析,结果表明该病以眼睑下垂、四肢无力、纳差、便溏、舌淡胖、边有齿印、苔薄白、脉细弱等证候最常见。从而说明本病以脾胃虚损为主的观点是符合临床实际的。并认为由脾胃虚损进一步累及他脏,最终相互影响,形成病理循环。因此,必须既辨证又辨病,由辨病进一步辨证,不断深化,抓住脾胃虚损这一主要矛盾,顾及他脏兼证,旨在打破脾胃虚损这个病理中心环节,使其他次要矛盾迎刃而解。认为重症肌无力的辨证论治可遵循以下规律:

(1)病名诊断:脾胃虚损(重症肌无力)。在此诊断基础上,结合病位、病性、病机的变化不同,还可以细分为:以眼睑下垂为主要症状者,可诊断为"睑废";伴有四肢无力者,可诊断为"痿证";出现肌无力危象者,可诊断为"大气下陷"。

(2)临床辨证:脾气虚损。其他证候可作为脾气虚损之兼证。如脾气虚损兼肾阳虚、兼肾阴虚、兼肝血不足、兼湿、兼痰、兼外邪等。

(3)治疗原则:峻补脾气,强肌健力。

(4)方药:以强肌健力饮为主方,再根据五脏相关之证随证加减。强肌健力饮由黄芪、党参、白术、当归、五指毛桃等药组成。

凡患者已使用西药者,视其情况,逐步减量以至最终停用。

还应强调的是"虚损"两字,因虚损当补,虚损难复,需久治方能收功。所以患者在长期的治疗中还需很好配合调护。即使病愈了,还要坚持中药 2 年,方能巩固。

3. 取得显著的临床疗效　该课题组运用上述辨证论治规律指导临床实践,以强肌健力饮为主方对 252 例重症肌无力患者进行治疗,并采用临床综合记分的方法,定量判断其疗效。结果临床治愈 119 例(47.2%),显效 97 例

(38.5%),好转 33 例(13.7%),无效 3 例(1.2%)。总有效率 98.8%,居国内外先进水平。

该课题组还采用随机分层配对的方法,对 94 例重症肌无力分别采用强肌健力饮和泼尼松(强的松)进行疗效比较性治疗。经统计学处理,提示强肌健力饮与泼尼松一样,对重症肌无力有较好的疗效,但无泼尼松的副作用。

在临床研究过程中,共抢救重症肌无力危象 7 例 8 次。抢救措施为使用大剂量强肌健力饮鼻饲或灌肠,适当配合新斯的明、地塞米松及抗感染、吸氧、吸痰等措施,结果抢救成功 7 例次,1 例因第二次危象时呼吸衰竭死亡,抢救成功率 87.5%。总结了以中药为主,中西医结合抢救重症肌无力危象的经验,为重症肌无力危象的抢救探索出一条新途径。

课题组还对部分病例做了治疗前后的肌电图分析和乙酰胆碱受体滴度测定,经统计学处理,差异有显著性意义,从客观上肯定了中药治疗重症肌无力的疗效。

4. 实验研究 课题组在实验研究中,坚持以中医理论为导向,做了脾虚型重症肌无力 ALA(人类白细胞抗原)-A、B 抗原分型和外周血白细胞介素 -2 受体、头发微量元素、唾液淀粉酶活性及 D- 木糖排泄率等测定,均发现有意义的结果,且均属首次报道。这些实验研究,从免疫遗传学、免疫学和营养代谢等不同角度,揭示了脾胃虚损之重症肌无力存在免疫功能紊乱、营养代谢紊乱和免疫遗传因素异常;从实验的角度加深了对该病中医病因病机的认识——先天禀赋不足,或饮食失节,或形体劳役内伤,或疾病失治误治,或病后失调,均可导致脾虚,甚则由虚致损;也有助于从现代医学的角度认识重症肌无力的病机和中医治疗重症肌无力的疗效机制。

综上所述,邓铁涛教授对重症肌无力的研究,是以医疗的需要为出发点,并以能服务于医疗临床为依归。在科研的过程中,按照中医认识疾病的自身规律,并与现代的一些科研方法有机结合起来,取得了令人满意的科研成果,并取得了 1991 年度国家卫生部科技进步一等奖和 1992 年度国家科技进步二等奖。更重要的是该成果为中医治疗重症肌无力提供了较完备的理、法、方、药一整套的认识,丰富了中医学的理论。笔者和另一位邓老的学术继承人在师承学习的 4 年中,运用该成果的理论作指导先后治疗 126 例重症肌无力患者,取得了总有效率为 92.8% 的喜人成绩。说明该项科研成果对临床实践有很强的指导意义。

邓铁涛教授"五脏相关"理论研究

刘小斌,陈坚雄

（广州中医药大学邓铁涛研究所）

什么是中医五脏相关？如何从五行发展过来？与目前中医基础教材藏象理论、脏腑病机有何异同？围绕当代中医学术界讨论焦点问题，课题组开展理论探讨、临床调研、实验研究三个领域的工作。

一、邓铁涛教授"五脏相关"学术理论的提出

要回答第一个问题，首先应研读邓铁涛教授5篇原创学术论著，了解"五脏相关"理论产生前后30年的历程。

五脏相关，首见于邓铁涛教授1961年《广东中医》第4期《研究整理祖国医学遗产》一文："研究本来是一个扬弃的过程，它包括取与舍两方面。以研究五行学说为例，我们可以定两种题目：①**五脏相关学说**；②五行学说的局限性。"邓铁涛教授认为选择前者比较好，可以把中医学精华部分提炼出来，合理解释神经与五行在机体内谁起主导作用的问题。

1962年11月16日，邓铁涛教授在《光明日报》"哲学"版第367期发表《中医五行学说的辩证法因素》，认为中医的五行学说，主要落实于藏象学说。脏腑配五行这一抽象概念，是经过无数医疗实践而提炼出来的。论文发表背景，该版曾刊登批评中医五行学说的文章，同时也是对自己提出"五脏相关学说"深入理论研究。

1963年邓铁涛教授在《广东中医》第3期发表"什么是祖国医学理论的核心"谈话，针对当时有人认为"阴阳五行是玄学"说：中医学有其独特的中心思想，这就是阴阳五行学说，古代哲学的五行学说生克关系，有循环论和机械论倾向，但中医的五脏相生相克内容就不然。未来的明天，祖国医学与现代自然科学结合之后，将会起到质的变化，可能不再用五行这一名称。这是邓铁涛教

授提出要用现代语言表述古代中医理论嚆矢。

1975 年对五行学说的抨击达到高潮,邓铁涛教授《再论中医五行学说的辩证法因素》(载《学说探讨与临证》,1983 年广东科技出版社出版)指出中医五行生克,实质是脏腑组织器官之间、人与环境之间、体内各个调节系统促进和抑制之间的关系。并从理论指导临床、临床凝练理论的角度,探讨具体病种五脏之间关系,如论述肝病与他脏的关系、心病与他脏的关系、脾病与他脏的关系、肺病与他脏的关系、肾病与他脏的关系。这是邓铁涛教授从临证角度解读中医五行学说。

1988 年,邓铁涛教授在《广州中医学院学报》第 2 期发表《略论五脏相关取代五行学说》。取代有"扬弃"的含义,弘扬中医五行科学内核,舍弃五行循环机械模式,解决中医五行名实不符,内容与形式不统一的矛盾,并回答了什么是五脏相关:指在人体大系统中,心、肝、脾、肺、肾及其相应的等组织器官,分别组成五个脏腑系统,**在本脏腑系统内部、脏腑系统与脏腑系统之间、脏腑系统与自然界社会之间,存在着多维联系**……简而言之曰"五脏相关"。论著发表后即引起中西医学界关注,境外著名西医区结成氏撰文:"邓铁涛主张五行学说应正名为五脏相关学说,是有深意的,即脱除五行语言的框框,反而更容易说清楚中医学的脏腑理论。"

可见邓铁涛教授五脏相关,是经过长期研究五行学说之后得出的结论。五脏相关如何从五行发展过来?需要对五脏相关理论古代源流进行系统的学术梳理,于是开展了第二步研究工作。

二、五脏相关理论古代学术源流的探讨与梳理

中医五脏系统相互关联学术源远流长。如"五脏相通"(《内经》)、"五脏病论"(汉代张仲景)、"五行互含"(敦煌遗书《辅行诀》)、"五脏旁通"(唐代孙思邈)、"五运主病"(金代刘完素)、"五脏穿凿"(明代李梴)、"五行互藏"(明代张介宾)、"五行颠倒"(清代陈士铎)、"五脏互相关涉"(清代何梦瑶)等,举隅以说明。

(一)《内经》五脏相通

经考证与邓铁涛教授"五脏相关"词义最接近、最早期的文献,是《素问·玉机真脏论》:"五脏相通,移皆有次。五脏有病,则各传其所胜。"明代吴崑注:"五脏之气相通,其脏气输移,皆有次序。"五脏之气何以相通并有次序输移?古人在长期的实践中借助五行学说做了以下解释:

1. 通过相互资生、相互制约体现脏气相通输移 相生者何?《素问·阴阳

应象大论》云:"东方生风,风生木,木生酸,酸生肝,肝生筋,筋生心……心生血,血生脾……脾生肉,肉生肺……肺生皮毛,皮毛生肾……肾生骨髓,髓生肝。"即以五行之间相互资生体现脏气相通输移,其次序为肝生筋,筋生心,心生血,血生脾,脾生肉,肉生肺,肺生皮毛,皮毛生肾,肾生骨髓,髓生肝。相克者何?《素问·五脏生成》云:"心之合脉也……其主肾也。肺之合皮也……其主心也。肝之合筋也……其主肺也。脾之合肉也……其主肝也。肾之合骨也……其主脾也。"主者,畏也。明代马莳注:"犹君主乃下人所畏,故即以主名之。"张景岳《类经》解释"主"字为制约,其次序为:"心主肾,心火受水之制;肺主心,金受火之制;肝主肺,木受金之制;脾主肝,土受木之制;肾主脾,水受土之制。"即以五行之间相克制约体现脏气相通输移。

2. 通过五行相乘相侮体现五脏之气相通　五脏未病,有相生相克之理;五脏已病,亦有相乘相侮之理。《素问·玉机真脏论》云:"肝受气于心,传之于脾,气舍于肾,至肺而死。脾受气于肺,传之于肾,气舍于心,至肝而死。肺受气于肾,传之于肝,气舍于脾,至心而死。肾受气于肝,传之于心,气舍于肺,至脾而死。"明代马莳注:"受气者,受病气也。"此言五脏之病气,有所受,有所传,有所舍(舍,居舍、留舍),有所死,始之于我所生,而终之于克我者也。古人推理五脏疾病传变有一个模式。以肝为例:肝受气于心,心有病承其母,则心、肝二脏受伤矣;肝病传之于脾,则脾为三脏受伤矣;肝病气舍于肾,则肾为四脏受伤矣;肝病至肺而死,则肺为五脏受伤矣。每脏之病有五,一脏有五脏之传,五五二十五变。传之所胜之者,为相乘关系的传变;传之所不胜者,为相侮关系的传变。即以疾病传变来说明五脏之气相通。

3. 通过脏腑相合的理论体现五脏之气相通　脏有相合,是为一表一里。《灵枢·本脏》云:"肺合大肠,大肠者,皮其应。心合小肠,小肠者,脉其应。肝合胆,胆者,筋其应。脾合胃,胃者,肉其应。肾合三焦膀胱,三焦膀胱者,腠理毫毛其应。"明代张景岳《类经》注曰:"脏腑有相合。除脏腑五合关系外,还有五脏之应:肺应皮,心应脉,脾应肉,肝应爪,肾应骨。"《类经》注曰:"五脏之应,各有收受。收受者,言同气相求,各有所归也。"

4. 通过气机升降出入体现五脏之气相通　《素问·刺禁论》云:"肝生于左,肺藏于右,心部于表,肾治于里,脾为之使,胃为之市。"左右者,阴阳之道路也,上者右行,下者左行,肝气主升,肺气主降,两者一升一降,协调人体气机平衡。心部于表者,阳气主外而象火也;肾治于里者,阴气主内而象水也。心肾相交,水火既济,保持人体上下动态平衡。脾者为土,以资四脏,故为之使也;胃纳水谷,无物不受,故为市也。心肺之阳降,肝肾之阴升,脾胃为枢纽,气机升降出入构成五脏之气相通。

（二）敦煌古医籍五行互含

《辅行诀五脏用药法要》（简称《辅行诀》）曰："《汤液》药本五味,味同者功有殊,亦本《采录》形色。味、形者,禀天地之气化成,皆以五行为类,又各含五行也。""今者约列二十五种,以明五行互含之迹,以明五味变化之用。"

《辅行诀》是敦煌古医籍考释发现之一,另外还有《张仲景五脏论》（有甲本、乙本、丙本、丁本四种）。五脏论是古代以脏腑学说为中心撰写的医书总称,仲景以脏腑论杂病,故把"脏腑经络先后病脉证第一"列卷首。《张仲景五脏论·甲本》云："天有五星,地有五岳,运有五行,人有五脏。所以肝为将军,脾为大夫,心为帝王,肺为丞相,肾为列女。肝与胆合,脾与胃通,小肠连心,大肠连肺,膀胱合肾。是以肝盛则木赤,心热则口干,肾虚则耳聋,肺风则鼻塞,脾病则唇焦。目是肝候,舌是心观,耳作肾司,口是脾主,鼻为肺应。心主血脉,脾主肌肉,肺主皮肤,肝主于筋,肾主于骨。骨假筋立,肉假皮存,面肿关脾,皮因骨长。故知血患由心,骨患由肾,筋患则由肝,肉患则由脾,皮患则由肺。"上述文献经考证虽为六朝末叶之产物,但反映自汉代至晋唐时期医家,对五脏所主病证与天地四时及人体各组织器官相关联系的认识。

（三）五脏旁通说与五脏穿凿论

五脏之道,皆出于经隧,五脏旁通是脏与腑的另一种对应关系。《周易》有旁通卦。考五脏旁通说,始见《孙氏思邈五脏旁通明鉴图》。日人丹波元胤《中国医籍考》曰："《孙氏思邈五脏旁通明鉴图》,《宋志》一卷,佚。"又曰："《五脏旁通导养图》,《艺文略》一卷,佚。"又曰："《裴氏王庭五色旁通五脏图》,《新唐志》一卷,佚。"日人丹波元胤《中国医籍考》记载唐宋时期已有"五脏旁通"的著述,惜均亡佚。

迄至明代,李梴提出"五脏穿凿"论解释五脏旁通说。李梴《医学入门·脏腑》云："五脏穿凿论曰:心与胆相通（心病怔忡,宜温胆汤为主;胆病战栗癫狂,宜补心为主）,肝与大肠相通（肝病宜疏通大肠,大肠病宜平肝经为主）,脾与小肠相通（脾病宜泻小肠火,小肠病宜润脾土为主）,肺与膀胱相通（肺病宜清利膀胱水,后用分利清浊;膀胱病宜清肺气为主,兼用吐法）,肾与三焦相通（肾病宜调和三焦,三焦病宜补肾为主）,肾与命门相通（津液胃虚,宜大补右肾）,此合一之妙也。"五脏旁通,是明清医家根据临床经验对五脏关系理论的补充,尤其是心与胆相通,治心宜先温胆,胆通则心自安,至今仍有效指导临床。

明清医家根据临床经验对五脏关系的理论主张,还有张景岳《类经图翼》提出五行不是简单的生克,还有"生中有克""克中有用"的情况;清代陈士铎提出"五行颠倒",指出五行生克本不可颠倒,不可颠倒而颠倒者,言生克之变也,认为五脏的关联和影响,并非完全按照五行生克的次序固定不变。他们均列举各脏生理和病理上的事例进行说明。清代岭南名医何梦瑶《医碥》更为明确地指出:"五脏生克,须实从气机病情讲明,若徒作五行套语,茫然不知的,实多致错误。"也就是说,五脏之间的相互制约或促进作用,是气机之间的相互影响,不能仅仅套用五行模式。由此可见,五行对应于五脏时,需要从临床出发,五行关系中生、克的内涵及其次序,都可以有多样的理解。

上述研究表明,古代医家为了体现"五脏系统相互关联"的思想,曾借用了哲学中的阴阳学说、五行学说以及其他相关观念来进行说理,起到了整理和提高医学经验的作用。但随着医学学术的发展,抽象的哲学观念已不能完全反映具体的实践经验。尤其是应用最广的五行学说,不能很好地反映实践中发现的五脏系统之间的关联性。后世医家不断发挥出五行互藏、五行反生反克等理论,试图增强了对医学实践的解释能力,但因受限于五行哲学的基本结构,仍不能完全容纳实践中总结的脏腑关系。五行问题还成为近现代以来有关中医科学性之争的焦点。课题组在梳理中医五行学说以及其他理论的基础上,提出应超越古代"假哲理以言医道"的思维方式,建立从医学角度体现五脏关联性的应用理论模型,开展第三步的研究工作。

三、中医五脏相关理论的科学内涵

中医五脏相关是基于中医理论基础而形成的理论学说,内涵也包括了脏腑学说、经络学说、气血精津学说等内容。五脏相关理论继承传统中医注重关联的特点,以"五脏相关"来统帅各种学说,更加鲜明地体现中医学的整体观念。其科学内涵,邓铁涛教授用"三个层次"表述:①五脏系统内部的关联,即五脏的功能系统观;②五脏系统之间的关联,即五脏之间的联系观;③系统与外部环境的关联,即天人相应的整体观。因为不是泛谈普遍联系,我们将具有医学内涵的相互关系称为"相关"或"关联",以示区别和强调其重要性。

(一)五脏系统内部的关联

五脏相关第一个层次是人体五脏系统内部的关联,五脏各子系统中的组成要素存在层次性,脏是中心,然后是腑,形体,官窍,情志,津液等,这些层次不断进行着信息、能量、物质的交流,存在系统内部的相关性。

系统内部的相关性主要可归纳为两类模式,一种是五脏与六腑之间表里关联,一种是脏腑与形体官窍、气血津液和精神情志等构成整体关联。其中表里关联指五脏与六腑的表里对应关系,又称"相合关联"。十二经脉之阴经属脏络腑,阳经属腑络脏,从而使脏腑之间一阴一阳表里相合。内外关联即藏于内的五脏六腑与现于外的四肢百骸、五官九窍、气血津液、精神情志等相互关联,主要通过"经络沟通"和"阴阳气化"作用实现的。经络加强了五脏与体表联系,并使不同形体官窍和不同内脏构成特殊关系;而"阳化气,阴成形",气化促使阴阳互化,沟通有形与无形。

五脏系统内部的关联,即五脏的功能系统观。人体可分为肝、心、脾、肺、肾五脏功能子系统,五脏系统呈多层级功能结构,构成一个多维联系的立体网络。这样一个多层级功能结构体现了中医学对人体系统复杂性的认识,也隐含着对五脏功能子系统的非线性特征的启示。因此,对肝、心、脾、肺、肾五脏功能子系统中任何一子系统的研究,都可以认为是属于五脏相关的范畴,如脾主肌肉、肾主骨的研究,试举案例以说明。

1. 脾主肌肉动物实验研究案例　脾主肌肉就是脾与形体官窍层次关系,也称相合关联。我们开展"对多发性肌炎动物模型肌酶谱检测及其肌细胞组织与他脏器组织病理改变的研究",目的是实验动物某个脏器损害,是否会累及他脏?本研究探讨这一问题。以多发性肌炎动物病理模型为例,研究结果发现:多发性肌炎动物模型除肌酶谱异常升高外,部分实验动物还合并间质性肺炎或其他脏器的损害。动物模型实验研究也体现病理改变的相关性联系,即体现五脏系统内关联。

病理检查。肌肉病理:造模8周后将两组豚鼠处死做病理检查。显微镜检查:所有被检的骨骼肌纤维均见不同程度的混浊肿胀,肌横纹模糊、消失,肌纤维变性坏死,单核细胞浸润。脾虚组豚鼠骨骼肌同样表现为肌纤维变性坏死,炎症细胞浸润,间质小血管壁增厚,周围有炎细胞浸润。

肺组织病理。在模型组15只豚鼠中,有4只发生程度不等的间质性肺炎,肺组织病理显示为弥漫性肺泡损伤、寻常性间质性肺炎等等。脾虚组有5只发生间质性肺炎,其肺组织可见炎症细胞浸润,充血明显,呈现为广泛的肺泡损伤。另一湿热型豚鼠多发性肌炎病理模型,肝组织病理结果为:在实验组18只豚鼠中,肝细胞发生轻至重度变性,呈空泡样变性或水样变,肝窦松散或充血,门管区小胆管区增生充血,伴淋巴细胞和中性粒细胞、嗜酸性粒细胞等浸润,部分可见脂肪变性,纤维组织增生。多发性肌炎动物模型肌酶谱检测与肌细胞组织及其他脏器组织病理改变的结果,提示五脏相关学说兼容中医理论与现代科学理论的可能性。结果:多发性肌炎病位在脾,除肌酶谱异常升高外,还合并间质性肺炎或其他脏器的损害。

2. 肾主骨理论与骨质疏松症虚证五脏相关性的临床调研　五脏相关强调人体各脏系统层次性,脏是中心,然后是腑、形体、官窍、情志、津液等,肾主骨就是肾与形体官窍层次关系。课题组对社区162名绝经妇女进行横断面调查,其中 63 名骨质疏松症(经椎体骨密度扫描确诊)虚证患者,辨证组合情况如下:仅有 9.5%(6/63)为单肾虚的单脏证,90.5%(59/63)为肾虚合并他脏虚证的多脏证,其中与心虚证并见最多,占 74.6%(47/63),其次是肝虚占 58.7%(37/63);证候组合中,以肾肝心三脏合虚最多,占 28.6%(18/63),其次是肾心两脏合虚,占 19.0%(12/63);提示骨质疏松症与肾、肝、心三脏关系密切。

多脏证者中 41.91%(57/136)和单脏证者中 26.09%(6/23)符合骨质疏松诊断;多脏证者中 46.32%(63/336)和单脏证者中 60.87%(14/23)符合骨量减少诊断;多脏证者中 11.77%(16/136)和单脏证者中 13.04%(3/23)的腰椎骨密度尚在正常范围。尽管多脏证者和单脏证者均属绝经妇女骨质疏松症(PMOP)发病的高危人群,腰椎骨密度的检测结果亦提示两组受调查者普遍存在腰椎骨量丢失的病理改变,但多脏证者和单脏证者比较,二者骨量减少程度不同。多脏证者中符合骨质疏松诊断的患者人数明显高于骨密度尚在正常范围的人数($P<0.05$);而单脏证者中符合骨质疏松诊断的患者人数与骨密度尚在正常范围的人数无统计学差异($P>0.05$)。进一步对证候组合多寡与腰椎骨密度变化进行分析,结果表现证候组合越复杂,涉及病变的脏腑越多,腰椎骨密度值越低。该研究意义在于,现行临床辨证标准实际上是基于单脏证的主要证候表现,并不反映疾病往往以多脏证为主时,相关证候的组合排列规律及其辨证诊断。补肾中药治疗骨质疏松症有良好疗效,印证中医"肾主骨"理论。论文《用 meta 分析对比植物药治疗与激素治疗绝经后骨流失的效果及安全性》发表于国际骨质疏松学会《国际骨质疏松杂志》2007 年第 4 期,被 SCI 收录,影响因子 3.893。另一相关论著《低密度脉冲激光辐射对大鼠颅骨细胞核因子 κB 受体活化子配体及骨保护素 mRNA 表达的影响》发表于美国《光医学与激光外科学》杂志,2009 年第 2 期,也被 SCI 收录。

(二)五脏系统之间关联

1. 两两相关、三脏相关、多脏相关　五脏相关第二个层次是五脏系统之间的关联,指肝、心、脾、肺、肾为中心的五个功能子系统之间存在的相关性。在五脏配五行的理论中,五脏生克的依据就是五行的生克,是一种代入公式求解性的应用。但五脏相关学说认为,脏与脏的关联是通过相应的渠道实现的,了解其渠道才能有效地应用于临床。这些渠道,主要指中医的阴阳、气血、精、津液和经络等,五脏在各自影响和参与(促进、抑制或协同)这些功能时,发生紧密的联系。因此,五脏的相互关联性,就可以通过阴、阳、气、血、津、精等精微物质或人体某些生理病理机制来得到阐明。

按数学的排列与组合公式,五脏之间发生脏与脏之间关系的"两两相关"有 10 种,发生三脏关系的"三脏相关"也有 10 种,发生四脏关系有 5 种,从理

论上覆盖了五脏之间的关系。见下式:

$$C_5^2 = \frac{5!}{2!\,(5-2)!} = \frac{5 \times 4 \times 3 \times 2 \times 1}{2 \times 1 \times 3 \times 2 \times 1} = 10$$

两两相关模式有:脾肾相关、心肾相关、肝肾相关、心脾相关、心肺相关、肝脾相关、肺肾相关、脾肺相关、心肝相关、肺肝相关。

$$C_5^3 = \frac{5!}{3!\,(5-3)!} = \frac{5 \times 4 \times 3 \times 2 \times 1}{3 \times 2 \times 1 \times 2 \times 1} = 10$$

三脏相关模式有:肺脾肾相关、肝心脾相关、肝心肺相关、肝心肾相关、肝脾肺相关、肝脾肾相关、肝肺肾相关、心脾肺相关、心脾肾相关、心肺肾相关。

$$C_5^4 = \frac{5!}{4!\,(5-4)!} = \frac{5 \times 4 \times 3 \times 2 \times 1}{4 \times 3 \times 2 \times 1 \times 1} = 5$$

多脏相关模式有:肝心脾肺相关、肝心脾肾相关、心脾肺肾相关、肝心肺肾相关、肝肺脾肾相关。

人体生命活动也是五脏相关整体运动的结果,但具体的生理或病理现象,常由两个、三个或者三个以上密切不可分的脏腑起着关键甚至决定性作用。依据涉及脏系的数量,系统间关联可分为"两两相关""三脏相关""多脏相关"三个大类。总结并验证具体病证、特别是疑难重大疾病病机的五脏关联模式,亦即研究临床病证诊断治疗的法则,可以指导遣方用药。如邓铁涛教授说:"事实上,近二三十年来,我一直在用'五脏相关学说'指导临床实践,对于杂病的辨证论治尤其如此。例如冠心病的辨证论治、重症肌无力的辨证论治。"

传统的五行模式仍然含有数理推衍成分,课题组提出"实践优位"的原则,即脏与脏系统之间的联系必须以临证实践为指归。五脏相关与五行学说最大的区别就是实践优位与术数推演,临床重大疾病和复杂疑难疾病的相关性是可以通过临床调研与实验研究加以证实。我们重点以心力衰竭、运动神经元疾病、肝硬化、慢性肺源性心脏病等病种进行临床调研,探讨两两相关模式如"心脾相关""脾肾相关""肝脾相关""心肺相关""肺脾相关"理论基础。

2. 心脾相关与心力衰竭中医证候调研 心脾相关概念是广东省中医院心血管专科对于五脏相关理论开始研究时进行分解的一种方法。证候调研参照 2002 年卫生部发布的《中药新药临床研究指导原则》心力衰竭(下简称心衰)诊断标准,国家技术监督局 1997 年发布的《中华人民共和国国家标准》中《中医临床诊疗术语证候部分》要求,对 413 例诊断为心衰患者,采取临床病例直接观察法方式进行信息采集。频数统计结果:所有心衰患者病位均在心,占100%,涉及两脏以上占97.8%,其中涉及心脾两脏 378 例(91.5%),涉及心肾两脏 184 例(44.5%),涉及心肺两脏 131 例(31.7%),涉及心肝两脏 27 例(6.5%);涉及三脏以上 163 例,占 39.5%,其中涉及心脾肾三脏 86 例(20.8%),涉及心肺肾三脏51例（12.3%），涉及心肺脾三脏42例（10.2%），涉及四脏以上24例，占5.8%，涉及五脏8例（2.2%）。结果提示：心衰病位不单单在心，而是涉及心、脾、肾、肺、肝五脏。其中与心脾关系最为密切，其次为肾，再次为肺。

研究中有学者提问"两两相关"的相关度（系数）值的问题。课题组采用结构方程模型等多元统计方法，对心衰患者五脏相互之间的定量关系分析结果：从直接效应（通径系数）来看，心对脾、脾对肺、肺对肾、肾对肝、肝对脾、脾对肾的直接效应（通径系数）分别为0.0606、0.0703、−0.0703、0.0704、0.1274、−0.0999，除了肝对脾的直接效应达到0.1，其他效应均较弱，但统计学上有意义。一脏通过其他脏对另一脏的间接效应较弱。提示：疾病相关性是客观存在的，在慢性心衰疾病中，虽然病位证候要素以心脾相关为主，但同时还与肝脾、肺脾、脾肾、肺肾、肝肾相关。心脾相关与心血管疾病只是说明在某个阶段，某个证型如慢性心衰代偿期相关性，慢性心衰代偿期病位证候要素以心脾两脏为主，而不稳定型失代偿期心衰病位证候要素则涉及多个脏器，这是五脏相关的主次之分。正如邓铁涛教授所说："从临证实践探讨五脏病证之间关系，五脏相关就不是两脏联系这么简单认识。中国文化根源是《易》，易者变也，疾病是动态变化的。在疾病发生传变的过程中，不仅是两两相关，而是三脏甚至多脏系统之间的相关，有一证与多脏相关，一病与多脏相关，五行不能离开五脏，五脏又不能单独存在，而五脏相关能较好地从理论上解决这一难题。"

3. 脾肾相关理论与运动神经元疾病中医证候调研　治疗慢性虚损性疾病邓铁涛教授强调补脾益肾，这是五脏相关理论脾肾相关的分支。本研究调研运动神经元疾病病例161例，男100例，女61例，平均年龄（49.84±13.89）岁，共有64个有效症状（含肝脏系统6个、心脏系统13个、脾脏系统21个、肺脏系统8个、肾脏系统16个）。调研中发现频数较高的五脏系统症状分别为：脾系证候四肢无力（占90.7%）、肌肉萎缩（占90.7%）、体倦乏力（占86.3%）、口唇色淡（占73.3%）、形体消瘦（占67.7%）、食少纳呆（占55.3%）。肾系证候脊椎改变（占76.5%）、细脉（占62.7%）、腰膝酸软（占47.8%）、沉脉（占34.8%）、畏寒肢冷（占27.3%）。肝系证候肌肉震颤（占72.0%）、肢体强急（占29.2%）、弦脉（占23.6%）、头晕目眩（占21.1%）。肺系证候面色苍白（占75.2%）、言语不清（占49.7）、饮水咳呛（占49.1%）。心系证候神疲懒言（占73.9%）、舌体震颤（占56.6%）、心悸（占23.0%）、紫舌（占23.0%）、失眠（占21.1%）。脾肾虚损、肝阴不足是本病主要证型，病位涉及肝脾肾三脏，病久可见虚实夹杂之证。

而基于结构方程模型分析结果：从两脏之间的直接效应看，心与肾、脾与肺的直接通径系数较大，分别是0.8539和0.7403；肺与肾、心与肺、脾与肾的直接通径系数次之，分别是−0.4930、0.3444和0.2919。从间接效应来看，涉及三脏的间接通径系数较大的有肺 - 肾 - 心、脾 - 肺 - 肾、肾 - 心 - 肺、脾 - 肾 - 心、心 - 肺 - 肾、肝 - 脾 - 肺、肾 - 心 - 脾、肝 - 脾 - 肾、心 - 脾 - 肺、间接通径系数分别为 -0.4210、-0.3650、0.2941、0.2493、-0.1698、0.0403、0.0175、0.0159、0.0152。五脏之间的关系是一个统一整体,间接效应通径系数不能理解为简单的因果关系,肝 - 脾 - 肾间接通径系数 0.0159,可以理解为运动神经元疾病五脏各系统之间相互关联的程度。

4. 肝脾相关理论与肝硬化中医证候调研 见肝之病,知肝传脾,当先实脾。强调"实脾"是邓铁涛教授治疗肝病的学术经验。课题组对 222 例肝硬化住院患者进行临床信息采集,构建包括姓名、性别、年龄、肝硬化分期、证型、主症、涉及五脏系统症状、用药等数据库,分别对体征出现频数分析,五脏系统症状频数分析,不同分期涉及五脏症状分析,用药种类、性味、归经等的频数分析,探讨肝硬化中医证候五脏关系。肝系症状出现频数较高的是脉弦(占73.61%)、目黄(占 68.06%)、蜘蛛痣(占 22.22%)、腹壁脉络曲张(占 20.83%)。心系症状出现频数较高的有舌红(占 72.22%)、神疲(占 51.39%)、脉细(占48.61%)、舌黯(占 45.83%)、寐差(占 40.28%)、脉数(占 22.22%)。脾系症状出现频数较高的是腹胀(占 87.50%)、腹部膨隆(占 84.72%)、腹水(占 84.72%)、纳差(占 69.44%)、苔腻(占 54.17%)、形瘦(占 50.00%),苔白(占 50.00%)、乏力(占 40.28%)、身黄(占 40.28%)、腹痛(占 33.33%)、舌淡(占 31.94%)、口干(占 26.39%)、便软(占 25.00%)、脉滑(占 23.61%)、大便次数增多(占 20.83%)。肺系症状出现频数较高的有气促(占 12.50%)、发热(占 11.11%)、咳嗽(占8.33%)。肾系症状出现频数最高的是双下肢水肿(占 63.89%)、小便黄(占45.83%)、尿少(占 40.28%)、面色晦暗(占 11.11%)。

频数统计结果:以两脏系为主要临床表现的共有 91 例,占 40.99%,其中肝脾系表现的有 68 例,占 30.63%;心脾系表现的有 10 例,占 4.5%;脾肾系表现的有 6 人例,占 2.7%;脾肺系表现的有 5 例,占 2.25%;心肝系表现的有 2 例,占 0.9%。以三脏系为主要临床表现的共有 33 例,占 14.86%,肝脾肾系表现的有 2 例,占 0.9%;心脾肾系表现的有 1 例,占 0.45%;肺脾肾系表现的有 1 例,占 0.45%;心肝脾系表现的有 20 例,占 9.01%;肺肝脾系表现的有 6 例,占 2.7%;心肺脾系表现的有 3 例,占 1.35%。以四脏系为主要临床表现的总人次有 9 例,占 4.05%,肝心脾肾系表现的有 1 例,占 0.45%;肝肺脾肾系表现的有 8 例,占 3.6%。以单脏系为主要临床表现的总人次 77 例,占 34.68%,其中肝系表现的有 10 例,占 4.5%;脾系表现的有 66 例,占 29.73%;心系表现的有 1 例,占0.45%。其他尚有小部分没有明显涉及脏腑症状者有 12 例,占 5.41%。结果显示肝硬化代偿期以肝脾两脏相关为主,失代偿期危重病人则多脏相关。

运用基于结构方程模型分析方法,对 212 例肝硬化住院患者的 115 个有效症状(含心脏 19 个、肝脏 16 个、脾脏 48 个、肺脏 12 个、肾脏 20 个)按照五脏的归属共提取 5 个主成分,分别代表了心脏、肝脏、脾脏、肺脏、肾脏各自症状信息的 94.4%、94.8%、86.7%、99.1%、96.7%,这保证了数据分析的全面性。结构方程模型是一种多变量统计分析技术,它运用统计中的假设检验对有关现象的内在结构理论进行分析,可以用来分析五脏间的相互关系。五脏非线性主成分之间的相关分析显示:肺与肾、肝与脾、肝与肾之间的相关性较强,肝与肺、脾与肾、心与脾的相关性次之,相关系数分别是 –0.1808、–0.1595、–0.1453、0.1316、0.1300、0.1027。经检验,肺与肾、肝与脾、肝与肾的相关系数均有统计学意义,肝与肺、脾与肾、心与脾的相关系数无统计学意义。其余两脏之间的相关系数均小于 0.1。结果提示:肝与肺、脾与肾、心与脾之间呈正相关,肺与肾、肝与脾、肝与肾之间呈负相关,其中肺与肾、肝与肾、肝与肺、脾与肾的相关系数符号与五行相生相克符号相反。

从两脏之间的直接效应看,肺与肾、肝与脾、肝与肺的直接通径系数较大,分别是 –0.1797、–0.1457 和 0.1129,肝与肾、脾与肾、心与脾的直接通径系数次之,分别是 –0.1090、0.1085 和 0.0954,肺与肾、肝与脾、肝与肺、肝与肾、脾与肾、心与脾的直接通径系数经检验均有统计学意义;其他两脏之间的直接通径系数较小,经检验无统计学意义。从间接效应来看,涉及三脏的间接通径系数较大的有肝 - 肺 - 肾、肺 - 肾 - 肝、脾 - 肾 - 肺、肺 - 肝 - 脾、肾 - 肝 - 脾、肝 - 脾 - 肾、心 - 脾 - 肝、脾 - 肾 - 肝、心 - 脾 - 肾,间接通径系数分别为 –0.0203、0.0196、–0.0195、–0.0164、0.0159、–0.0158、–0.0139、–0.0118、0.0104。其余三脏间的间接通径系数及涉及四脏、五脏的间接通径系数均小于 0.01。五脏之间的关系是一个统一整体,间接效应不能理解为简单的因果关系,如肺 - 肾 - 肝,不能认为是肺的病变影响到肾而最终引起肝的病理改变,因此这里的间接通径系数可以理解为是五脏各系统之间相互关联的程度。

五脏之间的关系是一个统一整体,间接效应不能理解为简单的因果关系,如肺 - 肝 - 脾,不能认为是肺的病变影响到肝而最终引起脾的病理改变,因此这里的间接通径系数可以理解为是五脏各系统之间相互关联的程度。本研究采用结构方程模型的方法拟合数据后,得到肺与肾、肝与肾、肝与肺、脾与肾的生克关系与五行相生相克关系不一致的结论,但从上述举例的脏腑相互之间生理病理联系方面即可解释。与五行生克推衍相比,不同于五行生克的单向性,五脏相关学说的运用更加灵活。五行生克关系,最终是要通过五脏来具体体现,要从各脏的气、血、阴、阳来说明。因此说构成脏腑相关学说根本要素的是五行所体现的联系性和整体观,而不是五行生克形式本身。

5. 心肺相关理论与慢性肺源性心脏病中医证候调研　慢性肺源性心脏病是西医病名,现代医学认为心肺同病。根据《西医内科学》中关于慢性肺源性心脏病的诊断标准进行诊断,参照国家中医药管理局 1994 年发布《中华人民共和国中医药行业标准·中医病证诊断疗效标准》、2002 年版《中药新药临床研究指导原则》,课题组对 346 例慢性肺源性心脏病住院患者,进行疾病过程中涉及中医脏腑证候的分类研究。结果:慢性肺源性心脏病除涉及中医肺或肺、心两个脏腑系统外,还可涉及肾、脾、肝等脏腑系统。其病位虽在肺与心,但按照中医脏腑相关证候分析:肺大肠系症状中,最主要是咳嗽(332 例,占 96%)、咯痰(318 例,占 91.9%)、喘证(314 例,占 90.8%);心系症状主要是胸闷(336 例,占 97.1%)、心悸(328 例,占 94.8%)、失眠(76 例,占 22%);肾膀胱系症状主要是喘促(218 例,占 63%)和水肿(111 例,占 32.1%);脾胃系症状主要是疲倦(162 例,占 46.8%)、肢体乏力(118 例,34.1%)、水肿(91 例,占 26.3%);肝胆系症状主要是不寐(45 例,占 13%)、口苦(48 例,占 13.9%)。肺系与心系合计 346 例,占 100%;累及脾系 262 例,占 75.7%;肾系 226 例,占 63.6%;肝系 94 例,占 27.2%。慢性肺源性心脏病之脏腑传变,由肺及心,肺火(如肺部感染喘咳)往往加重病情心火(影响心主血脉)功能。这与五行的火克金不同,而是肺金克心火。病情发展由肺心及脾肾与肝,不一定按照五行生克关系传变,古人有"五脏旁通"脏腑关系的说法,即心与胆相通,肺与膀胱相通,脾与小肠相通,肝与大肠相通,肾与三焦相通。五脏旁通理论为临证中医诊治慢性肺源性心脏病,通过调治肾与膀胱、调治肝胆、调治脾胃达到治疗肺心提供实践依据。

(三)五脏系统的外关联

即天人合一的整体观。五脏相关不仅是指"小五行"脏腑系统,同时也包括"大五行"之天人相应。五脏系统与环境的相互关系包括五脏与自然环境关联、五脏与社会环境关联等方面。其模式可概括为:肝系统外关联、心系统外关联、脾系统外关联、肺系统外关联、肾系统外关联。"五脏乃阴阳二气之所舍藏,故皆通乎天气。"生命起源于自然界阴阳二气,生命活动的维持亦有赖于沟通天地阴阳二气,"生气通天"实现五脏系统与环境的关联。而且"同气相求","脏气法时",阴阳之气的四时消长变化规律使生命活动也表现一定的时空节律性。人体生命活动必然与外部自然有着密切的联系,尤其是研究五脏系统与自然环境的相关性,认识顺应四时气候的生长变化作用和规律才能健康无病,逆自然规律而行必将发生疾病,其意义在于指导临证用药以及防病养生。

课题组对 100 例重症肌无力患者与 100 例健康人在构建 PRO 量表理论模型进行比较研究,经由专家重要性评分、离散度分析、因子分析、逐步回归分析、判别分析和内部一致性分析等方法,筛选出条目 52 条,组成正式 MG-QOL

量表,包括除药物干预以外的其他因素如外界环境、社会环境、精神心理等相关因素的影响,统计分析 $T=10.695$、$P<0.001$,结果有明显差异性。

以上三个层次,分别体现为五脏系统内部的关联的功能系统观;系统之间的关联的即五脏联系观;系统与外部环境的关联的天人合一整体观。按这三个层次的原则来整理中医五脏关联的历史文献,去除其哲理化的表述,则既能保留中医学说的基本内涵,又能形成新的逻辑层次,成为对历代有关五脏关联性的各种理论的知识整合。

课题组还通过临床调研,建立冠心病、心衰、重症肌无力、慢性阻塞性肺疾病,以及肌萎缩侧索硬化症、肝硬化、肺源性心脏病、小儿紫癜等 8 个病种 3162例证候流行病学调查研究信息资料数据库,结果显示疾病的相关性是客观存在的。临床病证有一证与多脏相关,有一病与多脏相关。正如邓铁涛教授所说:在疾病发生传变的过程中,不仅是两两相关,而是三脏甚至多脏系统之间的相关,有一证与多脏相关,一病与多脏相关,五行不能离开五脏,五脏又不能单独存在,而五脏相关能较好地从理论上解决这一难题。

四、五脏相关理论对重大疑难疾病防治的指导

作为一个整体框架与一种运用思维,五脏相关学说在临床应用中可以有不同的风格。例如有着重于以肝为中心的五脏相关,也有以脾或肾为中心的五脏相关等。这些是古今名医形成独特学术风格的基础,它们都统一于五脏相关学说的基本体系之中。如邓铁涛教授倡导整体的五脏相关学说,而在个人临床上较多体现出以脾为中心的诊治风格。课题组在研究中,根据邓铁涛教授经验,选择了四种重大疑难疾病进行临床验证。其中冠心病(含心衰)、慢性阻塞性肺疾病属于重大疾病,重症肌无力及危象抢救属于疑难危重疾病。在邓铁涛五脏相关学说指导下,侧重从调脾胃以安五脏的角度综合论治,对这些疾病探索出了新的治疗模式,取得较好疗效。

(一) 五脏相关理论指导冠心病诊治的临床应用研究

临床研究分证候流调(包括回顾性调研与横断面的调查)、随机对照盲法试验两部分。流调目的,是探讨现代医学疾病中医五脏证候相关性问题,包括病位要素及气血精津等精微物质与经络通道等。

1. 证候流调部分 共纳入 319 例经冠脉造影提示冠脉血管狭窄大于70% 的冠心病患者,证候要素分布规律统计结果表明,气虚占比例最大 278 例占 87.1%,其次为血瘀和痰浊,辨证同时包含气虚,分别为 255 例(79.9%)和251 例(78.7%)。而在实际辨证分型中,此三者多共存而成组合证:心脾气虚、

痰瘀阻络证。

冠心病心绞痛不同病期中医证候分布特点的横断面调查。采用临床病例直接观察法，共收集符合条件的病例270例，其中急性期组（198例），可聚为四类：第一类：气虚血瘀、痰浊（偏寒）内阻证，病位以心、脾两脏为主，占急性期病人总数的38.9%。第二类：气虚血瘀、痰浊（偏热）内阻证，病位以心、脾两脏为主，占急性期病人总数的31.9%。第三类：气阴两虚、痰瘀阻络证，病位在心、脾、肺、肾，占急性期病人总数的17.7%。第四类：阳气亏虚、痰浊瘀阻证，病位在心、脾、肺、肾，占急性期病人总数的11.6%。缓解期组（72例），可聚为三类：第一类：气阴两虚、痰（偏寒）瘀阻络证，病位以心、脾两脏为主，占缓解期病人总数的48.6%。第二类：阳气亏虚、痰（偏寒）瘀阻络证，病位在心、脾、肺、肾，占缓解期病人总数的37.5%。第三类：正气亏虚、痰（偏热）瘀阻络证，病位在心、脾、肺、肝、肾五脏，占缓解期病人总数的13.8%。

证候流调结果分析：①冠心病中医辨证，五脏分阴阳，以气血精津为物质中介沟通。证候流调结果表明其以气虚为核心，以痰浊和血瘀为重要病理产物，这是冠心病的病机所在。②冠心病心绞痛不同时期（急性期、缓解期）的病性特点均表现为本虚标实、虚实夹杂；缓解期以虚证表现为主，急性期以实证表现为主；虚证以心脾气虚为主，实证以痰浊、血瘀为主。③病位要素涉及心、脾、肺、肝、肾五脏，稳定期以心、脾两脏为发病的基础和中心环节，反复不稳定型冠心病心绞痛可涉及五脏。证候流调结果为临床辨证用药提供了初步的理论依据。

2. 随机对照盲法试验部分 调脾护心治法治疗冠心病的临床研究，采用随机对照试验，按2∶1的比例应用简单随机分配方法分为调脾护心治法治疗组及安慰剂对照组，疗效评价和统计分析由第三方按盲法进行。已纳入自2007年1月以来广东省中医院住院的200例病例，其中治疗组（暴露组）135例，对照组（非暴露组）65例。治疗组：给予邓老冠心方，每天1次。对照组：接受西医规范治疗，不给予中药治疗。两组同时接受西医规范治疗，但不可加用具有相似作用的中药、中成药、静脉制剂等，疗程24周。结果显示如下：

心绞痛疗效：两组心绞痛疗效上，试验组显效率35.6%，对照组显效率21.5%，两组经卡方检验，差异有显著性。

中医证候疗效：两组中医证候疗效上，试验组显效率36.3%，对照组显效率21.5%，两组经卡方检验，差异有显著性。

毒性和不良反应：试验组未发现明显的毒性和不良反应。2组病例治疗前、中、后，血、尿、便常规，肝肾功能，心肌酶学检查等均无异常。

3. 讨论 我们在调脾护心治法治疗胸痹的基础上，探讨了五脏相关理论在冠心病胸痹证的应用机理：①冠心病的早期，病位涉及肝脾，其相关性与现代医学代谢综合征有相似之处。肝郁脾虚,肝失疏泄,脾不健运,从而导致精微物质输布失调,聚集成痰,血脉从而瘀阻。现代医学的认识,即是高脂血症、糖尿病等代谢综合征,以及血管的粥样硬化。②冠心病的中期,病位在心脾两脏,心脾相关为基本病机。心脾相关,气虚生痰,因痰致瘀贯穿冠心病整个病程,因此也是冠心病的基本病机。③冠心病的后期,心肺相关,其与现代医学心肺衰竭相似,心的血脉瘀阻,心失所养,从而导致心主血脉功能异常,影响肺朝百脉、司呼吸之功能,出现动则气短、活动耐量下降等心衰表现,而脾脏继续受累。④冠心病的晚期,心病日久,肝脾心肺诸脏皆损,后天损及先天,心肾相关,肾主水功能失调,从而水湿内停,出现心悸、气促、水肿的心衰的表现。

课题组以心脾相关理论为指导,制定了"冠心病气虚痰瘀证"诊疗规范,形成冠心病综合诊疗方案。针对冠心病从脾→心、从痰→瘀的发生发展的过程,邓铁涛教授制定胸痹的基本治法——"调脾护心法"。着重从脾胃入手,强调对脾、对痰进行诊治,突出了病机之本。以"心脾气虚、痰瘀阻络"证为基本证,在温胆汤的基础上定立基本处方邓老冠心方,再随证加减。方中以党参甘温益气健脾为君,五爪龙性平、微温,功能益气补虚、健脾化湿;法夏辛温性燥,为燥湿祛痰之要药,可杜生痰之源;橘红苦温芳香,醒脾行气助法夏化痰;田七甘温,活血通脉止痛,四者共为臣药,配合君药达益气除痰祛瘀之效。茯苓健脾渗湿,俾湿去脾旺,痰无由生;轻用竹茹,除烦宁心,降逆消痞;用枳壳代枳实,意在开胸行气,又可防枳实破气伤正。白术苦甘温,苍术辛苦温,合用而起健脾燥湿之功。此五者共为佐药辅助君药及臣药加强其益气化痰、理气活血通络之功。甘草甘平,补中扶正、调和诸药,为使药。全方升清降浊、攻补兼施,共奏益气除痰祛瘀通脉之功,脾气健则心气旺,痰瘀去则心阳振,使心脉通畅,不治心而心君自安,而达到防治冠心病的目的。调脾护心,即补脾土以生心火(血),与五行心火生脾土的相生关系不同且相反,这是五脏相关理论出自临证实践依据。

运用邓老冠心方治疗胸痹的临床病例对照研究结果表明,调脾护心治法可有效改善胸痹患者心绞痛症状,明显改善了气虚痰瘀型患者的中医综合证候,提高了患者的生活质量,是临床安全、有效的中药疗法。随访结果显示:降低冠脉搭桥后围手术期并发症发生率20%;减少冠脉介入后心绞痛复发率23.7%。心脾相关理论指导下创立的调脾护心法与除痰化瘀法综合运用,是当代防治冠心病诊疗方法之一。

(二)五脏相关理论指导心力衰竭诊治的临床研究

临床研究分证候流调、随机对照盲法试验两部分。

1. 证候流调 512 例心力衰竭心衰患者病性证候要素分布情况,提取 9 个病性证候要素,构成比大于 10% 的本虚有气虚、阴虚、阳虚;标实有血瘀、痰浊、水饮。其中最多的两个病性证候要素是气虚和血瘀,两者均超过 85% 以上。其次为痰浊,占 78.5%,再次为阴虚、阳虚、水饮,占 25.0%、14.3%、10.7%。其他如痰热、血虚、气滞。

病位证素组合分布情况,心衰病位只涉及一脏的有 45 例,占 8.8%;病位涉及两脏及以上的 467 例,占 91.2%,其中病位涉及心脾两脏 429 例(占 83.8%),涉及心肾两脏 290 例(56.6%),涉及心肺两脏 143 例(28.0%),涉及心肝两脏 36 例(7.0%);涉及三脏以上 294 例,占 57.4%,其中涉及心脾肾三脏 269 例(52.5%),涉及心肺肾三脏 135 例(26.4%),涉及心肺脾三脏 134 例(26.2%);涉及四脏以上 146 例,占 28.5%,涉及心脾肺肾四脏 132 例(25.8%);涉及五脏 9 例(1.8%)。

中医证型分布情况,证型分布中,最多的是气虚痰瘀证,为 278 例(占 54.3%),其次为气阴两虚、痰瘀内阻 85 例(占 16.6%),其次为阳虚痰瘀 24 例(占 4.7%),阳虚水泛 17 例(占 3.3%),其余各证型较为分散,<3%。在证候虚实组合中,单纯证 9 例,占 1.76%,单纯实证 4 例,占 0.78%,本虚标实证 499 例,占 97.46%。

证素组合情况,单证型 11 例,占 2.2%;二证相兼 59 例,占 11.6%;三证相兼 425 例,占 83.2%;四证相兼 17 例,占 3.3%。三证相兼型最多共 425 例、占 83.2%,而三证相兼型中又以气虚痰瘀最多。

证候与心功能分级情况。气虚痰瘀,心功能 Ⅱ 级 69 例,Ⅲ 级 157 例,Ⅳ 级 52 例,合计 278 例;气阴两虚痰瘀内阻,心功能 Ⅱ 级 23 例,Ⅲ 级 39 例,Ⅳ 级 23 例,合计 85 例;心阳不振痰瘀阻络,心功能 Ⅱ 级 2 例,Ⅲ 级 13 例,Ⅳ 级 9 例,合计 24 例;阳虚水泛,心功能 Ⅱ 级 0 例,Ⅲ 级 7 例,Ⅳ 级 10 例,合计 17 例;心阳不振水饮瘀结,心功能 Ⅱ 级 0 例,Ⅲ 级 7 例,Ⅳ 级 0 例,合计 7 例;气阴两虚瘀血阻滞,心功能 Ⅱ 级 9 例,Ⅲ 级 4 例,Ⅳ 级 0 例,合计 13 例;心气不足,心功能 Ⅱ 级 6 例,Ⅲ 级 0 例,Ⅳ 级 0 例,合计 6 例;其余,心功能 Ⅱ 级 40 例,Ⅲ 级 33 例,Ⅳ 级 28 例,合计 101 例。

2. 邓老暖心胶囊治疗慢性心力衰竭的随机双盲安慰剂对照临床研究 采用随机、双盲、安慰剂对照的研究方案。将观察数 150 例及分组数 2 输入 PEMS3.1 统计软件包,输出随机种子数及分组结果,制备随机卡。两组均给予一致的心衰标准治疗,包括利尿剂、血管紧张素转化酶抑制剂(ACEI)、β- 受体阻滞剂、洋地黄制剂等。同时治疗组给予邓老暖心胶囊,对照组给予安慰剂胶囊,每次 3 粒,每天 3 次。暖心胶囊,规格:每粒 0.45g,36 粒 / 瓶,口服,批准文字:粤药制字 Z03020970 号。治疗 24 周。

临床研究结果。心功能疗效：两组患者治疗后心功能均有持续性改善。治疗组心功能改善 2 级者 13 例，改善 1 级者 43 例，总有效率 78.87%；对照组改善 2 级者 8 例，改善 1 级者 39 例，总有效率 64.38%，两组比较，差异有显著性（$P<0.05$）。

中医证候疗效：治疗 24 周中医证候疗效比较，治疗组总有效率 84.5%，对照组治疗总有效率 63.0%，两组中医证候疗效比较，差异有统计学意义（$P<0.05$）。

病死率：两组在治疗后随访 24 周，治疗组死亡人数 4 人，对照组死亡 15 人，两组病死率分别为 2.90% 和 8.95%，两组相比差异无统计学意义（$P>0.05$）。

安全性比较：两组患者均未见三大常规、肝肾功能异常，在不良反应方面，治疗组有 1 例出现咳嗽，停药后不予特殊处理均可缓解，对照组无不良反应。

3. 讨论分析 中医五脏分阴阳，治疗心衰重点调补心脏的气血阴阳。阴阳分治之中，又以温补阳气为上。心衰就是因为心阳气虚，功能不全，血脉运行不畅，以致脏腑经脉失养，功能失调。瘀血水饮继发于阳气亏虚，一旦形成又可进一步损伤阳气，形成由虚致实，由实致更虚的恶性循环。截断这一循环的关键在于补虚固本，在补虚的基础上兼以活血化瘀，利水祛痰消肿。针对此病机制定具有益气暖心、通阳行瘀功效的暖心胶囊，临床试验证实，在心衰西医基础治疗上，暖心胶囊组比对照组更能改善心衰患者心功能、中医证候，提高生存质量，提高左室收缩功能。24 周总再次住院率较对照组明显降低。其中再次住院的原因中，因心衰急性发作、急性心肌梗死、中风住院治疗组低于对照组。提示暖心胶囊对减少心衰急性发作，降低再次住院率有较好效果。

结论。邓铁涛教授研制的暖心胶囊，具有调脾暖心、益气通阳、除痰祛瘀功效，调补心脏气血阴阳，初步证实了其有效性及安全性。心血管疑难病症病位在心，但其病机不仅在心，根据邓铁涛经验，需要注重从脾论治，不同阶段还应兼治其他脏。应用名老中医临床经验治疗这些病症的疗效，也进一步说明五脏相关学说对临床具有更好的指导作用，丰富了治疗方法。

（三）五脏相关理论指导慢性阻塞性肺疾病辨治的临床研究

1. 慢性阻塞性肺疾病（COPD）证候流调 课题组共收集 COPD 患者 915 例，其中急性加重期 499 例，COPD 稳定期 416 例。男性 746 例（81.5%），女性 169 例（18.5%）。年龄（71.29 ± 9.14）岁，年龄分布以 70~79 岁所占比例最大（49.4%）。咳嗽病程（13.29 ± 10.92）年，气促病程（4.85 ± 6.64）年。危险因素分布中以吸烟所占比例最高（81.8%），其次为环境污染（39.6%）、职业粉尘（15.0%）、生物燃料（6.6%）。

证候分布与五脏关系:根据所聚类别的证候条目分布情况由专家组结合专业知识与临床实际进行证候判别,采用样品聚类法分别聚为2~8类,其中聚为4类最为合理且与临床辨证分型一致性最好。再将各聚类类型中四诊指标百分比<20%且无辨证意义的指标删除,得出各聚类证候群,参照中医辨证标准,并经专家组判定后给予适当证型名称。结果提示在COPD证候的脏腑定位中均与肺相关,其次为脾、肾,再次为心、肝。

急性加重期。痰热瘀肺、肺脾肾虚证型310例,33.9%,涉及中医肺脾肾三脏;痰热蕴肺、心血瘀阻、脾肾亏虚证型107例,11.7%,涉及中医肺脾肾心四脏;痰瘀阻肺、脾虚肝郁证型45例,4.9%,涉及中医肺脾肝三脏;痰湿内阻、肺脾肾虚证型37例,4.0%,涉及肺脾肾三脏。

稳定期。肺脾肾虚、肝郁化火、痰热瘀肺、心血瘀阻证型154例,16.8%,涉及中医肺脾肾心肝五脏;肺脾气虚、痰瘀阻肺证型109例,11.9%,涉及中医肺脾两脏;肺肾两虚、痰瘀阻肺、心血瘀阻证型88例,9.6%,涉及中医肺肾心三脏;肺脾肾虚、痰浊阻肺证型65例,7.1%,涉及中医肺脾肾三脏。

脏腑病机传变模式分布特点:肺虚及脾,512例,占56.0%;肺虚及肾,364例,占39.8%;脾虚及肺,224例,占24.5%;肺虚及心,74例,占22.1%;肾虚及肺,60例,占16.6%;脾虚及肾,42例,占4.2%;肾虚及心,15例,占1.6%;脾虚肝郁,12例,占1.3%;肝火犯肺,10例,占1.1%。

2. 健脾益肺Ⅱ号方临床研究 健脾益肺Ⅱ号方是在广东省中医院内制剂"健脾益肺冲剂"的基础上,根据五脏相关理论"健脾益肺、培土生金"为治疗重心,适当兼顾心肾和痰瘀。

对符合诊断标准和纳入标准的178例COPD患者,按照随机分组方法,以中心(医院)为分层因素,将病例按2∶1比例分为治疗组和对照组。通过SAS软件按临床试验方案要求产生随机分配结果。

治疗组178(男158,女20)例,年龄(68.95±8.67)岁;有吸烟史者152例(85.4%),其中已戒烟者105例;咳嗽中位病程为10年,气促中位病程为5年;合并其他疾病者106例(59.6%),其中合并慢性肺源性心脏病22例、慢性呼吸衰竭4例、高血压39例、冠心病10例、2型糖尿病5例;COPD严重度分级1级、2级、3级、4级分别为7例、35例、90例、46例。对照组85(男70,女15)例,年龄(68.38±8.77)岁,有吸烟史者68例(80.0%)、其中已戒烟者47例;咳嗽中位病程为10年,气促中位病程为5年;合并其他疾病者52例(61.2%),其中合并慢性肺源性心脏病12例、慢性呼吸衰竭2例、高血压21例、冠心病4例、2型糖尿病6例;COPD严重度分级1级、2级、3级、4级分别为5例、19例、45例、16例。治疗组、对照组患者性别、年龄、病程、吸烟与戒烟情况、合并疾病、COPD严重度分级等基线资料经统计学检验,差异均无统计学意义($P>0.05$)。

表明两组病人基线特征基本一致,具有可比性。

治疗方案:治疗组,服用健脾益肺Ⅱ号方,免煎颗粒,冲服,每日1剂。对照组,服用安慰剂,免煎颗粒,冲服,每日1剂。两组在观察期内均采用基础治疗,即按需加用支气管舒张剂。疗程2个月,随访4个月。

结果:治疗前后急性加重次数比较:两组治疗前年平均急性加重次数比较,经秩和检验差异无统计学意义($P>0.05$);两组病人治疗及随访期间年平均急性加重次数比较,经秩和检验差异有统计学意义($P<0.01$),治疗组少于对照组。

治疗前后6分钟步行距离比较:两组治疗前6分钟步行距离比较,经t检验差异无统计学意义($P>0.05$);两组病人治疗后与随访结束6分钟步行距离比较,经$t(t')$检验,差异均有统计学意义($P<0.01$),治疗组高于对照组。

治疗前后中医证候疗效比较:两组病人治疗前中医证候计分比较,经t检验,差异无统计学意义($P>0.05$);治疗后、随访结束中医证候计分比较,经$t(t')$检验,差异均有统计学意义($P<0.05$)。通过计算治疗后的中医证候疗效指数进行证候的疗效判定比较。两组病人治疗后、随访结束中医证候疗效分级比较,经秩和检验,差异均有统计学意义($P<0.01$)。

治疗前后SGRQ总分比较:两组治疗前与随访结束SGRQ总分比较,经t检验差异无统计学意义($P>0.05$);两组病人治疗后SGRQ总分比较,经t检验,差异有统计学意义($P<0.05$),治疗组低于对照组。

治疗前后BODE指数比较:两组病人治疗前、治疗后与随访结束BODE指数比较,经秩和检验,差异均无统计学意义($P>0.05$)。

治疗前后肺功能比较:两组病人治疗前、治疗后与随访结束FEV_1、FEV_1/FVC、$FEV_1\%pred$比较,经t检验,差异均无统计学意义($P>0.05$)。

治疗前后营养学指标比较:两组病人治疗前、治疗后与随访结束体重、%IBW、BMI、血清白蛋白、血清前白蛋白比较,经t检验,差异均无统计学意义($P>0.05$)。

安全性评价:两组病人不良事件/反应发生率均较低,经卡方检验,差异无统计学意义($P>0.05$);安全性评价分级为1~2级,以1级为主,安全性良好。

3. 讨论 五脏相关学说有层次(主次)之分,重视在脏与脏相互作用时,何者处于主动地位,既与各脏的功能特点有关,也与作用的渠道有关,不是固定的。也就是与气、血、津、精等精微物质的特点及其与五脏的联系有关,不同于五行学说脏与脏之间平衡对等关系。我们在前期的文献调研中也证实了COPD脏腑病机传变的模式包括肺脾、肺肾、肺心、肺脑、肝肺、脾肾、心肝、肾心之间的双向或单向传变,这种传变模式部分可用传统五行学说来解释,但还有一部分必须结合疾病发展过程中的脏腑功能状态和作用渠道来解释。因此,有必要将五脏相关学说引入 COPD 的临床证治,从而突破五行传变的机械性,使之更贴合临床实际。

结合邓铁涛教授的五脏相关学说,我们提出 COPD 的病机特点为本虚标实,本虚包括肺、脾、肾虚,标实为痰、瘀,其中脾虚是病机的核心。我们已完成的 COPD 证候流行病学调研结果亦提示肺脾、肺脾肾、肺心肝相关,其中以肺脾之间关系最为密切。从病机传变特点来看,由于脾虚生痰,痰浊阻肺,肺失清肃,可发生由脾及肺的传变;脾肾为先后天互生的关系,脾伤则后天失养,后天无以养先天,则肾伤而咳喘并作。此外,COPD 的瘀证也是病机特点之一,瘀的产生,乃由痰郁日久,气机不畅而致瘀。故健脾一可培土生金、补益肺气,二可以后天养先天、补益肾气,三可杜绝生痰之源、痰祛气行则瘀血自化,因此健脾应作为治疗 COPD 的核心。COPD 患病人群以中老年为主,此类人群元气渐衰,加上 COPD 病机复杂,试图直接通过补肾来提升元气,非常困难;元气之盛衰,主要依赖于先天之精,亦与脾胃运化水谷精气的功能相关。故通过补脾,以后天养先天,一方面可加强补肾效果,另一方面又可补益宗气,从而加强了平喘之功。

健脾益肺 II 号方是广东省中医院内制剂"健脾益肺冲剂"的基础上优化而成,根据邓铁涛教授学术经验,在原方基础上调整兼顾心肾和痰瘀药物。临床研究选择了急性加重次数、肺功能、生存质量评分(SGRQ)、运动耐力指标(6分钟步行距离)、综合性指标(BODE 指数)、营养学、中医证候疗效计分等不同层次对健脾益肺 II 号方的疗效进行综合评价。结果显示健脾益肺 II 号方可减少 COPD 患者急性加重次数,降低治疗后 SGRQ 总分,增加 6 分钟步行距离,通过改善症状而提高中医证候疗效,提示健脾益肺 II 号方治疗 COPD 稳定期患者有一定优势。

历代医家对类似 COPD 的疾病,有的从单脏讨论,如脾、肾两脏等,但实际上多数采用的是综合论治,即至少采用了以上两种治法,如肺脾肾同治,肺与大肠同治等。根据邓铁涛教授经验,本病主要从肺脾论治,以"补脾益肺"为主要治则。从五脏关系来说,"补脾益肺"既是对传统五行学说"培土生金"的具体解释,又比后者更全面,更符合临床实际。而在此同时,在疾病不同过程还是兼治相关脏腑,才能取得更好效果。

(四)五脏相关理论指导重症肌无力及危象抢救的临床研究

分为证候回顾性分析、症状流行病学调研、强肌健力颗粒临床疗效观察及重症肌无力危象抢救资料整理四个部分。

1. 证候回顾性调研 216 例重症肌无力(MG)住院患者证候回顾性调研,症状部分分重症肌无力主症调查及涉及的五脏辨证相关临床症状调查两部分,设计四诊信息采集调查表,采用聚类分析和因子分析等多元统计学方法对进行回顾性分析。结果发现:重症肌无力的中医证型可分为 6 个类别,脾肾阳虚型 76 例(36.54%),肝肾阴虚型 26 例(12.50%),脾肾气阴两虚、湿浊内阻型 30 例(13.39%);脾虚肝旺型 17 例(8.17%);脾肾两虚、湿热内蕴型 33 例(15.87%);阴阳两虚型 25 例(12.02%)。在 6 个证型中,有 5 型涉及脾脏和肾脏,而其中 4 型是共同涉及脾、肾脏,4 型涉及肺脏,2 型涉及肝脏,1 型涉及心脏。痰湿这一病理因素夹杂于各型之中,致病情反复,缠绵难愈。初步显示重症肌无力虽关涉五脏,但主要责之于脾、肾,脾肾亏虚是其主要病机。研究结果证实重症肌无力主要责之于脾、肾,脾肾亏虚。论治上补气健脾益肾,强调脾肾互济同治,注重了健脾利湿。

2. 症状流行病学调研及数据挖掘 收集 2006 年 7 月至 2010 年 7 月就诊于广州中医药大学第一附属医院、广东省中医院门诊及住院患者共 751 例,采用临床直接观察方法,建立完整档案和追踪记录。利用 Microsoft Excel 2003,建立数据库,输入收集的临床资料。用统计软件 SPSS13.0 进行统计分析,采用 SQL Server 数据挖掘软件,运用 Naive Bayes 算法,对 447 例病例进行数据挖掘,寻求各临床分型关键影响因素。

数据统计结果:男性 307 例(40.9%),女性 444 例(59.1%),年龄分布 1~86 岁,平均年龄 36.5 岁,病例类型包括 I 型 149 例(19.8%);ⅡA 型 160 例(21.3%),ⅡB 型 376 例(50.1%),Ⅲ型 40 例(5.3%),Ⅳ型 24 例(3.2%),V 型 2 例(0.3%)。并发症一胸腺异常、甲状腺异常为多见,包括另有类风湿关节炎、系统性红斑狼疮、多发性肌炎、白色素斑沉着、糖尿病、乙肝等疾病,以及心血管系统、呼吸系统及消化系统疾病、肾结石等 66 种其他并发症或合并症。重症肌无力 36 个常见证候从脏腑归属来看,以脾系症状出现频率最高,另外肾系症状、肺系症状、肝系症状、心系症状均有出现,且比率均在 10% 以上,提示重症肌无力病机以脾胃为主,与肾、肺、肝、心四脏相关。脏腑受累情况为五脏受累 161 例,占 21.4%;四脏受累 183 例,占 24.4%;三脏受累 175 例,占 23.3 例;两脏受累 155 例,占 20.6%;单脏 77 例,占 10.3%。

数据挖掘结果提示:各分型 MG 中 I 型以脾受累为主,可累及肝;Ⅱ-A 型以脾受累为主,可累及肾;Ⅱ-B 型以脾肾受累为主,可累及肺;Ⅲ型以脾肺肾受累为主,可累及心;Ⅳ型以脾肺肾受累为主,可累及心。综合上述结果表明病情越轻,涉及脏腑越少,而病情越重,证候表现越复杂,涉及病变的脏腑越多。

3. 强肌健力颗粒治疗ⅡB 型重症肌无力临床疗效观察 初步纳入 98 例患者,按照随机的方法进行两种治疗和安慰剂对照。通过卡方检验,得到两组资料在基本情况方面均没有统计学意义。治疗周期 3 个月,治疗措施,采用患者纳组前基本治疗加脾胃气虚 1 组(补中益气汤为主)、脾胃气虚 2 组(补中益气汤加补肾药物)和安慰剂治疗。均以强肌健力颗粒命名,实行盲法对照。治疗疗程为 3 个月。临床评价指标:重症肌无力的肌无力评分,中华生存质量和重症肌无力 PRO 量表的评价。

脾胃气虚 1 组和安慰剂比较:使用非参数方法比较治疗后两组的疗效差异有统计学意义,中华生存质量评价 t 检验结果表明,治疗后 3 个月,神、形、情三大领域之间的差别具有统计学意义;重症肌无力 PRO 评价量表,除了治疗领域,其他领域如生理领域、心理领域和社会领域 QOL 得分差别在两组患者之间都有统计学意义,从得分情况看,可知治疗组效果优于对照组。

脾胃气虚 2 组和安慰剂比较:使用非参数方法比较治疗后两组的疗效差异有统计学意义,中华生存质量评价 t 检验结果表明,治疗后 3 个月,神、形、情三大领域之间的差别具有统计学意义;重症肌无力 PRO 评价量表,治疗领域、生理领域、心理领域和社会领域 QOL 得分差别在两组患者之间都有统计学意义,从得分情况看,可知治疗组效果优于对照组。

脾胃气虚 1 组和脾胃气虚 2 组比较:使用非参数方法比较治疗后两组的疗效差异无统计学意义,中华生存质量评价 t 检验结果表明,治疗后 3 个月,神、形、情三大领域之间的差别物统计学意义;重症肌无力 PRO 评价量表,除了社会领域,其他领域如生理领域、心理领域、治疗领域 QOL 得分差别在两组患者之间都有统计学意义,从得分情况看,可知脾胃气虚 2 组比脾胃气虚 1 组效果在某些方面有一定的优势。

4. 重症肌无力危象抢救 重症肌无力治疗与危象抢救至今虽然是世界性难题。本研究收录自 2005 年 7 月至 2010 年 7 月入住广州中医药大学第一附属医院病房的重症肌无力危象患者 132 例,以姓名、性别、年龄、入院时间、住院号、分型、病程、诱发原因及并发症、抢救措施、转归、抢救次数、涉及脏腑 12 个项目保存资料,形成资料简表。

所收集的病例中,第一次抢救病例为 98 例,占 74.2%;第二次抢救病例为 17 例,占 12.9%;第三次抢救病例为 10 例,占 8%;第四次抢救病例为 3 例,第五次抢救为 2 例,第六次抢救为 2 例。危象发生时呼吸困难,吞咽不下,往往需要使用呼吸机辅助呼吸、装置胃管鼻饲食物药物。中药制剂,必须药专力宏,避免汤剂煎煮容量过大、减少水分在胃肠潴留或堵塞胃管。

抢救措施及结果:中西医结合抢救。中药制剂,使用强肌健力系列(强肌健力饮、强肌健力胶囊、强肌健力颗粒、强肌健力口服液),强肌健力系列中药制剂中如强肌健力口服液、强肌健力颗粒,解决给药途径、容量、通道等临床难题,从而提高疗效,中西医合作成功抢救重症肌无力危象患者 132 例。危象抢救死亡率与现有文献报道 18.75% 大大降低,相比居于国内先进。

重症肌无力依据现代医学进行诊断,中医分析其病位在于脾胃,但临床上并非单纯治脾胃可以解决,而是体现为五脏相关。在临床进程的不同阶段,必须结合五脏的变化进行调治。尤其是危象阶段,必须抓住脾胃,五脏兼顾,处理好兼夹证、并发证,方可挽回。

通过以上4个病种临床研究,总结邓铁涛教授五脏相关理论指导疾病诊治采用的基本方法是:五脏相关诊断式＋五脏相关用药式。以重症肌无力为例。五脏相关诊断式＝病名诊断(一般采用西医病名,如重症肌无力)＋病位所在主要脏腑(脾)＋气血阴阳形体官窍等变化(气虚)＋相关脏腑(兼夹证与合并症延及心、肺、肝、肾四脏)。

这里涉及五脏相关理论的第一、二、三层次。第一层次:即脏腑内部气血阴阳的变化,脏腑系统本身的特点(脾主肌肉,眼睑部位属脾,故重症肌无力患者眼睑下垂)。第二层次:脏腑之间的相互关系,五脏相关能够较准确表达病证在不同阶段、不同证型有主次之分与病位之分(重症肌无力ⅡB型中度全身型以脾肾相关为主),这样不同于五行学说生克推衍与五行木、火、土、金、水关系的对等。第三层次:其他因素如外界环境、社会环境、精神心理等相关因素的影响,即包括除药物干预以外的相关因素。

五脏相关用药式＝药物归经理论(主方强肌健力饮,方中黄芪、党参归脾肺二经;当归入心肝脾经,白术归脾胃经)＋药性理论(升降浮沉,方中升麻行气于右,柴胡行气于左,左右升降治眼睑下垂;四气五味,方药多为甘温之品健脾补肺)＋临床实践经验用药(邓铁涛教授经验,五爪龙乃岭南草药,又名土北芪,色白入肺脾二经,补而不燥)。通过药物的归经与前面诊断式中的相关脏腑相联系,再结合具体的药性选用药物(兼夹证、合并症加减用药)。在这个过程中,也是结合了五行和中药学理论而更强调实践优位。

我们总结邓铁涛教授学术经验,认为五脏相关理论对重大疾病与疑难疾病防治的指导是需要"程序＋策略"模式。即五脏相关临床应用程序,寻找合理临床路径策略。项目专家组曾要求五脏相关理论研究提供临床验证与示范,同时又指出:"证候调研结果与治法方药不一致时应考虑以邓铁涛教授学术见解为主的协调方法。"

本临床研究正是根据项目专家组的意见进行。五脏相关,强调的是五脏系统的"相关性"联系。不是单独讲述一个藏象,而是探讨临床病种在不同发展阶段的病位、病机变化、证候脏腑归属、诊治应用程序及策略与临床路径等问题。从临证角度,五脏相关与五行学说区别在于:五脏相关强调实践优位而五行学说有推演成分,五脏相关是中医术语而五行学说是哲学语言,五脏相关有主次(层次)之分而五行学说相生相克关系机械循环对等。

五、实验研究探讨微观物质基础，佐证中医五脏相关之理

名医验方乃其毕生临床经验结晶，根据邓铁涛教授提出"方药的实验研究可否证实中医五脏相关之理"的设想，课题组按照项目专家组建议，运用现代科学技术手段和方法，通过对名老中医验方强肌健力饮实验研究，佐证中医五脏相关既是功能上的相关，也不排除以客观物质相互影响为基础的可能性，进行以下系列实验研究。

（一）中医脾肾相关理论及物质基础探讨

脾肾相关该项实验研究可分为三个组成部分：

第一，复制脾虚证小鼠动物模型的脾脏、肾脏、肝脏、心肌组织均出现质量、RNA（核糖核酸）含量及组织形态学改变；脾虚证动物随着造模时间的延长，性激素［睾酮（T）、雌二醇（E_2）］出现了与肾虚证相同的变化，表明动物证型转化与病机改变也有中医"五脏所伤，穷必及肾"逐渐加重的病理过程。

第二，本实验创建了脾肾两虚复合证动物模型，即前期采用大黄复制脾虚模型，后期在脾虚基础上采用氢化可的松复制肾虚模型，更有助于探求脾肾相关的微观物质基础。研究发现三碘甲腺原氨酸（T_3）、四碘甲腺原氨酸（T_4）、环腺苷酸（cAMP）、环鸟苷酸（cGMP）、T、E_2 这类物质在脾虚、肾虚证中均有改变，其比值发生改变可能是脾虚向肾虚转化最先涉及的病理因素，这类物质可能是脾肾相关的物质基础之一。

第三，强肌健力方及其君药黄芪对脾虚、肾虚大鼠的调控效应研究。观察强肌健力方对脾虚大鼠胸腺、脾脏细胞增殖细胞核抗原（PCNA）及胸腺凋亡刺激基因蛋白（FAS）表达的影响，君药黄芪在强肌健力方中的作用。强肌健力方防治脾肾两虚的机制可能是由于在重用黄芪与其他药物配伍应用时，有效成分发生了变化，从而能够改善垂体，胸腺等脏器的功能，使机体得到恢复。

1. 脾虚证、肾虚证病理形态学基础

（1）"脾虚证"模型及健脾方药效应研究

脾虚证：本实验采用国内比较公认的利血平来复制脾虚小鼠模型，本实验药物组包括强肌健力口服液高、中剂量组（给药剂量为 26g/kg 及 13g/kg），连续用药 16 天。主要观察各组小鼠脾脏、肾脏、胸腺、肝脏、心肌、小肠等组织 RNA 水平的变化，以及各组小鼠造模前后体质量和脾、肾、胸腺、肝脏、心肌组织脏器指数及组织形态学的变化。实验结果提示脾虚模型组动物脾脏、肾脏、胸腺、肝脏、心肌、小肠组织中 RNA 含量均比正常对照组显著下降，这说明以

上各脏器组织细胞脾虚时正常的增殖受到了阻抑,使动物体内 RNA 分泌紊乱而合成减少的。而强肌健力口服液对的脾脏、肾脏、胸腺、肝脏、心肌和小肠组织则能促进其 RNA 含量合成分泌增加,使各脏器质量恢复。提示强肌健力口服液能促进 RNA 合成,补充人体营养,调节机体免疫功能,增强体质,有利于脏腑功能的恢复,使正气建立,从而减轻脏器的病理损伤。表明该方在治脾的同时,又兼顾他脏,多元调治。从另一个角度来说,脾虚时脾、肝、肾、心、小肠等脏腑在病理改变上具有一定的相关性,病理形态结构表明,脾虚模型组小鼠脾、肾、胸腺、肝组织的形态结构均出现不同程度的破坏,尤以脾、肾组织为甚。这些器官的病理改变是临床上脾虚证患者出现纳差、腹胀、便溏、及免疫功能降低的病理基础。实验结论提示脾虚证动物的脾脏、肾脏、肝脏、心肌组织均出现质量、RNA 含量及组织形态学改变,说明脾虚可以使脾、肾、心、肝等脏器受到损害,从而形成多脏同病的局面,提示脾虚证与五脏之间有着密切相关性。而强肌健力口服液具有多种脏器组织保护功能,从而改善机体整体的代谢功能,表明该方治疗脾胃虚损型重症肌无力的作用机制与其促进 RNA 合成有密切关系。

（2）"肾虚证"模型及补肾方药效应研究:采用氢化可的松肌内注射复制肾阳虚证大鼠模型,在造模的同时进行药物治疗,连续 14 天。用药组包括强肌健力方和右归丸组。实验结果显示肾阳虚模型组大鼠下丘脑促肾上腺皮质激素释放激素（CRH）含量、血浆促肾上腺皮质激素（ACTH）和皮质醇（Cor）含量与正常对照组比较均有不同程度的降低（$P<0.01$）。而 E_2 含量升高、T 含量降低,E_2/T 比值升高（P 均 <0.01）。血清 T_3、T_4 分泌减少,有显著性差异（$P<0.01$）;反三碘甲状腺原氨酸（rT_3）分泌增加、促甲状腺激素（TSH）呈反馈性升高（$P<0.01$）。cAMP 含量降低、cGMP 含量升高,cAMP/cGMP 比值降低（P 均 <0.01）。强肌健力方能使肾阳虚证下丘脑 - 垂体 - 肾上腺轴（HPA 轴）上各环路的激素水平明显升高（$P<0.05$ 或 $P<0.01$）;而右归丸对 ACTH 有显著的恢复（$P<0.01$）,对 CRH、Cor 的作用尚无差异（$P>0.05$）。灌服强肌健力方各剂量和右归丸后,能使 T 含量显著升高,降低 E_2/T 比值,有显著差异（$P<0.01$）;E_2 的含量未见明显改变（$P>0.05$）;能使 T_3、T_4 的含量明显升高,rT_3 分泌降低（$P<0.05$ 或 $P<0.01$）,对 TSH 无明显改变。同时对 cAMP、cGMP 水平及 cAMP/cGMP 比值也有明显的回调（$P<0.01$）。病理形态学显示:肾阳虚模型组大鼠胸腺、脾脏、肾上腺和睾丸的组织结构明显遭受损伤,胸腺指数、肾上腺指数降低,出现明显的萎缩,睾丸则代偿性增大。用药防治组中,强肌健力方使已遭损伤的肾上腺、脾脏、睾丸组织结构得以修复,对胸腺组织的修复作用尚不显著但能够使胸腺指数升高（$P<0.05$）。结论提示通过横向对比分析强肌健力饮对脾虚证、肾阳虚证防治作用的实验研究,可以发现:两证型都存在甲状腺激素、环核

苷酸、性激素不同程度的抑制或紊乱,同时脾脏和胸腺都出现萎缩及明显的病理损伤。表明该方的主要作用机理在于调节神经内分泌免疫系统来改善机体的虚弱证候,从而揭示:T_3、T_4、cAMP、cGMP、T、E_2 这类物质在脾虚、肾虚证中均有改变,推测这类物质可能是脾肾相关的物质基础之一。而胸腺、脾脏在脾虚、肾虚证中均有不同程度的萎缩及组织结构损伤,提示胸腺和脾脏可能是脾肾相关的病理学依据之一。

2. "脾肾两虚""肺脾两虚"病理形态及生化基础研究

(1)脾虚及肾实验研究:实验通过延长大黄的造模时间,由 10 天延长至 20 天。动态观察性激素的变化情况。发现脾虚模型组大鼠造模 10 天时血清 E_2、T 含量均比正常对照组显著升高($P<0.05\sim0.01$),而 E_2/T 比值变化不明显($P>0.05$);至造模 20 天后,脾虚模型组动物血清 E_2 含量比正常对照组显著升高($P<0.01$),T 含量则下降($P<0.05$),其 E_2/T 比值显著升高($P<0.01$)。灌服强肌健力方和四君子汤 10 天时能显著降低 E_2、T 含量($P<0.01$),而对 E_2/T 无任何改变;给药至 20 天时则能显著降低 E_2 含量和 E_2/T 比值($P<0.05\sim0.01$),T 含量有所升高($P>0.05$)。从以上结果可知:脾虚实验中,前、后期性激素 E_2、T 的含量比值变化迥异,前期未见变化与临床脾虚证患者情况一致,后期与肾阳虚证患者的性激素改变相同,故提示:大黄塑造的脾虚证随着造模时间的延长,出现了肾阳虚证客观指标的改变。这一现象符合中医证候在临床随病程迁延发生改变或转化的实际情况,出现脾虚日久导致肾虚证,即中医学"脾虚及肾"证候。性激素 E_2、T 比值可能就是脾虚向肾虚转化最先涉及的病理改变因素和机制,换言之,E_2、T 可能是脾肾相关的物质基础之一。实验结论表明脾虚证动物随着造模时间的延长,出现了性激素(T、E_2)等指标阶段性不同变化,表明脾虚及肾是逐渐加重的病理过程,先为脾虚,最后使体内性激素水平发生紊乱,而出现脾虚日久及肾的虚损,这一现象与中医证候在临床随着病程迁延而发生的症状相符,提示从单一动物模型来阐明脾肾相互关系更符合中医"脾虚及肾"这一理论。而强肌健力方能改善下丘脑-垂体-性腺轴激素的功能。

(2)脾肾两虚实验研究:实验在复制大鼠脾肾两虚模型时,前期采用大黄灌胃(14 天),苦寒泻下损及脾阳,致使脾脏运化失职,后天失养,日久传变,累及肾阳,后期采用氢化可的松肌内注射(10 天),更加剧了肾虚的程度,同时由于肾脏虚损,前期受损脾阳亦不能恢复,最终出现脾肾两虚,元气虚损的症状。结果表明模型组动物体温在脾虚阶段开始下降($P<0.05$),而到后期脾肾两虚时,体温降低更加明显($P<0.01$)。模型组 T_4、T_3 和 rT_3 含量在脾虚和脾肾两虚阶段均明显下降($P<0.01$),而 TSH 分泌无反馈性升高。T 在脾虚时暂时性升高,到后期脾肾两虚时 T 则明显降低($P<0.01$)。E_2 含量则在整个造模过程中一直升高($P<0.01$)。E_2/T 比值在脾虚时没有变化,而到脾肾两虚时明显升高

（*P*<0.01）。ACTH 前期变化不明显,后期升高（*P*<0.01）。在前期应用大黄复制脾虚模型后,模型组 cAMP 含量升高（*P*<0.05）,cGMP 没有变化,cAMP/cGMP 比值略有升高（*P*<0.05）;而在后期脾肾两虚模型结束后,模型组 cAMP 含量进一步升高（*P*<0.01）,同时 cGMP 含量出现降低（*P*<0.05）,而 cAMP/cGMP 比值升高更加明显（*P*<0.01）。实验结论提示本实验创建了脾肾两虚证动物摸型,即前期采用大黄复制脾虚模型,后期在脾虚基础上采用氢化可的松复制脾肾两虚证大鼠摸型,这为脾肾相关的研究提供了一种中医复合证造模的可行方法以及实验依据。

（3）肺脾相关理论与慢性阻塞性肺疾病（COPD）动物模型的实验研究:肺脾两脏关系是中医藏象学说内容之一,中医所言的肺脾有部分属于呼吸和消化两个系统功能,临床上这两个系统的疾病可以相互影响,有代表性的病种是慢性阻塞性肺疾病（COPD）。本研究首先掌握肺脾两虚型 COPD 病证结合模型的较适宜的造模方法:a. 硫黄等烟熏法复合木瓜蛋白酶雾化吸入法复制 SD 大鼠 COPD "肺气虚证" 模型,番泻叶冷服泻下法复制 "脾气虚证" 模型,从而复制肺脾两虚型动物模型;b. 香烟烟熏法并脂多糖气管内滴入法复制 SD 大鼠 COPD "肺气虚证" 模型并番泻叶冷服泻下法复制 "脾气虚证" 模型,从而复制肺脾两虚型动物模型。对比发现,后一种造模方法更具有代表性和可行性,更接近临床实际。

采用 "烟熏加气管内滴入脂多糖联合番泻叶灌胃泻下法" 复制 "肺脾两虚型" COPD 动物模型,其中药物组在造模的同时给予强肌健力方高、低剂量治疗,造模 60 天。实验结束时,比较各组大鼠肺组织病理改变及血清肿瘤坏死因子 -α（TNF-α）、白细胞介素 -10（IL-10）含量。结果:模型组大鼠 TNF-α 含量明显升高、IL-10 含量明显下降,与正常组比较有显著性差异（*P*<0.05 或 0.01）;强高组与强低组 TNF-α 含量均较模型组均有明显下降（*P*<0.05 或 0.01）;强高组 IL-10 含量与模型组比较有显著升高（*P*<0.05）,强低组 IL-10 含量无明显变化。

开展强肌健力方对肺脾两虚型 COPD 大鼠气道重塑和转化生长因子 -β$_1$（TGF-β$_1$）的影响的研究。采用随机平行对照的实验方法,将 40 只 SD 大鼠随机分为强高组、强低组、模型组和正常组 4 组,每组各 10 只。造模结束后,取各组大鼠肺组织切片行 HE 染色,光镜下观察病理改变,并用测微尺测量气管壁厚度,采用荧光定量 PCR 法检测肺组织 TGF-β$_1$ cDNA 的含量。结果:模型组基本符合人类 COPD 病理生理变化。模型组气道壁厚度较正常组明显增厚（*P*<0.05）,强高组气道壁厚度明显变薄,与模型组比较有显著性差异（*P*<0.05）,但强低组与模型组比较无明显变化（*P*>0.05）。模型组肺组织 TGF-β$_1$cDNA 含量较正常组明显升高（*P*<0.01）,强高组、强低组肺组织 TGF-β$_1$cDNA 含量明显

降低,与模型组比较有显著性差异(P 均 <0.01)。提示邓铁涛教授验方强肌健力饮,对肺脾两虚型 COPD 大鼠气道重塑和转化生长因子 -β_1 产生作用,这也可能是肺脾相关理论的物质基础之一。

3. 强肌健力方及其君药黄芪对脾虚、肾虚大鼠的调控效应研究

(1)强肌健力方含药血清对脾虚大鼠胸腺细胞 PCNA 及 FAS 基因表达的影响:观察强肌健力方含药血清对脾虚大鼠胸腺细胞增殖细胞核抗原(PCNA)和凋亡刺激基因蛋白(FAS)表达的影响,探讨强肌健力方防治脾虚证的作用机制。采用免疫组织化学染色法,观察不同比例的强肌健力方含药血清对脾虚大鼠胸腺细胞 PCNA 和 FAS 基因的表达。结果显示,不同比例的强肌健力方含药血清组均能使胸腺细胞 PCNA 表达增加,而 FAS 表达则明显降低。结论提示强肌健力方含药血清能使胸腺细胞 PCNA 高表达,而 FANS 则呈低表达,表明该方药能促进胸腺细胞增殖,同时对胸腺细胞凋亡有抑制作用,这是该方治疗脾虚证的主要作用机理之一。

(2)强肌健力方对脾虚大鼠脾脏、胸腺组织 PCNA 表达的影响:本实验通过观察强肌健力方对脾虚证大鼠脾脏、胸腺组织增殖细胞核抗原(PCNA)表达的影响,探讨该方药防治脾虚证的作用机理。实验结果显示脾虚模型组脾脏、胸腺组织 PCNA 蛋白表达均比正常对照组减少,阳性平均面积率显著降低($P<0.01$,)而强肌健力方、强肌多糖能使脾脏、胸腺组织 PCNA 蛋白表达升高($P<0.05\sim0.01$)。实验结论提示强肌健力方能使脾脏、胸腺组织 PCNA 表达升高,可以有效促进脾虚证大鼠脾脏、胸腺组织细胞增殖,并对受损的脾脏、胸腺组织具有保护作用,其健脾益气的作用机理与升高 PCNA 表达有关。

(3)君药黄芪在强肌健力方中的作用:本实验通过君药黄芪在强肌健力方中的不同剂量来观察强肌健力方疗效的变化,目的是观察模型组和强肌健力方疗效的重复性及黄芪在方中的地位。模型采用脾肾两虚模型,用药组分别为:黄芪减量方,单用黄芪方,强肌健力方。本次实验较好的重复了上次脾肾两虚的实验结果,同时在性激素和环磷酸腺苷上可以看到,本次实验前期脾虚阶段较上次实验重,兼有上次脾虚与肾虚的特征,可能是处于脾虚及肾的转变阶段。上一次实验 T 前期升高($P<0.05$),后期降低,E_2/T 前期略有升高没有统计学差异,后期显著升高;本次实验 T 略有升高,可能处于由升高向降低转变过程中,T 没有上次实验的统计学意义,E_2/T 前期就高于正常,更接近肾虚症状。环磷酸腺苷同样出现了类似情况,本次实验中 cGMP 降低提前出现在前期,上一实验在肾虚时才出现。强肌健力方也观察到了上一实验的防治效果。这次在与其他用药组相比较:黄芪减量及黄芪单方在脾虚阶段与强肌健力方治疗效果差别不大;而到后期强肌健力方优势明显,黄芪减量及黄芪单方效果不如强肌健力方,强肌健力方尤其可以有效增加垂体远部酸性细胞的含

量及胸腺 PCNA 蛋白的表达。因此强肌健力方防治脾肾两虚的机制可能是由于在重用黄芪与其他药物配伍应用时,有效成分发生了变化,从而能够改善垂体,胸腺等脏器的功能,使机体得到恢复。结论提示强肌健力方可以有效防治大鼠脾肾两虚证,其中重用黄芪起到了很重要作用,如减少黄芪剂量或单用黄芪,效果会明显下降,提示黄芪要与该方药同时配伍使用才能全面发挥疗效。

综上所述,本研究分别从脾虚证、肾虚证、脾肾两虚证三种模型角度来探讨脾肾相关理论。从神经内分泌免疫网络及细胞分子水平等微观角度探讨脾肾相关的物质基础。并根据强肌健力方在临床上治疗脾胃虚损及久虚及肾型重症肌无力的功效,从整体联系的观点出发,从多层次、多角度、多指标研究强肌健力方对中医脾虚证、肾虚证及脾肾两虚证的防治效果及作用机制。以上实验结果结论将有助于在更深的层次上研究和认识中医脾肾相关的微观物质基础,为脾肾相关的研究及指导临床实际应用提供了科学理论依据。

(二)强肌健力口服液调控骨髓间充质干细胞增殖和分化的影响

我们以邓铁涛教授经验研制的具有补脾益损功效的强肌健力口服液为研究对象,建立了强肌健力口服液复杂体系的组分制备与分离分析方法,分别从整体、细胞和分子等层次评价强肌健力口服液组分药效作用。研究的突出进展是:阐明强肌健力口服液促骨髓间充质干细胞(BMSC)增殖效应组分,视黄酸受体(RAR)为强肌健力口服液促 BMSC 增殖的药理靶点,阐明强肌健力口服液保护 BMSC 效应组分,提出"强肌健力口服液活性物质群以结构特异性系列物形式存在,促骨髓间充质干细胞增殖效应是其相应系列物作用于视黄酸受体(RAR)靶点所产生的整合作用"假说。

1. 新发现强肌健力口服液中的脂肪酸对 BMSC 促增殖作用 骨髓间充质干细胞(BMSC)是目前研究最多、应用潜力最大的干细胞之一,但是,骨髓中 BMSC 含量极少,长期增殖活性较弱,扩增速度较慢,容易向脂肪分化衰老,无法满足临床需求。因此,筛选促 BMSC 增殖有效成分成为迫切需要解决的重大问题。将强肌健力口服液用递增极性溶剂分步提取,所得石油醚部位,乙醇部位和水溶性部位提取物进行 BMSC 的 MTT 试验,确定石油醚部位为有效部位。由于碱性成纤维细胞生长因子(bFGF)为促细胞增殖作用强的细胞生长因子,因此选 bFGF 为阳性对照,与强肌健力口服液石油醚部位作用比较,结果表明强肌健力口服液石油醚部位对 BMSC 促增殖作用。气相层析 - 质谱联用(GC-MS)和高效液相层析(HPLC)确定石油醚部位促 BMSC 增殖成分含有脂肪酸。通过视黄酸受体(RAR)来调控骨髓间充质干细胞(BMSC)的增殖。该部分内容已发表在美国《药物强化性食品杂志》2010 年第 4 期(Journal of Medicinal Food,2010;13(4):1-10),被 SCI 收录。这一原创性发现对解释中医方药的活性物质基础具有重要的理论和临床实践意义。

2. 新发现强肌健力口服液保护 BMSC 的有效部位为乙酸乙酯部位 强肌健力饮抗氧化活性的研究表明乙酸乙酯部位中的抗氧化活性最强。采用极性递增溶剂提取法,将"强肌健力饮"的原药材提取得到六个部位:石油醚(60~90℃)、乙酸乙酯、无水乙醇清液、无水乙醇沉淀、95% 乙醇溶液、水提物。该六部位经由 HPLC 表征后,即测其中多酚含量。结果表明:六部位中,乙酸乙酯部位中的多酚含量最高。这六部位后经三个抗氧化活性指标检测(清除 DPPH 自由基能力、总还原能力及清除过氧自由基·O_2 能力),这三个检测指标都表明:乙酸乙酯部位中的抗氧化活性最强。强肌健力饮保护 BMSC 活性的研究表明乙酸乙酯部位保护 BMSC 活性最强。MTT 结果显示,在强肌健力饮提取物中,乙酸乙酯部位的保护活性较强,水提部位、无水乙醇部位、95% 乙醇部位和无水乙醇沉淀部位的活性较弱。并且,乙酸乙酯部位与 BMSC 的保护呈量效依赖关系。流式细胞技术结果显示,强肌健力饮提取物的乙酸乙酯部位保护 BMSC,呈明显量效关系。该部分内容已申请专利"一种具有抗氧化活性的中药提取物及其制备方法和应用",申请号 200810199198.5。

另一实验研究"强肌健力口服液含药血清对大鼠骨髓间充质干细胞体外增殖的影响",观察发现含药(强肌健力饮,补中益气汤剂量调整)血清与骨髓间充质干细胞(BMSC)关系。骨髓间充质干细胞(BMSC)存在于骨髓中,来源于先天肾之精气,脾肾相关理论体现"后天养先天"、"后天济先天",实验证实补脾法能够促进骨髓间充质干细胞的生长,含药(补脾方药强肌健力饮)血清可向神经元细胞转化,也可向成肌细胞、肌腱细胞转化,提出骨髓间充质干细胞(BMSC)可能是脾肾相关细胞层次表达的存在形式的假说。

3. 新发现肺脾肾虚型重症肌无力患者血清蛋白质组学的变化 本实验对由于呼吸肌极度疲劳无法维持正常呼吸功能、需要使用呼吸机辅助治疗、并经中医辨证属于肺脾肾虚型为主的重症肌无力患者进行强肌健力口服液治疗前后血清中蛋白质图谱和多肽图谱进行比较,寻找有明显差异性表达的蛋白,并对差异表达的蛋白进行鉴定和研究。

双向电泳结果显示,与正常健康人血清相比,重症肌无力患者血清中有 18 个表达不同的蛋白点。这些有差异的蛋白点经酶消化后用基质辅助激光解析电离飞行时间质谱(MALDI-TOF-MS)进行鉴定和 NCBI 数据库的比对,结果发现,这 18 个蛋白点分别属于 6 种不同的蛋白。其中,4 个蛋白(α2 巨球蛋白,凝溶胶前体蛋白,血红素结合前体蛋白,免疫球蛋白重链恒定区 γ1)在重症肌无力患者的血清中表达降低,而结合珠蛋白和结合珠蛋白前体蛋白这 2 个蛋白在重症肌无力患者的血清中表达则升高。对比治疗前后病人的双向电泳结果发现,在病人血清中表达发生改变的蛋白在治疗后却没有明显的改变。这说明,这些蛋白在重症肌无力的发病过程中发挥着很重要的作用,可以用来作为区分病人和正常人的检测指标,但是不能用来评价药物的疗效。

除了运用双向电泳技术对病人血清中大分子蛋白质的变化进行检测以外,还用 RPC18 的磁珠将正常人,重症肌无力患者治疗前后血清中的多肽提取出来,然后通过 MALDI-TOF-MS 和傅里叶变换质谱(FTMS)技术对正常人以及治疗前后病人血清中 m/z 在 700 至 4000 之间的多肽进行了比较鉴定。

在正常人,重症肌无力患者治疗前后的 3 组血清中,一共检测到近 250 条 m/z 在 700 至 4000 之间的肽。将这些肽的 MALDI TOF 图谱输入到 MarkerView™ 1.2 软件中,对这些肽段的表达量进行分析比对并进行统计学检验(t 检验),结果发现了 19 条变化异常的肽($P<0.05$)。蛋白数据库的搜寻比对结果显示,这 19 条肽分别属于 6 种不同的蛋白。与正常人比较,在重症肌无力患者血清中有 17 条肽降低,包括 a- 纤维蛋白原前体蛋白的 8 条片段(m/z 905.452、1020.516、1077.550、1206.605、1263.575、1350.655、1465.701 和 2931.280),补体 C3f 的 4 条片段(m/z 1777.922、1865.019、1934.125 和 2021.128),补体 C4b 的 2 条片段(m/z 1625.975 和 1739.931),以及赖氨酸缓激肽Ⅱ、纤维蛋白连接酶和凝血酶原中的各 1 条肽(分别为 m/z 904.682、2602.337、1389.686)。

比较治疗前后病人的血清,发现有 7 条肽的表达量在治疗后发生了变化。其中,a- 纤维蛋白原前体蛋白的片段 m/z1020.516 和补体 C3f 的片段 m/z1865.019 和 2021.128 在治疗后表达升高。说明 a- 纤维蛋白原前体蛋白和补体 C3f 不仅参与疾病的发生,并对治疗药物有反应,提示这 3 条片段(m/z1020.516,1865.019 和 2021.128)可能在疾病诊断和治疗评价方面都有指示性作用。实验研究中新发现的这 18 个表达不同的蛋白点、新发现的 19 条变化异常的肽以及这 19 条肽分别属于 6 种不同的蛋白,可能是呼吸肌极度疲劳、以肺脾肾虚型为主的重症肌无力患者的物质基础之一。

六、中医五脏相关理论研究前景

(一)与传统五行学说比较

继承五行学说合理内核,创新五脏相关理论,这是它们的辩证关系。五脏相关是对传统五行学说的继承与发展。五行源出于古代,而五脏相关提出于现代;五行属于哲学范畴各行业均可引用,而五脏相关仅属于医学理论适合于中医;五行生克有术数推演成分,而五脏相关强调临证实践优位;五行之间的关系机械循环对等,而五脏相关依据病症有主次(层次)之分。因此,五行五脏两者关系在学术发展进程中逐渐发生主客互易,带有哲学性质的五行观念,与中医五脏的对应始终是有限度的。古代哲学五行不能全面合理说明脏腑功能,而中医以五脏为中心的人体观、诊治观随实践不断丰富,最终在五行与五脏这一对关系中,逐渐发生变异以五脏配五行,这就是实践对理论的反作用。因此,五脏相关学说是运用现代语言阐述诠释古代中医五行学说的一种方式,可以认为五脏相关学说是不断发展的传统五行学说的现代版,五脏相关能够更加准确的表达五行五脏的关系,从五行到五脏相关正是适应了现代科学学观念和中医临床实践发展的变革。

(二)与《中医基础理论》教材藏象学说脏腑病机比较

《中医基础理论》教材藏象学说与脏腑病机,其理论来源有临床观察、哲理推导、取类比附和易理丹道等不同成分,而五脏相关是建立在临床、实验研究基础上,解决中医理论阐释多源的问题,实际上是对现代《中医基础理论》教材内容的细化与补充。邓铁涛教授说:五脏的关系,不是依靠书斋里五行相生相克推导出来的关系,而是中医在长期临床实践中总结出来的关系。因此,五脏相关是研究中医五脏系统生理功能、病理变化特点及其相互关系并予指导临证实践的理论学说。

关于中医学理论体系的构成,包括中医基础理论、中医应用理论两大理论范畴。《中医基础理论》教材属于中医基础理论范畴,而五脏相关属于中医应用理论的一部分,它介于基础与临床之间横跨了两个层次即理论层次与实践层次,是名老中医对复杂临床现象高度的理论概括及临床诊疗思维的一种模式,研究的对象有其具体性与特殊性,能够发挥其他理论学说难以发挥的独特作用和学术魅力。

(三)五脏相关理论研究的前瞻性

从五行到五脏相关,中医学术的发展经过漫长的历史沉淀,才形成今天丰富多彩的理论学说以及各种实用有效诊疗技能。邓铁涛教授多次强调:要把我们研究放在世界医学的平台上,五脏相关是一种理论指导而不是框架模式,是中医方法论,是中医宏观主流医学的体现。中医五脏相关学说研究,具有理、法、方、药齐备的特点。理,理论学说即五脏相关;法,诊治法则(原则),如诊治冠心病可调脾护心,诊治慢性阻塞性肺疾病可以补脾胃以益肺,诊治重症肌无力可以强肌健力补脾益损;方药,通过实践发现一个方,继而又发现方中之重点药物。21世纪医学发展面临诸多新的考验,人类疾病谱的改变,生态环境的破坏,老年社会的到来,社会各阶层对医疗保健的不同需求。医学发展需要整体系统关联的理念,而中医五脏相关理论的提出以及解释与研究,正是顺应了时代的发展,它将引领中医理论基础的研究走到学术前沿。

(四) 说明

本文内容,源于 2005 年国家重点基础研究发展计划(973 计划)中医专项"中医五脏相关理论继承与创新研究"课题。主要完成人有邓铁涛、徐志伟、刘小斌、邱仕君、邓中光、郑洪、陈芝喜、陈群、刘凤斌、吴焕林、邹旭、林琳、孙志佳、刘友章、杨志敏、莫传伟等。中医五脏相关理论研究是严格按照现代科学研究项目要求进行设计并完成的,实验研究内容除本文外,还出版专著《中医五脏相关学说研究——实验研究》,广东科技出版社 2011 年 1 月出版;而理论探讨与临证专著《中医五脏相关学说研究——从五行到五脏相关》,广东科技出版社 2008 年 9 月出版。这两部专著,体现邓铁涛教授除了对中医理论深入探讨及临证实践之外,同时还吸纳了现代科学实验研究的方法与内容,难怪现代西医界有人开玩笑说邓铁涛教授是"开明中医"。"中医五脏相关理论继承与创新研究"已于 2011 年 3 月 4 日正式通过国家科技部验收(国科发基[2011]71 号)。课题验收专家组意见是:对照原课题任务书研究内容及课题调整方案后的各项考核指标,已经按照任务书的要求完成计划任务。中医五脏相关理论继承与创新研究,根据名老中医的学术经验提出了新的理解和进行临床验证,较好地体现了中医基础理论研究中继承与创新的关系,并且紧密结合临床实践,有较好的借鉴意义。在理论层面上注重保持中医理论特色,又吸收了现代思维,达到一个新的水平;临床上充分结合名老中医临床经验,在一系列重大疑难疾病的诊治中形成了有特色的治疗思想,并取得较好疗效。研究达到了国内同类研究先进水平。其创新性,一是将传统五行学说发展为"五脏相关学说",切合临床实际;二是临床验证有突破,对部分重大疑难疾病的治疗取得进展;三是对名老中医学术经验的整理模式进行了较好的示范。

国医大师邓铁涛教授养生思想

陈瑞芳　指导：邓铁涛

（广州中医药大学第一附属医院）

邓铁涛教授出生于中医家庭，自幼受医学的熏陶，目睹中医药能救大众于疾苦之中，因而有志继承父业，走中医药学之路。他遵照家父之吩咐："早临证，跟名师。"先后跟随陈月樵、郭耀卿、谢赓平等各有专长的名家实习，多年的学习与临床，让他深深感到中医药学博大精深，他决心为继承发扬中医药学而贡献毕生精力。他是全国第一批30位国医大师之一，也是广东省唯一的国医大师。每次在讲课中提到邓铁涛教授，总能让听众们屏住呼吸，竖起耳朵，认真聆听，大家都很想知道邓铁涛教授的长寿之道。

一、养生重于治病

"养生重于治病"是邓铁涛教授一直倡导的健康理念。他今年98岁高龄，仍然耳聪目明，思维清晰，语言流利，步履安稳。这就是他治未病思想的最好体现。早在1986年，邓铁涛教授就设想把人们的健康要求上升到精神世界，使气功、文学、音乐、歌舞、美食、药膳、模拟的环境和梦幻世界成为"保健园"，让人们能享受到健康的快乐。他强调应发扬传统的食疗养生和体育运动等保健方法，用中医扶正固本、祛邪防病理论，指导保健工作，同时要充分运用现代科学仪器，定期进行健康体检，实现中西医结合保健，提高保健水平，做到无病早防，有病早治，以防为首，防治结合。邓老指出："中西医是两种不同的医学，各有所长，功能互补，不能偏废。"当时他就提倡《内经》"上工治未病"的预防思想。邓老指出，医学将以养生、保健为中心，使人人生活过得更愉快、舒适，医学将以"保健园"形式取代医院的主要地位。这是邓老在20世纪80年代绘制的医疗保健蓝图，也正是我们今天保健工作努力的方向。

二、百行德为先

在谈到养生的话题时,邓老最强调的就是"德"。他常说,当今社会,随着生活水平的提高,人们开始重视养生保健,这原本是一件好事,但是,群众对养生保健的理解仅仅停留在药膳与食疗上,忽略了人最需要具备的"德"。邓老说,"德"的字形由"心""彳""直"三个部件组成。"心"表示与情态、心境有关;"彳"表示与行走、行为有关;"直"与"值"同音,字形本意为"心、行之所值",是关于人们的心境、行为与什么水平或什么状态相当的判断。因而有德高望重这个成语。《备急千金要方·养性》中指出:"性既自善,内外百病皆悉不生,祸乱灾害亦无由作,此养性之大经也。"孙思邈是中国古代最伟大的医学家之一,被后世尊奉为"药王"。据说孙思邈活到147岁,与其高尚的品德是分不开。邓老说,一个人的品德是可以修炼的,而作为老师的我们,更应该处处为人师表,以身作则,言传身教。

"学我者必须超过我。"这是邓老授业的座右铭。邓老带学生,不仅尽心传授专业知识,更可贵的是在人格上引导学生。他常常教育我们要"立志先立德"。他希望我们每一个学生都能青出于蓝而胜于蓝。邓老这朴素而真挚的语言,一直让我感动,简单的话语中,体现了他作为长者的大气和为师的严厉,更体现了一代名医对年轻一代学者的殷切期望。"为人师才必须在品行、德艺、技术处处做出表率,而学当医生者必须先学怎样做人,然后再讲学医,只有处处存济世之心,怀回生之技,将良好的医德医风和高超的医疗技术相结合,才能成为人民信赖的好医生、好老师。"邓老的谆谆教诲,一直鞭策着我们,指导着我们。

三、神以静为养

邓老强调,养生忽忘养心。"心主神明",心是一身之主,故调神即养心。《素问·灵兰秘典论》:"心者,君主之官,神明出焉。"《灵枢·邪客》:"心者五脏六腑之大主也,精神之所舍也。"说明心为人身之主宰,神明之心发出的意志,可以驾驭精神情绪、调适寒暑,这样就能维持机体内外环境的平衡,保证机体的健康。邓老要求我们要勤于看书读报。他说年轻时他除了跟随父亲读经典著作外,还酷爱看《论语》《孟子》《庄子》《道德经》等,获益匪浅;闲暇时,他喜欢练习书法写字。大学时期的他,每天下午下课后的第一件事就是书法练习。过去每当遇到心情不好的时候,便会习惯持笔写字而令自己安静下来,而书法的内容,恰恰是表达他当时的思想或者是自己内心的倾诉,当书写完毕时,他会感到一身的轻松,看到自己刚劲有力的字体时,更是会让自己停下来欣赏自己的成果。邓老说:"书法能养神,养神能练意,使一切杂念全抛之九霄云外,这种全身心的投入,有益于健康长寿。"

此外,邓老平时还习惯通过静坐、冥想等方法使自己获得内心的平静。如打坐的要点是:单腿交换盘坐,稳坐于板椅上,上身自然放松,头位正直,自然闭目,两手置于腹前相互轻握,以人体感觉舒适为度,按平常呼吸,静坐约 30分钟。此法不但在晨起和入睡前可以帮助静心,还能在旅途奔波中帮助安定心神。

邓老说:"人若想健康长寿,除了要有健康的体魄外,还要有一个好的精神。"我国古代有"精神内守,病安从来"的论点。邓老今年 98 岁,仍然思维敏捷,耳聪目明,和他博览群书、常年的静心修养息息相关。

四、强身以动为要

生命在于运动。邓老说:"动则生阳。"阳气是人体生殖、生长、发育、衰老和死亡的决定因素。我们每天有充沛的精力去学习和工作,我们身体对疾病的抵抗力,都是需要身体阳气的支持,所谓"得阳者生,失阳者亡"。"阳气"越充足,人体越强壮。阳气不足,人就会生病。阳气完全耗尽,人就会死亡。如果人久坐少动,阳气无以化生,就容易感到疲倦乏力,没有精神。邓老一生酷爱八段锦,每天早上的练习,是他必做的功课。有人以为八段锦、太极拳是老人的运动项目,但邓老说,他自年轻时就开始坚持每天练习八段锦,他还结合自身多年练习的经验,对传统的八段锦动作进行了改良,成为现时很受群众欢迎、简单易学的"邓老八段锦",不少人不远千里,专程从外地来到广州,寻找邓老八段锦 DVD。邓老说:"八段锦是优秀的中国传统保健功法。古人把这套动作比喻为'锦',意为动作舒展优美,如锦缎般优美、柔顺,又因为功法共为八段,每段一个动作,故名为'八段锦'。整套动作柔和连绵,滑利流畅;有松有紧,动静相兼;简单易行,功效显著。"

邓老强调,八段锦看似简单,但要真正达到显著的效果,还是要经过一段时间的苦练及深刻领会,才能达到目的。他要求在初学阶段,练习者采取自然呼吸方法。待动作熟练后,逐步对呼吸提出要求,练习者可采用练功时的常用方法——腹式呼吸。在掌握呼吸方法后,开始注意同动作进行配合。这其中也存在适应和锻炼的过程,不可急于求成。最后,逐渐达到动作、呼吸、意念的有机结合。如"两手托天理三焦",每一个完整动作(上托、撑臂、下落)作为一个呼吸循环。这节呼吸是以上肢动作为主,吸气时腹肌收缩凹腹隆胸,意念是将丹田之气提至膻中,呼气时腹肌舒张凸腹陷胸,意念是将膻中之气沉入丹田。这样往返推动内气的升降鼓荡,可以按摩胸腹两腔脏器,增加内气。其实不论是腹式呼吸还是逆呼吸,都是气体在肺脏运动推动横膈肌上下运动。闭气的目的是将引入中上丹田的气血更加充润,通过呼气使全身气血调和顺畅。该动作可以通三焦经、心包经,促进全身气血循环,改善各种慢性病症状。吐故纳新,调理脏腑功能,消除疲劳,滑利关节(尤其是对上肢和腰背)。邓老今年98岁,仍然步态坚稳,与他长期练习八段锦、太极拳的扎马步是分不开的。邓老强调,呼吸的过程必须顺其自然,不可勉强。

五、饮食以杂为主

邓老的一生,非常简朴。近几年来,记者采访邓老时问得最多的是,平时吃什么能够长寿,每当这个时候,邓老总是笑着说:"只有四个字,那就是'杂食不偏'"。《黄帝内经》中总结了"五谷为养,五果为助,五畜为益,五菜为充,气味合而服之,以补益精气"的膳食配制原则。我们在日常生活中应当以五谷、五果、五畜、五菜合理搭配,才能充分补充人体气血精微,从而达到健康长寿的目的。邓老平时不讲究忌口,家人煮什么食物他都觉得好吃。他出差到外地,也很喜欢品尝当地的特色小食。在饮食养生方面,他强调的是饮食要有节度。邓老说:"大凡食无定时,过饥和过饱,都易伤脾胃,脾胃损伤,则诸病丛生。"无论是养生保健,还是治病救人,他都重视脾胃功能的调理。

邓老平素喜欢吃核桃,每周坚持吃一至两个。他说,核桃长的形似人的大脑,又叫"益智果""长寿果",中医认为核桃有补肾、固精强腰、温肺定喘、润肠通便的作用。邓老食用核桃,最明显的效果90多岁了,没有夜尿或有时只有一次夜尿,早晨起床大便通畅。现代营养学研究也认为,长期进食少量核桃,对改善记忆力、延缓大脑衰老有一定的辅助作用。邓老强调,核桃虽好,但一次性也不能多吃,多吃则容易滋生湿热,岭南地区多湿多热,如果吃后有咽喉疼痛等热象时,可以适当喝些淡盐水,焖煮萝卜,吃雪梨、火龙果等蔬果,解决广东人容易上火的一些症状,这也体现了邓老在养生保健中因时因地制宜的思想。

六、保健要求简便廉验

邓老说:"养生保健并不是一门高深的学问,它就存在于我们的日常生活之中。"养生——就是一种好的生活方式,人的健康与长寿,是常年好习惯的积累,而不是一朝一日就能养出来的。

(一)冷热水交替洗澡法

邓老在数十年的生活中,养成了洗澡用冷热水交替的习惯。他将这个方法称之为"血管体操"。他说,冷水能促进血管收缩,而热水能使血管扩长,在洗澡的过程中,冷热交替,血管一收一张,可以增加血管壁的弹性,减少血管壁上脂质的沉积,延缓血管硬化的发生。邓老今年98岁,他的颜面及四肢皮肤仍然保持比较好的弹性,并且老人斑很少,与他常年坚持的生活习惯是有密切关系的。邓老曾在澳洲诊治一妇女,其皮肤粗糙皲裂,百治不好,邓老将这个洗澡的方法告诉她,没开一点药,半年后这个患者打电话兴奋地说她的皮肤已经不再粗糙皲裂了,皮肤也开始变得细腻了,这是其中一个很好的案例。邓老强调,在开始运用这个方法时,要因人因时而异,冷水不是一定要冷,热水也不能太热,只是在洗澡过程中保持一定的冷热温差,并且要让人能接受为度,特别是对于年长的高血压患者,刚开始时不能有太大的温差,否则也会出现意外的。随着时间的延长,习惯之后再逐渐将水的温差稍为拉大,这就是关键所在。

(二)巧用沐足疗百病

"沐足",就是洗脚。邓老说:"人的脚,犹如树的根。树枯根先竭,人老脚先衰。"脚对人体养生保健起着重要的作用。邓老善以通过足疗治疗一些常见病,有时因为工作忙,精神高度紧张出现睡眠不好时,他会在静坐的同时用双手按摩、揉搓脚背及脚心,以劳宫穴摩擦涌泉穴,即心肾相交,以加速脚部的血液循环,以产生温热感为度,每次10~30分钟,自觉确能帮助入睡。在对待高血压时,他巧用清热息风、平肝潜阳、活血行气通脉、补益肝肾等功效的中药,通过沐足的方法,从整体上调整人体的气血阴阳,疏通经络。邓老的高血压沐足方在临床和日常保健上被广泛应用,其疗效是肯定的,深受大众的欢迎。其药方:怀牛膝30g,川芎30g,白芷10g,钩藤30g,夏枯草10g,吴茱萸10g,肉桂10g。早年该方用的是天麻,而不是白芷,后期邓老以白芷替换天麻,是考虑天麻价格较高,用白芷也能起到同样的作用,因而在原方的基础上去掉了天麻,改用白芷。邓老的这一举动,让我们感受到他老人家为人着想的高度情操,是我们学习的好榜样。

(三)三步按摩法治落枕

落枕很常见,它的发生常由于睡姿不当、外感风寒等,使得颈部肌肉过伸或过屈,肌筋强硬不和,气血运行不畅,气血凝滞,筋络痹阻。邓老对于落枕独创了三步按摩手法,简单易行。第一步,用拇指指腹或大小鱼际在患侧肩颈部做上下反复较大面积的推按摩擦,动作柔和,使皮肤潮红有热感。第二步,在患处寻找痛点,用手指对痛点下的筋结进行提拉弹拨,由轻渐重,再由重转轻。第三步,用掌抽拍患侧收功。邓老的三步按摩法能通过手法活络经脉气血,散结柔筋,效果很好。

(四) 综合摇橹法治胃病

对慢性胃炎、肠炎病人的治疗(该类疾病容易反复发作),邓老独创综合摇橹法,有效地防止复发。邓老选取了八段锦中的"调理脾胃须单举"及太极拳中的"云手"法,结合民间渔民摇橹方法,在临床上观察胃肠病的治疗,确实取得了很好的疗效,有效地降低了复发率。第一步:八段锦中的"调理脾胃须单举"动作,共做 20 次,要求尽可能做好双手的上下牵拉;第二步:太极拳中的"云手"动作,共做 20 个来回,要求以腰腹部为中轴,带动胳膊、手左右缓慢转动至极点;第三步:渔民摇橹的姿势,共做 20 次,要求以腰腹为中轴的前后摆动。此方法主要是通过简单的三个动作,完成肢体的上下、左右、前后的全方位的运动,全部动作上起百会,下至会阴,自然中正,有利于督脉畅通;以腰腹为轴心所做的旋转,有益于肠、胃、肾等内脏器官的保健,上下肢的活动,以及重心的移动,可以增强气力。它具有全面的锻炼价值。

"药物不是万能,必须注重养生,只有意志坚定,才能持之以恒,作息以时,娱乐适宜,浪费时间须痛改,健康无价,不要对不起自己。"这是邓老养生的座右铭。邓老的中医养生思想全面精深,是其历经半个世纪以来的经验与人生领悟的总结及精华。邓老的思想值得后辈们用心学习体会,也需要我们将其更好地应用在病人身上,造福国家人民。他老人家对中医学的热爱令我们动容,他对中医的未来寄予了很大的希望。我们作为后辈,需要以邓铁涛教授作为学习的榜样及超越的目标。

邓铁涛善用外治法的临床诊疗经验总结

冼建春,邱文慧

(广州中医药大学)

邓铁涛教授是我国当代久负盛名的中医学家,尽毕生之精力精研岐黄之术,融古贯今,在中医学理论与临床上均有精深造诣。临证七十年,邓老逐步形成了独具一格的诊疗特色。临床上,邓老在中医辨证论治的指导下治疗某些疾病时发现,运用外治法或内外合治的方法往往可以收到满意的疗效,从而积累了丰富的实践经验。

中医外治法,在广义上泛指除口服药物以外施于体表皮肤(黏膜)或从体外进行治疗的方法,比如药物外洗、敷、熏,针灸、拔罐、按摩、气功,音乐疗法、体育疗法等。中医外治法源远流长,历史悠久,是经过长期临床实践而逐渐发展建立起来的具有特色的医疗方法。是"简""便""廉"的体现,故将其整理如下。

一、善用小儿捏脊法,除疳消滞补脾胃

对于小儿疳积、小儿消化不良和食滞腹痛,邓老常用捏脊法治疗。捏脊疗法,是连续捏拿脊柱部肌肤,以防治疾病的一种治疗方法,属于小儿推拿术的一种。其具体方法为:患者俯卧、露出脊背,医者两手食指相对,曲按于尾骶部,以脊突为中线,一边往上推,一边用两拇指向后捏起其脊上之皮,两拇指轮番按向脊椎棘突,并捏起皮肤一步步由颈椎方向行至大椎穴止,如是反复共捏3次。从第4次起,拇指每捏前2步,余4指捏紧脊皮用力上提,如是一直至大椎穴,反复捏3次。最后以两拇指按于左右肾俞穴处向外分抹3次即可。每日1次,连续6日为1个疗程,1个月只做1个疗程。邓老认为,捏脊法所捏过

之处包括督脉及其左右之足太阳膀胱经,此分布区又为脏腑背俞穴所在,"迫藏近背",故能调五脏六腑而补脾胃。而脾胃为气血之海,生化之源,捏脊能使患儿之脾胃健旺,饮食增加,运化正常,当然能补气血,安五脏。

二、艾灸要穴崩漏止,叩击人迎咯血愈

对于血崩患者,邓老习惯把艾绒揉成绿豆大小,置于右侧隐白、左侧大敦,行直接灼灸,1~3壮即可。他曾治一妇人,月经暴至量甚多,偏偏此时手头无艾,便急中生智想到借用香烟代艾直接灸之,结果中午施灸,到了下午崩漏就得以止住。此后以同样的方法治疗一产后大出血并休克之患者,亦是效如桴鼓。此外,邓老常用梅花针叩击人迎穴以治疗吐血咯血之患者。具体方法为:以人迎穴为中心,叩击周围直径1寸至寸半,从中心开始圆周扩大,左右各叩击1~3分钟,每日1~3次。邓老以此法治疗过肺病大咯血及胃病大吐血之患者,均获得良效。

三、中医亦治危重症,点舌急救显神通

邓老认为,中医治疗急危重症不仅要注意综合运用多种治疗手段,还要灵活使用传统之方药。若危重患者出现昏迷、吞咽反射消失,邓老往往采用点舌之法救治。即以紫雪丹、安宫牛黄丸、苏合香丸或含有冰片、麝香、牛黄的丸散制剂,以水溶后用棉签蘸点于舌上,当丸药厚铺舌面,则用开水点化之,化薄后继续点药。运用点舌的方法,使药物直接从舌上吸收,从而克服了不能口服药物的障碍,使之起到醒脑、恢复吞咽反射的作用,为口服中药治疗打开大门。曾治疗一心肌梗死合并心律失常、心衰、感染的患者,病人已昏迷吞咽反射消失。邓老诊断为真心痛合并暑入心包之证后便急将至宝丹一枚水溶,用棉签反复蘸点舌上,当丸药厚铺舌面,则用开水点化之,化薄后继续点药,约半小时,病人吞咽反射恢复,取得口服中药之可能,为后续的进一步强化治疗争取了机会。

四、中药熏洗止痹痛,直达病所逐邪气

对股动脉硬化、血栓闭塞性脉管炎等因脉络瘀阻而见肢体痹痛的一类疾病,邓老认为运用外洗药熏洗相当重要,因外洗药物能直接作用于病所,而且脉中之血得温熏热洗必加强其运行,有利于瘀阻的化解。现代药理学研究表明,浸洗皮肤的药液中的某些成分可经皮肤、汗腺、毛囊吸收,渗透进入人体

内，故能产生相应药效。邓老甚至大方公开了家传验方供大家参考使用：海桐皮12g，细辛3g，蕲艾12g，荆芥9g，吴茱萸15g，红花9g，桂枝9g，川断9g，归尾6g，防风9g，羌活9g，生川乌12g，生姜12g，生葱（连须）5条。煎水加米酒30g，米醋30g，热洗患处，每日2次。他解释此方用大队温经散寒、解凝止痛、祛风行血和活血通脉之品，温行力大，更兼燥性，若内服对本虚之证容易耗阴伤血，且用方太杂，不成理法，故最宜用于外洗。外洗从肌表直接作用于病处，既可直到病所排解风寒湿邪，使局部经脉疏通舒畅，又可内外配合，相得益彰。而在外洗药中加入的生姜、生葱、酒、醋，主要起到了辛散酸收、走窜渗透的作用，可以加强药力的发挥，有利于肌体组织对药物的吸收。此外，邓老多年临床用此方治疗肢节疼痛的风寒湿痹患者，亦是屡试屡效。

五、特色疗法治斑秃，"立竿见影"疗效佳

斑秃一证，其临床表现为头发成片脱落，可发生于久病、重病、体弱未复的患者，亦可在夜间"无缘无故"突然一片脱落，脱落处全无头发而平滑，边缘部有断发存在，秃发处皮肤正常。如病势继续发展时，脱发斑会继续出现数处，而且秃斑向四周扩大，甚至和其他秃斑融合，形成全秃。邓老认为本病主要与气血肝肾的充实与否有关，其临床上所治之斑秃并多属虚证。治疗上，邓老常用补血之中加以益气、补肾之中加以养肝之汤药内服为主，同时配合独具特色的外治法：①每天晨起用白兰地酒擦全头发脚，脱发处多擦一些。②如脱发面积较大，则在脱发处配合运用毫针平压挑刺患部的皮肤上，再一齐平提起，此时患者的皮肤则被轻轻挑起，如此往返操作，把整个患部的皮肤平压挑刺一遍，每天或隔天一次。内外治法相配合以治疗斑秃，往往可以取得"立竿见影"的疗效。

六、针"阑尾"疼痛立减，刺"四缝"蛔虫自消

急性阑尾炎发作来势凶狠，腹痛难忍。针对此证，邓老往往先施针刺以缓急止痛，从而减轻患者的痛苦，其施针穴位首选阑尾穴（足三里穴下压痛点是穴）。深刺阑尾穴行泻法（三进一退），先刺一侧，行泻法约数分钟，继针另外一侧又数分钟，如是轮流泻法20分钟至半小时，然后留针1小时，于留针时可间隔15分钟行泻法1~2分钟。经针刺治疗后多数患者疼痛症状立减。配合内服加减大黄牡丹皮汤，若兼阑尾脓肿则加上三黄散外敷阑尾的腹部投影处即麦氏点，如此内外合治则效如桴鼓。

治疗蛔虫团肠梗阻，邓老亦常采用针刺疗法，而此症则首选四缝穴。四缝

穴,《针灸大成》有载,为脾经之奇穴。穴在两手除拇指之外,其他四指之第二节下之横纹正中间。选粗针针刺四缝穴,进针后每穴捻转 1~2 分钟并挤出水液或血点,逐穴施针,当八穴针完即可。邓老认为,若针后配合煎服胆蛔汤,双管齐下,则疗效更佳。

七、拔罐治疗肾绞痛,排石止痛效如神

尿路结石常常会引起阵发性发作的急腹痛或肾绞痛之症状。当患者出现剧痛时,可当即使用拔火罐法治疗。其具体操作方法与一般拔罐法相同,而吸定点则随疼痛的部位不同而改变。根据左右,痛点高者对正痛点拔其背面,痛点下者正对痛点拔其腹,其痛的位置往往是输尿管的 3 个狭窄点部位,上中 2 点火罐放背面,近膀胱点火罐则拔其腹。用上述方法进行治疗,不仅止痛效果"立竿见影",而且能够使结石往下滑,促使其排出体外。邓老曾运用此法治疗一肾绞痛患者,疼痛发作时便即刻对其痛点进行拔罐。经过 3 次治疗后,结石落入膀胱,不久后患者便排出结石。

八、巧用神奇灯火蘸,痄腮脐风皆显效

临床上,邓老运用灯火蘸治疗痄腮(腮腺炎),效果很好。其方法是:把一根灯心蘸食油后再纸上轻轻一搓,使含油适量,点燃之后,对准某穴位一窒,灯火爆开而火灭,如此便是一蘸。若一侧初起,即于患侧之角孙穴用灯火一蘸,只一蘸便够,往往另一侧便不发病,而且疼痛减轻较快。若两侧齐发,则两侧角孙穴各一蘸,加服中药,亦易治愈。由于疗效快,故继发睾丸炎者绝少。除此以外,邓老亦尝试用灯火蘸来治疗脐风,效果使人满意。曾于 1965 年下乡巡回医疗时治疗一脐风患儿,证见撮口抽搐,面色紫黑,急取灯心按十三蘸法,一蘸囟门,一声哭叫,撮口即开,面色好转,接着眉心、人中、承浆、少商(双)、脐中各一蘸,脐外周边六蘸,共十三蘸火,抽搐当即缓解,配合内服中药治疗。三天后又有轻微抽搐,继续施以十三蘸法。其后追踪得知,患儿病已痊愈。灯火蘸治疗脐风一法,在《幼科铁镜》以及收录整理广州著名儿科医家杨鹤龄临床经验的《杨氏儿科经验述要》中都能找到相关记载。灯火蘸治法具有简、便、廉、验之效应,应得到大力提倡,并对灯火蘸用于治疗其他疾病作进一步之研究。

结 束 语

邓老对中医学精研有素,不论中医经典巨著还是现代研究成果,甚至于民

间经验,他都兼收并蓄,广收博采。从医数十年,邓老的诊疗手段不拘一格,临床上常综合运用各种疗法治疗不同的疾病。他善于将民间经验与自身独到的见解相结合,融会贯通。实践证明,临床上采用外治法治疗某些疾病往往屡治屡效。

事实上,长期以来中医外治法因缺乏科学的、系统的理论指导并受到某些理论的影响,极大地阻碍了其进一步的发展与创新。尽管几千年来人们在生活中积累了丰富的外治法经验,但那些民间蕴藏着的简便廉验的外治方法,却随着现代人的不重视而逐渐销声匿迹。所以邓老善用外治法的丰富经验不仅为我们临床上治疗疾病提供了有利的武器,其确切的治疗效果,更提示我们必须充分认识和重视中医外治法在临床的巨大发展潜力并加以运用到实践中,为临床治疗某些疾病开辟一条新的有效途径。

"五诊十纲"中医临床新思维的探讨

吴伟，王创畅　指导：邓铁涛

（广州中医药大学第一附属医院）

中医临床思维模式经历了形成、发展和逐渐完善的过程，也是人们对疾病、证候、治疗等认识深化的过程。近几十年来，随着现代医学与传统中医学的不断渗透及结合，传统中医学的临床思维模式也发生深刻的变革，中医临床工作者对现代中医辨病辨证的模式进行了大量的研究及探索。国医大师邓铁涛，不仅是一名中医临床大家，也是一位中医理论思维方法的积极探索者，晚近他提出结合现代的科技进步包括西医的新技术作为工具去发扬中医，采用西医查体、理化检查等手段作为现代中医诊断疾病的辅助手段从而丰富中医的临床辨病辨证内容，将传统中医四诊发展为现代中医"望、闻、问、切、查"五诊；结合传统中医"治未病"及现代预防医学之思想，在八纲的基础上加入辨"已未"来规范"已病"及"未病"的诊治，丰富了中医辨病辨证内容及中医诊断学体系，为现代中医的临床发展方向提供了新思维。

一、"四诊八纲"仍然是中医辨病辨证的基本方法

中医理论是通过思辨方式来研究人体与疾病的关系，内考五脏六腑，外综经络、血气、津液，参之天地，验之人物，将哲学思辨的方法运用于传统中医医学领域，以之为中医理论体系的核心。《难经·六十一难》将精于四诊者概括为："望而知之谓之神，闻而知之谓之圣，问而知之谓之工，切脉而知之谓之巧。"成书于 2000 多年前的《黄帝内经》是中医理论体系形成的标志。东汉张仲景勤求古训将《黄帝内经》那些由哲学思辨产生的抽象原理原则与经验结合起来，将宏观基本理论运用于临床实践，使中医发展进入了以望诊、脉诊为特色诊断技术的辨证论治新阶段，而秦医扁鹊在总结前人经验的基础上首先提出的四诊辨病，至今依然普遍使用。八纲是在四诊材料综合分析上掌握辨

证资料,通过探求病邪性质、病变部位、病势轻重、人体正气盛衰、机体反应的强弱、正邪双方力量的对比等情况,归纳为八类证候,即阴、阳、表、里、寒、热、虚、实,是分析疾病共性的方法,早在《内经》时期即有论及,明代张景岳更在《景岳全书·传忠录》中对八纲进一步阐发,"阴阳既明,则表与里对,虚与实对,寒与热对,明此六变,明此阴阳,则天下之病,固不能出此八者",提纲挈领地阐明了八纲作为辨证论治的理论基础,成为后世各代医家各种辨证的总纲。四诊通过"望、闻、问、切"的手段收集临床资料,是传统中医辨证施治的重要依据,根据有诸内必行诸外,司外揣内,运用主观与客观诊查疾病的方法,形成"四诊八纲",成为中医诊断学的核心,为传统中医辨病辨证确立了基本方法,一直沿用至今。

二、"五诊"是现代中医辨病辨证方法的拓展和延伸

传统的中医诊断是以取类比象、司外揣内、见微知著、知常达变等为指导思想,对疾病的认识是依靠望、闻、问、切四诊所获取的症状体征为依据进行审证求因。然而随着时代及科技的发展进步,疾病的种类以及表现形式不断地被发现及认识,传统的四诊在诊断疾病上存在着一定的局限性。国医大师邓铁涛教授提倡"用现代的新科技包括西医的新技术作为工具去发扬中医"。当代中医辨病辨证的内涵已经得到拓展延伸。现代中医五诊是在传统"四诊"的方法中加入了"查",包括西医学的体格检查、实验理化检查等内容。19世纪初"西学东渐",西方医学传入我国,当时医学界学科分化,开始萌发中西医汇通的思想,解剖、诊断、生理、药理等知识使医学对疾病的认识从宏观进入到了微观;近代实验方法学以 X 线技术、显微镜技术、细胞生物技术、生化分析技术等引进中医学领域,促进了中西医结合的产生,使得现代中医的临床思维发生了变化。医学科学技术与传统医学相结合使现代中医在临床辨病辨证时,依靠四诊为支撑,辅以"查"为依据,作出疾病的中西医诊断,如血压计协助诊断高血压(眩晕病)。又如在辨病的前提下合理借用现代科技施以微观辨证,如运用分子生物学检测技术可从基因水平了解患者罹患某种疾病的概率,求证某些病先天禀赋异常的病因;在四诊资料上有针对性地选用现代检测手段,结合某些理化检测指标有助于发现未病及无症状表现之病,如通过冠脉造影可以排查冠心病,可以明确无症状但心电图有心肌缺血隐性冠心病的血管病变情况。同时,"查"诊技术拓展了传统四诊方法的内涵,对抽象的四诊辨证资料实现量化研究提供了依据。如脉诊提到的"十怪脉"在心血管疾病中并不"奇怪",多指各种类型的心律失常,古代医家论述形式多样从而使得临床实践难以把握。若借用现代脉诊仪以及心电图检查,诊断清晰明确,并且对各种类

型的"怪脉"选择治疗方式及临床预后的判断具有重要的指导意义。

正如国医大师邓老所强调的"把包括西医技术在内的各种科学手段为我所用,借用西医的诊断仪器和方法,目的在于发展中医的技术与理论,使中医的经验总结更易于为人们所接受"。中医"五诊"是在中医理论指导下融入现代医学科技的成果,西学中用,保留中医特色的诊断手段,对明确疾病的中西医诊断、疗效衡量客观化,指导辨病辨证各个方面均具有重大临床意义,提高了现代中医的诊断和临床实践水平。

三、"十纲"是现代中医辨病辨证的新纲领

十纲的最早论述整理源至《内经》。《素问·太阴阳明论》:"阳病者,上行极而下;阴病者,下行极而上。故伤于风者,上先受之;伤于湿者,下先受之。"《素问·六微旨大论》:"是以升降出入……而贵常守,反常则灾害至矣。"后世学者根据"上下升降"的存在及活动形式,在八纲的基础上加入"上下"两纲,并推导出阴阳与血气、表里与出入、寒热与进退、虚实与正邪有着较密切的关系,将十纲"阴阳表里上下寒热虚实"以"阴阳血气、表里出入、上下升降、寒热进退、虚实正邪"矛盾关系进行阐述。

名老中医干祖望教授在五官科的长期临床实践与理论探索过程中,将有形有质者、无形无质者分别归纳为"体用",并将其延伸到疾病的认识规律上,器质性病变属"体",功能性疾病属"用",主张将"体用"纳入辨证纲领为"十纲",提出"体用为领,治分术药",体现了现代辨病与辨证相结合、重临床实用的创新临证思维。

夏克平等主张在四诊基础上加仪器检查发展为"望、闻、问、切、仪"五诊;并以老子"有无"辨证观结合《黄帝内经》"治未病"思想为理论依据,提出辨别已病与未病的"有无"辨证,以"有无、阴阳、表里、寒热、虚实"十纲为疾病辨证的总纲来规范未病及一般病证的诊断,是近年来中医临床研究的新思维。

随着当代医学的发展,对疾病的认识不断发展、更新,强调防线不断前移,早期发现疾病,才能正确掌握疾病的发生、发展演变规律,防治病情的发展。《内经》"圣人不治已病治未病,不治已乱治未乱"首提治未病之思想,而后孙思邈在此基础上提出"上医医未病之病,中医医欲病之病,下医医已病之病"的论断。中医治未病主要包括治其未生、治其未发、治其未传、治其未变、治其未复。具体含义为:治其未生者,指健康未生病状态,相当于 0 级预防;治其未发,指治其有病而无症状者;治其未传,防治由表及里,由浅入深,由低危转高危者;治其未变,防治各种变证兼并发症;治其未复,防治病愈复发。对已病及未病的个体进行预防辨别诊治,"已未"辨证贯穿其中,这与当代预防医学的 3

级防治观念相比具有一致性、超前性。

传统的八纲辨证更多适用于有症状体征的已病之体、对疾病发展过程的"生"之阶段进行证候、病位、病性、病势的"已病辨证"。"未病辨证"不但可以指导无症之病的个体的用药，而且对未病之个体的早期预防也同样具有重要临床意义。主要含义包括以下两个方面：①指导无症之病的个体治疗。一些疾病在初始阶段，人体内已有潜在病理变化但没有明显临床表现，传统中医望、闻、问、切四诊很难发现病变，借助西医理化手段可以早期发现。例如胸痹心痛（冠心病急性心肌梗死）冠状动脉支架置入术后，部分患者已无临床症状，不等于疾病治愈，可以借鉴现代医学关于"炎症在动脉粥样硬化的发生和发展过程中起重要作用"，中医病机多为热毒血壅，且病机不变的思路，临证使用清热活血中药预防术后再狭窄和血栓形成。②对未病之体进行早期预防及摄生调养。临床上多用于遗传性疾病、亚健康状态、功能性疾病个体的筛查。目前临床上很多疾病已经从分子生物学角度被证实具有遗传倾向，例如糖尿病、高血压、冠心病等，对于高危遗传倾向的人群，应尽早进行早期的基因筛查、生活方式指导，这与中医治未病"禀赋异常，后天调养"的预防调护具有一致性。亚健康状态的个体微观检查未有实据，无法归于西医某个具体的疾病，但往往有中医的证候表现。夏克平等从中医的体质辨证角度出发将特定的体质进行归纳分类。例如气虚质、阳虚质、气郁质、阴虚质、痰湿质、湿热质、血瘀质、异禀质的个体在无器质性病变器质性病变指标，且微观检查无实据的状态下可辨为亚健康状态，这对亚健康个体的生活饮食调养等生活方式干预具有重要的指导意义；功能性疾病例归属于西医的自主神经功能紊乱的范畴，仅从临床症状往往比较难与器质性疾病进行区分，因两者的治疗方式截然不同，未病辨证具有重要的临床指导意义。如临床上可以见到一些有心前区闷痛的病人，应配合心电图、平板运动、冠脉造影、消化内镜等现代科技检查手段进行微观筛查辨病，若经过检查后确诊为功能性疾病，往往不需要药物干预；若不先行"已未"辨证，而直接根据临床表现则扣以相关器质性疾病的诊断，不仅会加重病患的思想负担，而且会导致不必要的干预治疗增加经济负担。此外，"已病"辨证中加入现代"查"诊，丰富辨病辨证内容，有助于指导临床治疗。如冠心病在冠脉造影条件下可以区别轻、中、重狭窄程度之不同，甚至闭塞病变，然后决定药物干预、介入治疗、搭桥治疗等不同治疗措施。

四、"五诊十纲"是现代中医临床新思维

"五诊十纲"具有整体医学内涵以及临床应用价值。首先，适当选用"查"诊，利用现代先进的理化检测手段，从而做到宏观辨证与微观辨证的结合，有

利于促进中医辨病辨证的标准化及规范化；在指导治疗方面，"已未"辨证要求临诊时首先必须区分功能性和器质性疾病，功能性疾病可建议情志、饮食、生活调摄辅以药物调治，而器质性疾病根据不同情况，可选择中医、中西医结合、手术等不同治疗方式辅以生活方式调摄。其次，有助于突显治未病。四诊八纲是传统中医辨病辨证的核心以及指导临证用药的理论依据，在四诊基础上将"查"的检查结果融入中医诊断思维和方法之中，中西医结合，然后在综合五诊病情资料的基础上，进行"已未"辨证，填补四诊八纲在辨病辨证诊治方面的不足；最后，五诊十纲在保留中医特色的病证模式下，采用理化诊断手段及评价标准，中西医结合辨病辨证方法相得益彰，使中西医疾病尽可能相对应，疗效衡量客观化，有利于整理研究中医学，寻找中医辨证论治的规律，总结确切疗效的方药，形成专家共识、临床路径或中医诊疗指南，与国际接轨，促进中西医学术交流。

　　五诊十纲是在中医学理论指导下与现代科技（包括西医学）相融合的一种中医新临床思维模式。在传统四诊八纲的基础上进行继承及发展，将西医学现代科学化诊断技术手段融入辨病辨证体系，同时吸取现代医学对疾病研究防治的先进成果，超越单纯西医或中医学，重视治未病思想，是现代中医临床的新思维模式，有利于促进整体医学发展。

跟随恩师邓铁涛教授诊治重症肌无力

邱向红

（广州中医药大学脾胃研究所）

当代著名中医学家、我校终身教授邓铁涛在其长达 80 多年的医疗、教学、科研生涯中积累了极其丰富的临床经验，尤其在诊治疑难重症方面具有许多独到之处。本人有幸作为邓老的学生，在多年的临床工作中跟随邓老诊治了为数不少的重症肌无力病人。这些病人基本涵盖了各个年龄段，病程有长短，性别有男女，病情有轻重。其中部分病人病情十分危重，已经过一些大医院治疗效果不佳，慕邓老之名而来，治疗难度可想而知。在随师临床的实践中，我不但学到了很多宝贵的经验，而且深深地感受到邓老作为一代名医深厚的中医理论功底、敏锐的临床洞察能力和非凡的人格魅力。现将本人感受最深的几个方面与大家共享。

一、坚持中医中药治疗主线不动摇，熔中西医精华于一炉

邓老在临床中非常重视发掘中医传统理论方法的精华，充分发挥中医的特长，使中医中药的治疗贯穿于治疗的始终。但同时邓老并不拒绝西医的某些长处，不拘泥于所谓纯中医，一切以病人的身体健康为重。中西医在临床有机结合，可以起到取长补短、相得益彰的作用，大大提高临床的治疗效果。治疗重症肌无力这样的疑难重病，敢于坚持以中医中药为主的原则，源于邓老深厚的中医理论功底、丰富的临床实践经验和坚定的中医事业信念。对于病情相对稳定、体质尚较好的病人，邓老一律以中医中药治疗，不用或逐渐停用常规的西药。而对于病情较重或危重的病人，邓老会根据实际情况，优先考虑中医中药的方法，同时也适当结合有针对性的西药和西医的先进设备，包括呼吸机的使用，为进一步的治疗赢得宝贵的时间，做到中西合力，标本兼治，挽狂澜

于既倒。中医中药治疗重症肌无力,邓老从中医脾胃学说的理论出发,强调从脾气虚损、五脏相关论治,首选补中益气汤,重用北芪,合用"南芪"五爪龙(五指毛桃),根据脏腑虚损、病邪兼夹、随症加减。忌用寒凉、镇潜、缓急之药,慎用行气耗气之品。每日一剂中药可以口服或经胃管灌服。有些病人病情危重,或者原来已经较长时间常规使用西药的,则适当延长使用抗胆碱酯酶药物或(和)皮质激素、免疫抑制剂的时间,待病情稳定以后逐渐缓慢减量以至停用相关西药,然后继续以中药扶正固本,巩固治疗数年,每每取得满意的疗效。

二、强调中医"治病求本"的思想于临床治疗始终

尤其对于疑难重病的治疗,邓老强调必须把握疾病的根本,持之以恒,不能急于求成。重症肌无力是脾气虚损的疾病,根深蒂固,久虚难复。治疗上如果把握不准方向,朝三暮四,将难以收效。邓老根据中医脾主四肢、主肌肉的理论,认为重症肌无力是脾气虚损所致,因此必须时刻抓住"大补脾气"的原则。医者和患者都必须有足够的耐心和信心,不被暂时的困难和表象所吓倒。邓老鼓励病人要坚持长期的治疗,在病情稳定之后还要继续服中药二年以上,缓以图之,从而收到良好的效果。跟随邓老在临床诊治重症肌无力等疑难疾病,使我们对中医的信念不断增强,对中医理论精华的理解不断深化。

三、贯彻中医的整体观和五脏相关学说

不但在理论上,而且在临床实践中时刻贯彻中医的整体观和五脏相关学说。邓老运用中医"天人合一""五脏相关"的思想,认为在临床上不能孤立地看待疾病,而必须把某个疾病与整体的功能失调联系起来,与整个自然界的复杂变化联系起来。治病必须顺应人体和自然界的规律,而不能违反它。重症肌无力的治疗,除了药物以外还必须适当配合肢体活动、推拿按摩、针灸理疗等综合疗法,必须注意调理情志和饮食,适应气候的变化,注意动静结合。邓老不但鼓励病人要有战胜疾病的信心,而且常常教会他们一些具体的方法,使他们掌握了起码的治疗护理常识,为配合医生的治疗、最终战胜顽疾打下良好的基础。

四、医者父母心,视病人为亲人

邓老有一颗仁爱之心,对病人关怀备至,尤其是对于来自贫困地区的病人。有一位从湖南农村来的重症肌无力病孩,家里本来就不宽裕,治病已使全

家负债累累。当他慕名来到我院时病情危重,呼吸很困难,随时都有窒息的可能,于是首先住进我院 ICU 进行抢救。经过积极救治之后病情虽有好转,但当病孩转到我科继续治疗的时候,已经欠下了一笔不菲的治疗费,经济很困难,父母无奈之时产生了放弃继续治疗的念头。邓老了解到这个情况之后非常着急,多方劝慰病孩及其父母,鼓励他们积极配合治疗,并表示费用问题可以再想办法。经过一段时间的精心治疗,病孩的病情好转稳定,逐渐恢复自由行走,生活基本能够自理,并希望能回学校继续读书。邓老在该病孩出院时主动为其捐助了 5000 元,并鼓励他继续坚持治疗,好好读书,将来报效社会,报效国家。我科赠送了一个精美的书包供其继续读书之用。病孩及其父母临走前感激万分,向邓老跪地叩头谢恩,令在场的每一个人无不为之动容! 治疗重症肌无力的主要中药北芪往往用量较大,按照医院的煎煮法通常不易煮透,一定程度上影响了疗效。外地病人自己煮药缺乏条件,经济也有困难,邓老就常常自掏腰包,请专人为病人煮药。这样的例子举不胜举。

五、宽阔的胸怀和谦虚谨慎的态度

邓老常常对我们说,"学我者必须超过我"。他经常教导我们必须下苦功夫学好中医基础理论,尤其是钻研经典著作。切忌不求甚解、断章取义。要多临证,要善于学习和总结经验。现代西医的新成果必须为我所用,不能生搬硬套,更不能用来取代中医。邓老说,作为中青年的中医,必须掌握中西医两套理论和方法,但这主要体现在对疾病的诊断上,治疗方面则要始终坚持以中医中药为主,要努力发掘中医理论的宝贵精华。邓老不但是这样说的,而且以他九十多岁的高龄仍然正在身体力行着,为我们后辈树立了学习的楷模,确实难能可贵。

作为邓老的弟子是幸福的,这是我们一生的财富和荣耀!

国医大师邓铁涛中医教育思想研究

陈凯佳　指导：邓铁涛

（广州中医药大学）

　　国医大师邓铁涛教授不仅是一位优秀的临床大家，也是一位卓越的中医教育大家。邓铁涛教授从教 70 年，常年在教学一线，先后任教的科目有"中国医学史""中医各家学说""中医内科学""中医诊断学""内经"等。他提出中医诊法与中医诊断学教材建设、主编《实用中医诊断学》等教材 8 种。1993 年被广东教育系统授予"南粤杰出教师特等奖"。他是国家恢复研究生招生考试后第一批硕士生导师，1986 年又成为国务院学位评定委员会批准的第一批博士研究生导师，1994 年应聘为全国继承老中医药专家学术经验指导老师，并且在古稀之年又指导了广州中医药大学首批"非医攻博"博士研究生，共培养硕士研究生 28 人，博士研究生 14 人，博士后 1 人，非医攻博 2 人，拜师带徒 19 人，对本科学生也同样关心爱护。中医教育应该如何进行，怎样才能培养出振兴中医的新一代"铁杆中医"？笔者通过采访邓老本人、查阅相关参考资料，对邓铁涛教授中医教育思想进行整理研究。

　　邓老认为，培养科研型人才，不是中医教育的总目标。总目标是振兴中医，培养能为 13 亿人民奉献优良服务的人才，实现有中国特色的、能保证人人有卫生保健的骨干人才。因此，不管是中医本科生，还是研究研究生、博士研究生，还是非医攻博学生，首先都要把他们培养成临床医家，成为铁杆中医，在这一基础上再进入科学研究阶段。培养铁杆中医，除了教育学生视中医为"仁心仁术"，具有为中医奋斗终生的志向。还应从以下几个方面入手。

一、读经典

(一) 中医经典

邓老很早就指出,中医院校的学生要读经典,《内经》《伤寒》《金匮要略》《温病学说》这四门为经典课程,必须教好、学好、用好。其次是《中药学》《方剂学》《诊断学》,亦必须学好、记牢。《中医各家学说》也很重要。他非常支持广州中医药大学第一附属医院把"伤寒""金匮""温病"三门课从基础转为临床系列,认为这三门课可以放在《中医内科学》之后开课,比较理想的排课顺序是,在临床实习以后,先上《温病》,然后是《伤寒》《金匮》,最后是《各家学说》,经典课不应用原著,应该重编,要把现代科研成果和临床经验在新编教材中反映出来。

除了教科书,邓老还曾为中医学子列出读中医名家著作的书单,包括四大经典的一些好的注释和易读懂的简要本。如阐释《内经》的有《内经知要》《医经原旨》《张氏类经》,药物学著作有《珍珠囊药性赋》《雷公炮炙论药性解》《本草备要》《本草从新》,《伤寒杂病论》的注释本《注解伤寒论》《伤寒证治准绳》《尚论篇》《伤寒来苏集》《金匮要略心典》《金匮要略浅注》,温病派学说的《温病条编》《温热经纬》。其他综合性的有《医宗金鉴》《六科证治准绳》,医学入门书《医学入门》《医宗必读》《医学实在易》《医学从众录》,针灸科的《针灸大成》,儿科的《小儿药证直诀》《幼幼集成》,妇产科的《经效产宝》《妇人大全良方》,外科的《外科正宗》《外科全生集》,眼科的《银海精微》《审视瑶函》,喉科的《口齿类要》《喉科指掌》等。并强调在读中医书的过程中,要有心悟,要经过实践。不是通过白老鼠检验,而是中医的临床实践。中药的方剂、经络、穴位必须要背诵,一生可用。中医应该是全科医学,不应该分科太早。

(二) 中华文化素养课

中医学是宏观医学,讲究天人相应,植根于中华文化,而从小学到中学教育没有这方面的文化基础,对祖宗知之甚少。邓老提到,他当年带的研究生邱仕君老师入学之前,就被他要求去读《古文观止》,回来后再讲解给老师听,以此加深学生对古文的理解能力。在中医药大学,应该对中华文化素养课加以重视,如《中国医学史》《中国哲学简史》《易经》《道德经》《孙子兵法》。因为中医学的基本理论与中国古代哲学有着千丝万缕的联系,"积累知识好比建筑金字塔,底宽顶尖,乃能巍然屹立"。《四库全书总目提要》说得简单而又深刻,"儒之门户分于宋,医之门户分于金元",儒与医前后并论是有根据的,促使自己去读一些中国通史、哲学思想史。我国医学源远流长，没有医学史的认识，不足以了解几千年来的成就与发展。

二、早跟师，早临床，多临床

邓老认为，师带徒是中华文化传统的教育方法，现代的教育与传统的跟师教育相结合，这是早出人才的一个好方法。对于中医院校学生来说，宜于第二学年便开始拜师以便随时问道解惑。认为"学生一、二年级，要先学针灸，治未病"，亲身体验中医药能治好病，才能树立为中医药之发展而奋斗终生的大志，并促使自己到了一定的年纪向难治之病进军。中医学是一门实践性很强的学科，邓老提出要多实践，多临床，临床和实践的同时要心悟中医的基本理论。实践包括临床实习、见习、实验、做义工等等。其中应以临床实习、见习为主。学生必须早接触临床，多参与临床。临床实习时间应分配一年半，临床各科教学同步进行。设计一套硬指标考核学生实际中医临床能力，并作为毕业论文的重要部分。

学生毕业后成为青年中医，仍需要继续中医教育。早在 1986 年 1 月，邓老开始撰写"耕云医话"，后结集出版，编辑改名《耕耘集》，书中提及"继承名老中医经验，抢救中医学术，已成燃眉之急"，引起国家中医药管理局重视。与国家劳动人事部、卫生部负责人取得共识，以"两部一局"名义组织全国首批500 名老中医带徒，1990 年 10 月北京人民大会堂举行拜师带徒仪式。邓老了解到青年中医一上岗，即去西医院进修的现象普遍存在。决定选择广东省中医院为示范点，引进全国之名老中医实行拜师带徒再教育。希望实行以点带面，推向全国。广东省中医院吕玉波院长，1998 年首先在中医院系统倡导邓老"大温课，拜名师"精神，拜名师、植名医树。2001 年，12 位国家级名老中医收广东省中医院 24 位业务骨干为徒，24 位徒弟又分别带七年制硕士学生，以"集体带，带集体"方式授徒，此举影响深远，开现代学校教育与传统中医带徒教育结合之新风。

三、要与新技术相结合

邓铁涛教授并不排斥新技术，相反，他认为中医学应该与新技术相结合。"最新的科技才是发展中医的钥匙。"美国托夫勒《第三次浪潮》提出了新技术革命，中医与新技术并不矛盾，越新的技术越能证明中医和发展中医。新技术革新与科技新进展，可在教学中用学术讲座形式，请名家作报告。我们应当借用所有的新技术，为中医服务。如有人在航天技术中采用中药"治未病"，增强体质,这个就很值得推广。在中医教学中,信息论、控制论、系统论均可列为必选的选修课。这些对中医的思想和理论的推广和研究有很大的帮助。

近代以来,中医现代化、中西医结合的提法很多。大都是采用现代医学的实验方法来验证中医的理论或中药疗效。邓老认为,中西医结合是医学现代化的必由之路,加上与现代自然科学多学科的结合,是创造我国新医学的道路。关键在于如何结合,把中医事业放在什么位置上。中西医对号入座,不是现代化;以西医之理解释中医学,也不是现代化;阉割中医更不是现代化。中医院校可以开设西医课程,如"解剖""生理""病理""微生物""诊断学基础""内科学基础""科学基础",但中西之比控制在 8∶2 之范围。因为中医有中医的成长与发展的规律,与西医是不同的。西医学的发展与实验室分不开,中医学的发展则与临床分不开。西医的实验室以实验动物为基础;中医学理论的提高,往往来自临床观察,它是以人为基础的。因此,要搞好搞大中西医结合……中医教育必须深化改革……千万不能以西医的思维去改造中医,不要先入为主,不要认定凡与西医不符的就不科学,要"求同存异"地去进行中医药研究,而不是"研究中医"却批判中医。这是我们在与新技术结合时要思考的一个问题。

最后,我们用邓铁涛教授自己的一段话总结他的中医教育思想:"四大经典是根,各家学说是本,临床实践是生命线,仁心仁术乃医之灵魂,发掘宝库与新技术革命相结合,是自主创新的大方向。"

邓铁涛治疗脾胃肌肉疾病用药特点

李郡,汪双双,杨晓军(通讯作者)

(广州中医药大学第一附属医院)

国医大师邓铁涛教授(下列简称邓老)是广州中医药大学终身教授,在其长达 70 余年的中医职业生涯中积累了丰富的临床经验,特别在治疗脾胃肌肉疾病(重症肌无力、肌萎缩侧索硬化症、多发性肌炎)中,更有其独特见解,其提出的"五脏相关学说",在该疾病的辨证论治中也得到了极好的表现。下面将从理、法、方、药四个方面对邓老在治疗脾胃肌肉疾病进行经验整理及用药规律分析,与同道共享。

一、围绕五脏相关,重视脾肾虚损

邓老认为,脾胃肌肉疾病根据其不同的临床症状,可归属于中医的"痿证""睑废""痹证"等范畴,其基本病机皆以脾肾虚损为主,兼以影响他脏。《素问·太阴阳明论》曰:"四肢皆禀气于胃,而不得至经,必因于脾,乃得禀也。今脾病不能为胃行其津液,四肢不得禀水谷气,气日以衰,脉道不利,筋骨肌肉,皆无气以生,故不用焉。"因此,脾胃肌肉疾病的患者,多因脾病,脾不为胃行其津液,气血不充,而引起四肢不用,疲软乏力,同时,根据"脾阳根于肾阳"之说,痿证患者因先天肾气若得不后天脾胃气血精津的充养,肾精血亏虚,精虚不能灌溉诸末,血虚不能荣养筋骨肌肉,因此脾肾虚损是发病的基础。邓老同时还强调,因脾胃肌肉疾病的特殊性,该病容易形成多脏同病的局面,即五脏相关,故在病机分析及辨证论治时,应该熟悉运用五脏的相生相克理论,才能做到事半功倍。

二、补中益气贯穿整体,随证辨治加减用药

邓老依据"虚者补之,损者益之"的治疗原则,认为当以补脾益损、升阳举

陷为治疗大法,故在选方上,多以李东垣的补中益气汤为基本方,随证加减。方中主要由补益药、理气药、解表药三大类药物组成。方中黄芪补中益气并能固本升阳;党参(太子参)、白术、甘草健脾益气,使元气旺盛,清阳得升;陈皮理气调中,使补气而不滞气;当归补气和营,以助补气养血;升麻、柴胡升举下陷之阳。因痿证患者虚损之重,邓铁涛教授在用药上,会大剂量使用补益药(占31%,具体见图2),其中以补气药为主,黄芪用量一般在30~150g;五爪龙多用50~90g;党参或太子参多用30g;升麻、柴胡多用6~10g;白术多用12~30g;当归或当归头多用10~15g;陈皮3~5g;甘草3g。并根据患者兼夹症不同,随证加减,如兼有肢体麻木者,加用桑寄生、豨莶草,祛风通络;畏寒肢冷者,加巴戟天、淫羊藿,以温补肾阳;夜寐多梦、心烦失眠者,加用酸枣仁、夜交藤,以养心安神;血瘀明显者,多合用补阳还五汤以补气、活血、通络等。

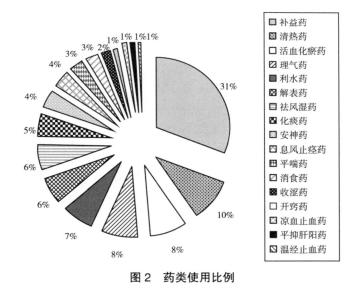

图2 药类使用比例

三、补益不忘清热,兼以行气活血

《素问·生气通天论》曰:"阳气者,精则养神,柔则养筋。"故机体阳气充沛、内化精微、充养神气,则人就表现精神灵敏,外能帅气血则肢体筋脉得以温养,活动有力。而痿证患者,都会表现出不同程度的阳气不足,故肌肤、筋脉无以濡养,则出现肌痿无力,四肢不温,或肌束颤动。在用药上,邓老拟方时,以补益药为主,占30.69%,并选用温而不燥药物,以补脾胃之气为主,如黄芪(占96.51%,具体见表1)、五爪龙(占90.7%)、白术(占79%)等,并加上2~3味如巴戟天(占 35%)、菟丝子(占 13%)、肉苁蓉(占 12%)等品,避免药物过于温燥而伤阴耗液。同时因脾胃肌肉疾病的患者,如重症肌无力,多使用激素治疗,而长期服用激素,多出现痤疮,皮肤潮红,口干等一派虚热之象,故邓老在用药上,补益的同时,不忘清热,多选用赤芍(占 13%)、生地(占 5%),以清热凉血;痿证患者因脾肾亏虚,故肾经不能化生肝血,则容易出现视物模糊,复视,故用药上,常用菟丝子(占 13%)、枸杞(占 7%)以养肝明目;若患者偏热象,则选用草决明(占 8%)清肝明目。

表 1　处方中出现频率较高的前 20 味中药

药名	出现次数	所占比例	归类
黄芪	83	96.51%	补气药
五爪龙	78	90.70%	补气药
甘草	76	88.37%	补气药
白术	68	79.07%	补气药
陈皮	66	76.74%	理气药
党参	55	63.95%	补气药
茯苓	49	56.98%	利水药
升麻	41	47.67%	解表药
柴胡	40	46.51%	解表药
僵蚕	35	40.70%	息风止痉药
全蝎	34	39.53%	息风止痉药
当归	33	38.37%	补血药
巴戟天	30	34.88%	补阳药
当归头	26	30.23%	补血药
川芎	25	29.07%	活血化瘀药
薏苡仁	25	29.07%	利水药
桑寄生	20	23.26%	祛风湿药
土鳖虫	19	22.09%	活血化瘀药
地龙	18	20.93%	息风止痉药
熟地	15	17.44%	补血药

在整理处方时发现，活血化瘀药及理气药的使用频率居于第三，均占 8%，体现了"气为血之帅，血为气之母"。邓老认为，在用药的时候，需兼顾行气活血，因单用补益之药，容易出现气滞，故常用陈皮（占 76.7%）、桔梗（占 15%）、法半夏（占 11%）；同时痿证患者，脾虚运化失职，水湿内停，血运不畅，容易淤阻脉络，故配合使用活血化瘀药，可增强行气之功，使补而不滞，故常用川芎（占 29%）、土鳖虫（占 22%）、桃仁（占 14%）、水蛭（占 11%）。

四、善用虫类药

部分脾胃肌肉病患者，表现为肌无力、肌萎缩、肌束颤动和锥体束病理征阳性，一般无认知、智能和感觉障碍，即运动神经元病类患者，邓老在治疗上会以补脾益肾，兼活血化瘀、祛痰通络为法，故常选用虫类药，如僵蚕（占 41%）、全蝎（40%）、地龙（21%）。吴鞠通指出："以食血之虫，飞者走络中气分，走者走络中血分，可谓无微不入，无坚不破。"其气血之质，跃动攻冲之性，能钻透搜剔，破瘀散结，故在祛风通络方面更优于藤类药物。

五、综合运用非药物疗法，多管齐下

（一）善用捏脊法，升阳固本

邓老认为，除了药物治疗外，非药物治疗的运用对于脾胃肌肉疾病患者尤为重要，并善用捏脊法以培补脾胃，提升阳气。督脉有阳经气血的作用，故称为"阳脉之海"，因此捏脊法则从长强穴起直捏至大椎穴止，使患者俯卧，垫高腹部，露出背脊，医者两手半握拳，双手两手食指抵于背脊之上，再以两手拇指伸向食指前方，合力夹住肌肉提起，而后食指向前，拇指向后退，作翻卷动作，两手同时向前移动，如此反复共捏 2 次，从第三次起，每捏 3 把，将皮肤用力提起 1 次，如此反复捏 3 次，最后再从脊椎向两侧推压皮肤 3 次，从而调五脏六腑之气而补脾胃。

（二）善用艾灸法，温煦经络

四肢为诸阳之本，与总督阳经之督脉密切相关，若督脉功能失调，脏腑气血不能顺利通过正经营养四肢，将出现肌痿无力、手足拘挛等。而邓老善用艾灸法，通过艾灸使督脉通调，阳明气血充盈，脾健湿祛，使诸经气血流畅，四肢得以濡养。艾灸用点灸法，灸背部督脉和双侧膀胱经处，治疗时间为每天上午 9 点，6 天为 1 个疗程。

六、病案举例

　　万某,女,48 岁,因"反复全身乏力 10 年,再发加重 10 余日"入院。患者 1991 年无明显诱因开始出现全身乏力,易疲劳,无眼睑下垂、吞咽困难及构音障碍,于当地医院治疗半月后症状消失(具体用药不详),7 年内未再发。1998 年 5 月症状复发,诊断为重症肌无力,行 MRI 示右上纵隔异位胸腺瘤,后行胸腺瘤切除术,术后症状缓解,但 2 个月后又复发,一直于外院治疗,症状反复发作。10 天前患者症状再次加重,于我院治疗。入院症见:全身乏力,上楼梯时尤甚,咀嚼肌无力,举臂无力,恶心欲呕,无吞咽困难及构音障碍,无眼睑下垂,无胸闷气促,纳差,眠可,二便调。子宫肌瘤病史 1 年余,无其他疾病病史。体格检查:神清,精神较差,言语清晰,自动体位,查体合作。脊柱正常生理弯曲,双上肢肌力 4 级,肌张力正常,双下肢肌力 3^+ 级,肌张力减弱,四肢腱反射减弱,病理反射未引出。舌黯,苔黄稍腻,关脉浮,尺脉弱。中医诊断为痿证,证属脾肾亏虚,西医诊断为重症肌无力。

　　一诊(2002 年 6 月):邓老指出,患者全身乏力,脾主四肢肌肉,脾气不足,水谷精微化生不足,肌肉失养,因此出现乏力;脊柱为天柱骨,属肾,抬颈乏力,说明患者肾气不足,因此在补脾益气的基础上加补肾药物。具体方药:北芪 100g,柴胡 10g,升麻 10g,法夏 10g,云苓 15g,白术 20g,党参 30g,五爪龙 60g,薏苡仁 20g,桑寄生 30g,鸡血藤 30g,甘草 5g,陈皮 3g,巴戟 12g。

　　二诊(2002 年 8 月):患者服药三剂后,抬颈乏力及疲劳症状好转,无恶心欲呕,舌黯苔白厚,脉数,尺脉弱。邓老指出,尺脉弱为肾虚,加巴戟,无呕吐可去除半夏,嘱中药复煎,第一次早晨 10 点服用,复煎后下午 4 点服用,借自然之气助药物发挥功效,因人与自然为一个整体。具体药物:北芪 120g,柴胡 10g,升麻 10g,当归 15g,白术 20g,党参 30g,生薏苡仁 20g,五爪龙 50g,鸡血藤 30g,陈皮 3g,巴戟 15g,桑寄生 30g,甘草 3g。继续服药 3 天后,竖颈乏力及全身疲劳减轻,可步行平地,咀嚼乏力明显好转,无吞咽困难及构音障碍,纳眠可,二便调,舌黯,苔白,脉细,于 2002 年 8 月 12 日好转出院。

邓铁涛浴足方治疗高血压病的理论和实践

李荣[1],江其影[2],王嵩[1],吴伟[1]

（1. 广州中医药大学第一附属医院,2. 广东省阳江市阳江人民医院）

原发性高血压（essential hypertension,EH）是以血压升高为主要临床表现伴或不伴有多种心血管危险因素的综合征,常简称为高血压,是最常见的心血管病,是全球范围内的重大公共卫生问题。如何发挥中医特色和优势,特别是浴足法治疗高血压,国医大师邓铁涛教授有其独特经验和实践,现报告如下。

一、邓铁涛教授对高血压的认识

邓铁涛教授认为高血压的病因是多方面的,而病机主要在肝,同时与心脾肾相关。具体原因主要有或情志失节,如心情不畅、恼怒与工作紧张等,致使肝失疏泄,肝郁化火而出现肝火上亢;或平素饮食不节,嗜食肥甘厚味、烟酒辛辣,伤于脾胃,健运失司,聚湿生痰,痰浊上扰,土壅木郁而致肝阳上亢;或先天不足或生活失节而致肾阴虚,肾阴不足不能涵养肝阳而出现阴虚阳亢,如若继续发展则出现阴阳俱虚;还有忧思劳倦伤脾或劳心过度伤心,致使心脾受损等,以上因素均可引起高血压。

在治疗上,邓老依据其对高血压因病机的认识,同样重视调肝,认为调肝是治疗高血压的重要环节,同时由于五脏相关,肝脏之阴阳得以平衡,与肾水、肺金、脾土密切相关,若其中任何一方出现矛盾,即可影响肝脏阴阳的平衡而发病,因此,在治疗时邓老也充分抓住这一点,在调肝的同时兼顾补肾阴、滋肾水、补肺益气、健脾和胃,主要有平肝潜阳、滋肾养肝、双补肝肾、补气除痰等法。其中浴足是具有中医特色的外治法之一,是中药透皮给药系统的一种形式,随着近年来对中药透皮吸收机制和透皮吸收促进剂的研究应用,中药浴足也逐渐成为了中医临床家喜好的中医外治法之一,而近年来临床观察应用浴足治疗原发性高血压也取得了较好疗效,根据"上病下取"的理论,足三阳、足三阴经脉均起止足部,并与全身经脉、器官联系密切,治疗作用于足部,可起到引火归原、调整阴阳,从而降低血压、改善高血压患者临床症状的作用,提高患者生活质量。

二、邓铁涛浴足方的组成及其药理研究

邓铁涛浴足方组成:怀牛膝 30g,川芎 30g,白芷 10g,钩藤 10g,夏枯草10g,吴茱萸 10g,肉桂 10g。

方中诸药作用如下:

牛膝:味苦酸甘,性平,归肝、肾经,有活血通经、补肝肾、强筋骨、利水通淋、引火(血)下行之功效。现代药理研究表明,牛膝具有以下作用:①短暂降压作用;②暂时性的血管扩张作用;③降低血液黏度;④牛膝醇提取物对实验小动物心脏有抑制作用,煎剂对麻醉犬心肌亦有抑制作用。

川芎:味辛,性温,归肝、胆、心包经,功能活血行气、祛风止痛。现代药理研究表明,川芎提取物如川芎嗪和阿魏酸能明显扩张冠脉、增加冠脉血流量,使心肌供氧量增加,降低心肌耗氧量,改善微循环,降低血小板表面活性,抑制血小板聚集等作用。其水煎剂对动物中枢神经有镇静、降压作用。阿魏酸还具有抑制自由基的产生,提高内源性超氧化物歧化酶活性,清除氧自由基等作用。

肉桂:味辛甘,性大热,归肾、心、脾、肝经。功效为补火助阳、散寒止痛、温经通脉。药理作用表明,肉桂水煎剂对外周血管有扩张作用,促进血液循环,抗心肌缺血,抑制血小板聚集,抗凝血酶,保护肾上腺皮质功能作用。此外,肉桂提取物还具有镇静、镇痛、抗惊厥及保护胃黏膜作用。

白芷:味辛,性温,归肺、胃经。功效能祛风散寒,通窍止痛,消肿排脓,燥湿止带。现代药理研究表明,本品具有解热镇痛、抗炎、抗菌作用。此外,白芷对冠状动脉有扩张作用,其醚溶性成分对离体兔耳血管有显著扩张作用,水溶性成分有血管收缩作用及明显止血作用。

钩藤:味甘,性微寒,归肝、心包经。功效清热平肝,息风止痉,既能清肝热,又能平肝阳,故可用治肝火上攻或肝阳上亢之头胀头痛、眩晕等症。药理研究表明,钩藤中含生物碱,主要成分为钩藤碱、异钩藤碱等,其具有降压作用;水煎剂对小鼠有明显的镇静作用,并能制止豚鼠实验性癫痫反应的发生,有抗惊厥作用。

吴茱萸:味辛苦,性热,有小毒。归肝、脾、胃、肾经。功效散寒止痛,疏肝降逆,助阳止泻。药理实验研究表明,本品煎剂和冲剂过滤后,分别给正常兔、犬和实验性肾型高血压犬进行静脉注射,均有明显的降压作用;煎剂给犬灌胃,也呈明显降压作用;还能抗抑制血小板聚集,抑制血小板血栓及纤维蛋白血栓形成。

夏枯草:味苦辛,性寒,入肝、胆经。功能清肝明目,消肿散结。药理研究表明,夏枯草的煎剂、水浸出液、乙醇 - 水浸剂均有明显的降压作用,其提取物结晶 A(齐墩果酸与熊果酸混合物)以及以 A 为主要苷元的总皂苷,具有降压活性及抗心律失常作用;此外,其还有降血糖和组胺样作用。

综上所述,从药理方面看,方中牛膝、钩藤、吴茱萸及夏枯草均有降压作用,而牛膝、川芎、肉桂及白芷具有扩张血管作用,可间接降低血压。从中医组方原则看,方中怀牛膝、川芎、肉桂活血行气通脉、补益肝肾,配合吴茱萸、夏枯草疏肝解郁,引肝气下降,气降火亦降;白芷具有息风通窍止头痛之功效,钩藤能清热息风、平肝潜阳。全方合用,含"滋水涵木""釜底抽薪"之义,而起引火归原、平肝潜阳的作用,且川芎、肉桂具有芳香走窜之力,能促进他药透皮吸收直达病所。

总之,应用邓铁涛浴足方治疗肝阳上亢型高血压有着深厚的中药学理论基础和中药现代药理学基础。

三、邓铁涛浴足法治疗
高血压的机理研究

中药浴足是中医学传统的外治法之一,属于透皮给药系统中的一种形式,具有避免胃肠道酶解作用和肝脏的首过效应、降低药物的毒副作用、给药方便、作用时间较长等优点,可维持稳定而持久的血药浓度,从而提高疗效。

对于透皮给药的机理,清代名医徐灵胎曾谓:"用贴之,闭塞其气,使药性从毛孔而入其腠理,通经贯络,或提而出之,或功而散之,较之服药尤有力,此至妙之法也。"这一段论述已较明确地阐述了透皮药物吸收的机理。现代研究表明,浴足治疗高血压主要通过药物透皮吸收及穴位刺激起作用。

(一)药物透皮吸收的作用机理

1. 原发性高血压的形成与外周血管阻力、中枢神经系统功能等因素密切相关。浴足可促使药物的透皮吸收,直接改善动脉血管壁的弹性,解除细小动脉的痉挛状态,使阻力血管扩张,外周总阻力下降而降低血压。除药物通过皮肤吸收发挥药理作用外,热水本身也可刺激皮肤神经末梢感受器,通过中枢神经,起调节内脏器官功能的作用。

2. 现代药理研究表明,浸洗皮肤的药液中的某些成分可经皮肤吸收,渗透进入体内而产生药效。通过皮肤吸收进入体循环有两条途径,即表皮途径和附属器途径。表皮途径是指药物透过表皮角质层进入活性表皮,扩散至真皮被毛细血管吸收进入体循环的途径,它是药物经皮吸收的主要途径;而附属器吸收途径是通过毛囊、皮脂腺和汗腺吸收。药物通过皮肤附属器的穿透速度要比表皮途径快,但皮肤附属器在皮肤表面所占的面积只有 0.1% 左右,因此不是药物经皮吸收的主要途径,当药物开始渗透时,药物首先通过皮肤附属器途径被吸收,当药物通过表皮途径到达血液循环后,药物经皮渗透达稳态,则附属器途径的作用可被忽略。上述两种透皮给药后的药物吸收过程均不经过肝脏的"首过效应"和胃肠道的破坏,不受胃肠道酶、消化液、pH 等诸多因素的影响,可提高生物利用度,提供可预定的和较长的作用时间,降低药物毒性和副作用,维持稳定而持久的血药浓度,提高疗效,减少给药次数等,具有超越一般给药方法的独特优势。

3. 中药药理学研究显示,许多辛香走窜的中药能"开腠理",开放皮肤的药物渗透通道,具有显著的透皮促渗作用,再加上其本身的功效,使有效成分直达病所,发挥疗效。除此之外,中药能影响受体的生物活性,如川乌、细辛、川芎、石菖蒲等含有类似肾上腺素能受体兴奋作用,能通过受体 - 环化酶 -cAMP- 蛋白激酶这样一个生物学的放大作用产生明显的生理效应。

(二)通过经穴的作用机理

足部是三条足阴经和三条足阳经循行的地方,有第二心脏之称。按照全息论的观点,足部是全身的缩影,它分布着全身相应组织、器官的穴位,为经气产生的根本。膝关节以下分布着大量的特定穴,易于激发经气,是治疗疾病的重要部位。加上水是熏洗的媒介,水温、静水压、浮力、水的摩擦等物理作用在洗足时可对人体外周血管有扩张作用,使人体排汗量增加,血压下降,尿量增多,缓解肌肉痉挛,影响血液再分配,增加内脏器官的血液供应,并使回心血量增加,有利于增强心脏的功能,改善肝、肾、胃、肠功能。根据经络学说的原理,经络并不是一个简单的体表循行路线,而是体内多种联系系统的综合概念,也就是说经络是一个多层次、多功能、多形态的调控系统。现代医学研究发现,经穴对药物具有敏感性和放大效应,经络系统是低电阻的运行通路,因此,浴足时药物作用于足部相应经穴,迅速在相应组织器官产生较强的药理效应,起到单相或双相调节作用。诚如吴师机所言:"病之所在,各有其位,各有其名,各有其形……按其位,循其名,核其形,就病以治病,皮肤隔而毛窍通,不见脏腑恰达脏腑也。"

上述有关浴足疗法机理的研究为浴足治疗原发性高血压的临床运用提供了一个可靠的中医药及现代药理理论依据。

四、运用邓铁涛沐足方治疗
高血压的研究现状

李晓庆、吴焕林等研究表明邓铁涛教授浴足方（怀牛膝、川芎、天麻、钩藤、夏枯草、吴茱萸、肉桂）浴足治疗原发性高血压，疗效确切，方法简单，安全无不良反应。方中怀牛膝、川芎、肉桂活血行气通脉，补益肝肾，配合吴茱萸、夏枯草疏肝解郁，引肝气下降，气降火亦降；天麻、钩藤清热息风，平肝潜阳。全方合用，含"滋水涵木""釜底抽薪"之义。

邱定荣等在邓铁涛浴足方治疗高血压临床疗效初探中，治疗组内服基础降压药，每日下午用邓铁涛浴足方浴足 1 次；对照组内服基础降压药，每日下午用温水浴足 1 次。结果：2 组高血压患者降压疗效比较有显著性差异（$P<0.01$）；治疗后 2 周后组间比较，头痛差异有统计学意义（$P<0.05$）。结论：邓铁涛浴足法具有清热熄风，平肝潜阳，引肝气下降等功效，从整体上调整人体气血阴阳，疏通经络气血使高血压人重新恢复阴平阳秘、气血调畅的正常生理状态。

黄桂宝等用邓铁涛浴足方治疗原发性高血压患者 60 例，结果提示：在降压方面，试验组与对照组比较在降低舒张压方面具有显著性差异（$P<0.05$）；在改善临床症状方面，试验组总有效率为 93.4%，对照组 76.7%，两组比较有显著性差异（$P<0.05$）。

张广清等观察邓铁涛浴足方治疗 120 例原发性高血压患者的临床疗效发现：①两组高血压患者降压疗效比较差异有显著性（$P<0.05$）；②高血压患者中医证型痰湿壅盛型、气虚痰瘀型治疗两周后收缩压差、舒张压差组间比较，差异均有显著性，疗效确切，值得临床推广应用。

陈建兴观察邓铁涛浴足方治疗高血压肝阳上亢型患者，结果：治疗组血压值降低（收缩压、舒张压、脉压差、平均动脉压）、临床证候改善及血浆内皮素、醛固酮活性、肾素活性降低均优于对照组（$P<0.05$）。结论：邓铁涛浴足方能进一步降低患者的收缩压、舒张压、脉压差、平均动脉压，明显改善患者临床症状，如头痛、头晕、失眠等，提高患者的生存质量。其降压机制可能跟降低 RAAS 系统活性、抑制了内源性缩血管物质的释放有关。

江其影运用邓铁涛浴足方治疗肝阳上亢型眩晕病（原发性高血压）患者，研究结果表明：可以改善患者临床症状及睡眠质量；减少 24 小时的血压变异率（BPV），提高血压平滑指数（SI），协助西药实现有效、平稳地控制 24 小时血压;其降压机制可能与改善睡眠质量、降低交感神经系统活性,从而降低血浆儿茶酚胺水平有关。

总之,邓铁涛浴足方体现了中医药简、便、廉、验的特点,为高血压的"内病外治"提供了理论依据和临床实践,值得在临床上推广应用。

寒温归一话双雄——热病寒温统一学术源流回眸与展望

万兰清

（深圳市万众国医馆）

一、缘　　起

20 世纪 80 年代，中医界一场关于热病寒温统一学术思想理论体系的论争持续了近十年之久，一时多少豪杰！其中最为突出的，有首批国医大师邓铁涛和一代名师、先父万友生。

他俩在半个世纪的中医学术发展史上，都留下了浓墨重彩的一笔，不仅在热病领域的造就堪称双雄，而且私交甚深。过去，他们同为中华全国中医学会第一、二届常务理事，常常聚会，共商中医事业大计，结下了不解之缘。我侍父侧，常听到他对邓老的赞叹，给我留下了深刻印象。邓老长先父一岁，有着他们那个时代知识分子的共同特点，除志同道合之外，均多才多艺，风流蕴藉，格调高雅，故惺惺相惜。除此之外，还有一个共同点，用邓老一句调侃的话说："个子都不高"。

1990 年，我随先父作为江西省师生代表在北京人民大会堂参加首届"全国继承老中医药专家学术经验工作"拜师大会，会上邓老代表全体老师，登台发表了著名的"学我者必超我"的名师宣言，那铿锵有力、掷地有声的话语，带着磁性的、有如歌唱家的嘹亮嗓音（后来我才知道邓老确实爱唱歌、会唱歌），有如年轻人般神采飞扬的步态，立即吸引了所有的目光，话声甫落，全场立即响起暴风雨般的掌声。时隔 20 余年，此情此景犹历历在目。

这是我初识巨擘。也是在那次，邓老给了我一句评语："像个男孩子。"我爸在旁不禁莞尔一笑——我确实是男孩性格，看得真准。

1991 年，我爸主持的国家科委"七五"攻关重点课题——"中医急症"之一的"应用寒温统一热病理论治疗急症(高热、厥脱)的临床研究"结题。老爸主请邓老做专家鉴定委员会主席,记得当时还请了现在的国医大师周仲瑛、安徽中医学院王乐匋教授、上海中医学院柯雪帆教授、重庆中医药研究所黄星垣研究员和江西中医学院洪广祥教授等温病、伤寒名家组成鉴定委员会。会上由我向专家们作结题报告。会后,邓老大笔一挥,即兴为我题写了"海到无涯方是岸,山登绝顶我为峰"的整张宣纸大幅墨宝,事后还特为补寄来他的印鉴。得到邓伯伯的青睐,何幸如之!

1994年夏,一个偶然的机缘,我调来深圳市人民医院工作,当然首先拜望了近在咫尺的邓老。老人家给了我如师如父的指导与关怀,并抽空亲临当时十分简陋、拥挤不堪的深圳市人民医院门诊部,看望我和海龙(我的夫君和同学)。初来乍到,人生地不熟的我们,受此荣宠,备受鼓舞,备感温暖,深深体会到老前辈对后学的提携与殷望。

记得1997年的春天,我父母来深探亲,特邀老友来深一聚,住在麒麟山疗养院,盘桓二日,并相偕共游深圳野生动物园,欣赏动物表演,博得老人不时开怀大笑。后我父吟诗一首以志曰:"二老观百兽,百兽舞蹁跹;人与兽共乐,回归大自然。"邓老阅后,一时兴起,挥毫立就一幅,并志之曰"丙寅春与万老游深圳野生动物园,观野兽巡游,万老诗兴大发,吟诗如右"云云。这幅墨宝至今悬挂在我的厅堂。

在此后的十多年里,我由于健康问题,历经磨难,淡出了中医界。邓老看在眼里,叹在心中。后幸贱躯康复。2012年,由于多方因缘聚合,促成"深圳市万众国医馆"创建,我任第一任馆长。邓老十分高兴,鼎力支持,以95岁高龄,慨然承诺担任医馆首席学术顾问,赠送了他已出版的几乎全部的著作,并书赠多幅墨宝,发表电视讲话,以表彰、激励我辈后学。他多次教诲我:"要把你爸的学术思想发扬光大","要把女儿(江西中医药大学本科毕业,主任中医师)培养成超过你们的铁杆中医","要退而不休"。

我诚挚电告邓老:"即使我父健在,支撑力度也不会在您之上。"

邓老力行"学我者必超我"的宏愿,普度一切学子,甘当孺子牛的精神,我体会至切!

在邓老的殷切期望和鼓励鞭策下,在深圳市有关方面领导人的重视下,我们着手向国家局申报"寒温统一学术流派承传基地"的工作。这是必须承当的责任。邓老坚定地对我说:"无论上面批不批准,你们都要努力去做,只问耕耘。"

把老一辈的事业接下来,传下去,鞠躬尽瘁!这是我辈必须为之朝乾夕惕、临深履薄而尽此形命者。

愿以此作为本文的缘起。

二、沿　革

在漫长的历史长河中,热病寒、温理论经历了一个由合而分,又由分而合的过程。简述如下:

(一)寒温合论时代

热病寒温合论,从源头而说,实出《内》《难》。如《素问·热论》云:"今夫热病者,皆伤寒之类也。""人之伤于寒也,则为病热。"《难经·五十八难》云:"伤寒有五:有中风,有伤寒,有湿温,有热病,有温病。"显然,它们是寒温合论的。

从东汉至晋(约3世纪),我国处于小冰河时期,气候奇冷,史上有一夜之间,泼水浇铸高大坚冰防御工事,退敌成功的记载,足见其寒冷的程度远非"滴水成冰"可比。加之战乱频繁,民不聊生,寒疫暴发流行,致死者众。遂有仲圣之出,以救苍生之难。

仲圣著《伤寒杂病论》一书,其实也是寒温合论的,其三承气汤的苦寒攻下、麻杏甘石汤的辛凉清透等一直为历代温病学家所重,并一直为今医习用。只是由于当时的疾病谱以寒疫为主,故详寒略温而已;对风温坏病等虽有提出,却语焉不详。

由于仲圣之功,中华民族在3~5世纪世界疫病大流行的死亡风暴中得以幸存并繁荣。

(二)寒温分论时代

至宋金时(11世纪左右),由于社会环境、气候变化与人居世态大异古时,疾病谱发生了很大的变化,温热病流行,而医者墨守伤寒成法不变,违背了仲圣"随证治之"(实则是今之"辨证论治")的原则,造成热病临床疗效大幅下降。面对现实,医界有识之士开始质疑伤寒诸方,并另辟蹊径。

首先是刘河间主火热。他说:"余自制双解通圣辛凉之剂,不遵仲景法桂枝麻黄发表之药,非余自术,理在其中矣,故此一时,彼一时,奈五运六气有所更,世态居民有所变,天以常火,人以常动……"《四库全书总目提要》对他的辨证论治水平予以了肯定,评说:"作是书,亦因地因时,各明一义,补前人所未及。"

温病学派的产生、发展与成熟,与历代温疫的流行史并行,且每每都能找出对治之法,控制其流行,保障了中华民族的繁衍昌盛。相对来说,世界其他地区的人们就没有这么幸运了。正如李士懋教授所说:"……有些民族因瘟疫而消亡,而中华民族虽经历次磨难,人口却达 13 亿,中医功不可没"。(2014 年 8 月 8 日《中国中医药报》3 版《李士懋:从经典临床价值谈中医传承发展》)

温病学说原本是中医热病理论继仲圣之后的又一次飞跃,可望问鼎医学顶峰。却由于人们的守旧,把一个事物的两个方面从中一刀劈开,生生分成冰炭不相容的两个事物,各立门派,相互论争,结果恰恰扼杀了其无限的生命力。

究其因,当时许多医者虽同以研习伤寒著称,却既不能领会仲圣寒温合论的实质,又不能如吴又可、吴鞠通等温病大家那样有所突破、有所前进,面对临床新的疾病谱,缺乏创新思维能力;其保守者更起到了阻碍发展的作用。

待到温病学术大发展,在热病临床大放异彩,后之学者,又只知有温病,不知有伤寒,再一次走进了偏见的胡同,并越走越远。把温病独立成门派,造成割裂寒温,形同冰炭的局面。

尤其是近几十年以来,西医学"炎症"概念深入人心,医者患者,靡不如此。凡发热就辨为温病,一律辛凉或苦寒,唯"消炎"是务,几乎见发热即凉之唯恐不及;到现今甚至连表里层次都不分了,嫌辛凉不过瘾,出手就是羚角粉、猴枣散……以致表证固着不解,留下许多鼻、咽痼疾;或寒邪深伏入里,导致伤阳诸病,如儿童厌食、体虚易感、生长迟缓等等。

当然,这种不合理用药,大多是不懂中医而用中药造成的。因此,学术发展之路必须走正。尤其是现前西医一家独大的状态下,中医学术不能正确发展,难有盛世。

(三)返本归真,九九归一

原本,每一位温病大家,都是精通仲圣之学的,他们首先是伤寒大家。在临床实践中,认识到了温热病与伤寒迥异的现实,经历了一段艰苦卓绝的摸索与思考后,开辟了一片新天地,在六经辨证的基础上创立了卫气营血辨证以及三焦辨证,令几近完美的热病辨治大厦高高耸立。温病与伤寒,它们是一而非二。

正如吴鞠通在其所著《温病条辨·凡例》中所说:"是书虽为温病而作,实可羽翼伤寒……学者诚能合二书而细心体察,自无难识之症。"又说:"岂可各立门户,专主于寒热温凉一家之论而已哉。"(《温病条辨·续篇·辨寒病之源于水,温病之源于火》)

治热病本是中医的强项,仲景及其后学是这样,吴鞠通等温病大家亦无一不是如此。因为他们胸有全局,有规矩方圆,才会有圆机活法。这个"全局"和"规矩",就是《内经》创立的"寒温统一"。

仲景用这个规矩应对当时的寒疫,创立六经辨证,取得了划时代的辉煌;温病诸家用这个规矩应对当时的温疫,创立了卫气营血、三焦辨证,再次取得了划时代的辉煌。我们现在丢失了这个"全局"和"规矩",走偏锋,结果中医丢失了急症阵地。

是时候返本归真了。这也是 20 世纪那场大论争的时代与学术背景。

人们在理论研究的同时也开展了许多临床实验研究,结果是肯定的。

兹略举我国一个常见多发的急性传染病——流行性出血热(简称"EHF")的临床研究为例试说明之。

中医介入综合医院传染科,与西医同道合作,对照治疗 EHF,是 20 世纪 80 年代的事;尤其是"中医急症"列入国家科委"七五"攻关(1986—1990)重点课题之后,中医得以全面介入急症领域。先父用寒温统一(即以八纲统六经、三焦、卫气营血辨证方法)理论指导治疗急性传染病流行性出血热在其列。笔者适逢其会,得以协助他率队进驻袁区人民医院传染科。

我们发现,江西的病机特点是以湿热疫为主。有寒化与热化两途,其演变传化过程又与患者个体体质偏颇及宿疾有密切相关。

其初期(发热期)多柴胡桂枝汤证。此期或呈一过性,随即邪陷入里。

邪气内陷(低血压休克期)多气阴两脱证,对此"参麦针"疗效之佳常令西医同道钦羡,以致结束工作后,他们还想继续使用。

休克重症一律见内闭外脱证,开闭固脱法(方案较复杂,此处从略)常可挽回西医诊断为"难治性休克"者。后来以此法列题进行机理研究(国家自然科学基金题)时,湖南医科大学罗正曜教授,作为国内西医休克研究权威,面对实验结果,情不自禁地赞叹说:"祖国医学确实是一个伟大的宝库!"对开瘀、湿、热闭的犀珀至宝丹(修改方)大为重视,谓能解决西医目前治疗休克药物缺乏的难题。

休克期临终常见阴竭阳脱证,或见少数阴盛格阳、戴阳寒化证。当时对此危急重证的处理,没能突破通脉四逆汤的用量,终归于失败。及至 20 多年后见到李可的"破格救心汤",不禁大为震撼,设当年我等有此胆识和担当,那几位"寒疫"死亡病例何至不救?惭愧!

由此,寒温统一观,在休克期的指导意义显而易见。

患者若能安度休克关,即进入第二个"生死关"——急性肾衰竭。此期病机,以正虚暂复而邪盛未解,湿、热、瘀毒胶结于三焦、膜原,二便不利为特点。若不能在短期内解除邪毒之胶结,使二便得利,邪有出路,则甫复之正气必将再次败亡而再次陷入内闭外脱之候,出现西医所谓的多脏器衰竭而亡。而中医宣畅三焦综合大法对此期有极重要的意义。

所谓宣畅三焦综合大法,包括对三焦气化的宣、运、渗法,同时还有攻水、清热、通腑、化瘀以助防闭、开闭、养阴、益气以防脱、固脱。

在这个综合大法中,用到了许多伤寒方和温病方。用得最普遍、最多的有:大陷胸汤、抵当汤、五苓散、桃仁承气汤、犀珀至宝丹、增液承气汤、清瘟败毒饮、连朴饮，甚至桔梗白散均有运用，疗效快捷可靠，未见毒副作用。

最得力的是我们自制的宣畅三焦方，选"三拗"宣上，"平胃"运中，"四苓"渗下，斡旋三焦气机。看似平淡，但对湿热疫以郁遏气机为特点，"以胃肠为窠穴"（国医大师路志正语）的病机很是契机；早期运用，结合以上诸方，或口服或直肠点滴给药（因患者此时大多胃肠症状严重，无法服药，我们的经验证明，这是一种实用可靠的给药途径），往往能达到防患于未然的目的，有效帮助患者度过这最危险的病期。

由此看出，寒温统一观在疫病极期的指导意义也是很大的。如果没有全局观念，不能对任何一个热病（或是急性传染病）胸有方圆、目见全牛，执寒温两法而随证治之，但拘执寒、温之一种辨证方法或一种学派观点，临床定不敷应用而陷入困境。

笔者常想：如能把伤寒、温病讲堂放到传染科来，该有多么生动活泼！什么太阳蓄水证、蓄血证、大结胸证、寒实结胸证、三焦闭阻证、少阳证、阳明证、太少两感证、直中少阴证、厥阴闭证、脱证、内闭外脱证、各种体征、舌象……应有尽有。那时，寒温归一，也就成了医者应势而为的需要。

三、展　望

先父在完成了《热病学》一书的编写任务后，以一首七律作为他一生主要学术研究的结语："深入长沙久探幽，寒温一脉总同流；内伤外感终须合，热病书成素愿酬。"先父是勤奋的，他做到了鞠躬尽瘁。然而，一个人，无论他多么优秀，多么努力，力量也是有限的。

寒温归一的事业远无终止，吾辈任重道远。邓老高瞻远瞩，提出了"中医发热病学"的命题。这需要几代人在发热病领域扎扎实实地付出，一个个病去攻克。就如当年 SARS 肆虐，西医束手，邓老等一批前辈临危请缨，指导中、轻年一辈深入一线真干，敢打硬仗，攻无不克。就是要用这种精神，坚持在临床一线打持久战，才能实现邓老的夙愿。

相信在国家中医药管理局的正确领导下，在老一辈的精心指导下，团结一大批有担当、肯付出、有拼劲的中青年铁杆中医，苦干加巧干，凭借中医学无与伦比的先天契理性，一定能在不远的将来，就像搞 SARS、搞 EHF 一样，在热病领域，全面开花，做出实实在在的成绩来。那时，一部旷世大典——《中医发热病学》，定能第一时间摆在邓老案前。这决非邓老个人的大愿，更是中医事业的大愿，人民的大愿，天下苍生的大愿！因为，中医热病学术的发展可为世界人民应对日益严重的各种超级病毒引发的流行性疫疬，闯出一条新路。必将对 21 世纪中医腾飞起到举足轻重的作用。

邓铁涛学术思想的传承与发展

陈凯佳,刘小斌

（广州中医药大学）

国医大师邓铁涛（以下简称邓老）在学术研究上取得了多方面的成就,如五脏相关学说、脾胃学说的研究,中医气血痰瘀理论临床指导冠心病及其他心脑血管疾病的防治,以及重症肌无力辨证论治研究与危象抢救等等。邓老从 1978 年开始招收硕士研究生,1990 年开始应聘为全国继承老中医药专家学术经验指导老师,2007 年开始名老中医带徒以来,这期间邓老培养了一批又一批优秀的中医人才,这些学生在各自的领域作出了卓越的贡献,继承和发展了邓老的学术思想。现将邓老弟子近些年来对其学术思想的继承与发展总结如下。

一、五脏相关学说研究

五脏相关,首见于邓老 1961 年《广东中医》。1988 年,邓老在《略论五脏相关取代五行学说》一文中指出:“事实上,近二三十年来我一直在用五脏相关学说指导临床实践。”

（一）五脏相关源流梳理

刘小斌通过对《内经》“五脏相通”、汉代张仲景 “五脏病” 论、金元时期刘完素 “五运主病” 以及明清医家提出的 “五脏旁通”、“五脏穿凿”、药性归经、五行相生子母相应之义、“五脏互相关涉” 等理论学说进行比较,认为邓老提出的 “五脏相关” 与上述理论有学术渊源,但五脏相关运用现代语言表述了自《内经》以来五行学说的合理内核,凝炼成为解释复杂病理现象、指导临床实践的理论,体现了当代中医学术继承与创新的辩证关系。郑洪从五行体系的构建、哲学的系统化、五行学说与中医理论体系形成的关系,五行理论的发展以及在医学的应用、脏腑与五行、近代关于五行学说的论争及五行研究中的问题等方面阐述中医五行学说的发展,梳理邓老提出五脏相关学说的历程及五脏相关学说内涵(五脏系统及连属、五脏相关模式及其应用);指出"简单废弃五行不可取",五脏相关的研究思路是从临床出发的,比从先验理论框架中寻找依据,更具理论价值和指导意义。

(二) 理论及内涵探讨

邱仕君教授认为五脏相关学说是中医理论的补充和发展,学科意义在于横跨了理论层次和实践层次,介于基础理论与临床医学之间。五脏相关学说研究以相关性、多元性、开放性为主要表征,具有跨学科、综合性的特点。为中医基础理论的构建与研究方法从认识上提供了一种开放的眼光,辨证的思路和宽容的气度。五脏相关可分为系统之间、系统内、系统外三个层次。刘小斌的博士研究生陈坚雄认为五脏系统间关联机理为"功能协调"和"气机相系";五脏系统内关联包括"表里关联"和"内外关联"两种,通过经络沟通和阴阳气化作用实现;五脏系统与环境关联的机理是"生气通天","同气相求"。赵益业认为五脏相关的内涵与神经内分泌免疫网络相关。

(三) 疾病相关性研究

唐飞舟在五脏相关学说指导下,参考阴阳学说和经络学说,推拿膀胱经、根据脾及五脏病情不同与变化选取穴位叩刺梅花针及捏拿督脉,通过刺激皮部来疏通经络、调理脏腑,运用推拿和针灸治疗重症肌无力患者并取得显效,并归纳五脏相关临床应用较为成功的病种主要有冠心病、高血压、肝胃病、重症肌无力以及其他的疑难杂病。邱仕君教授指导其研究生进行了如脾肾相关与痿证,肝脾相关与肝胃病,肺脾肾相关与硬皮病,心肺相关及临床应用等疾病相关性研究。刘小斌随机抽样调研 1200 例住院病案资料发现,中医病名证型涉及 2~4 个脏腑所占的比例为 92.33%,中医治法涉及脏腑两项以上的病案占 92.42%,从流行病学的研究角度证实了五脏相关临床使用的广泛性。

(四) 物质基础研究

刘小斌的博士陈凯佳通过观察强肌健力口服液含药血清及与龟板混合血清对大鼠骨髓间充质干细胞(BMSC)体外增殖和成肌分化的影响,提出"骨髓间充质干细胞(BMSC)为脾肾相关细胞层次表达的存在形式"的工作假说。

2005 年 7 月,由于有前期工作基础以及邓老学术影响,"中医五脏相关理论继承与创新研究"课题成为国家重点基础研究计划(973 计划)中医专项之一,邓老的学生刘小斌、邱仕君、邓中光、郑洪、刘凤斌、吴焕林、邹旭、刘友章等均参与这个项目。项目首先是分开进行文献整理和理论探讨,临床应用研究,实验研究等几大板块,其次是将这个课题分为心脾相关、脾肾相关、肝脾相关等几个子课题,以五脏相关对临床的指导作用为重点,先在两两相关的层次对五脏相关学说的临床应用及实验研究进行总结。课题组成果"中医五脏相关学说应用基础研究"2005 年 5 月通过广东省中医药管理局组织技术鉴定,"冠心病心脾证治的研究"2007 年 3 月通过广东省中医药管理局组织技术鉴定,建立了"中医五脏相关理论继承与创新研究知识管理系统","中医五脏相关理论基础与应用"获 2008 年度广东省科学技术一等奖,项目于 2010 年通过科技部验收,从而使五脏相关的研究推进到一个新的高度。

二、临床经验的继承与发扬

(一)痰瘀相关与心脑血管疾病

邓老运用"心脾相关""痰瘀相关"等理论指导心脑血管疾病的治疗。邓老认为,冠心病等心脑血管病的病机主要为本虚标实,本虚为心阴心阳虚,标实主要是痰瘀相关。发病在心,但与肝肾阴虚、脾虚生痰的关系亦很密切。根据南方多气虚痰阻病人的特点,创用益气除痰的温胆汤加参化裁治疗。

(二)临床运用

阮新民、吴焕林、邹旭、张敏洲等运用邓老"心脾相关"及"痰瘀相关"理论,治疗包括冠心病心绞痛、心肌梗死、心律失常、心力衰竭等心血管疾病。吴伟康等通过对 96 例的观察,发现应用调脾护心的"护心方"为基础的中医治疗方案,配合西医基础用药,能提高冠状动脉搭桥术患者生存质量,提高病理生理学急性病预后健康评估(APACHE)Ⅱ评分,改善心功能和临床症状。该项目获 2004 年广州中医药大学科技成果。邱仕君临床擅长运用邓氏温胆汤治疗高血压、冠心病,吴伟康在邓老"痰瘀相关"理论指导下,运用邓氏温胆汤加味治疗冠心病,取得良好效果。邓老创制了温通开窍、活血化瘀的冠心止痛膏治疗冠心病心绞痛标证。何绪屏对冠心止痛膏进行了 29 例 162 例次的速效观察,总有效率为 76.5%;以冠心止痛膏为主进行的 31 例患者中,心绞痛症状总有效率为 96.8%,心电图疗效总有效率为 67.7%。李南夷运用邓老常用治疗心衰的养心、暖心胶囊辨证治疗慢性心衰患者 45 例。其中养心胶囊显效率 17.2%,总有效率 86.2%;暖心胶囊显效率 37.5%,总有效率 93.8%。养心胶囊由人参、麦冬、三七、茯苓、法夏等药组成。暖心胶囊由人参、附子、薏苡仁、橘红等组成,二方一滋阴,一温阳,但都气、血、水兼顾,补虚为主,标本同治。

（三）实验探讨

部分弟子通过实验对冠心病"痰"和"瘀"的物质基础进行研究。丁有钦通过检测 30 例痰浊型心血管患者的血黏度等血液流变学指标，认为血脂成分的增高是痰的物质基础之一，由此而导致的血浆流动性降低、凝集性增高的状态，符合中医血瘀的概念，反映了"痰中夹瘀""痰可致瘀"。陈立典观察和比较了 68 例男性冠心病患者血浆性激素、血脂水平，结果显示冠心病气虚痰浊证型者雌二醇（E_2）、E_2/T（睾酮）、总胆固醇、血浆黏度较正常者和其他辨证类型冠心病者异常增高，同时血清高密度脂蛋白（HDL）值显著降低。表明益气除痰法不仅对气虚痰浊型冠心病疗效显著，而且对非气虚痰浊型者亦有相当的疗效，显示该法运用在冠心病治疗中的普遍性意义。

（四）重症肌无力辨证论治

邓老从 20 世纪 50 年代就开始潜心重症肌无力（MG）的研究，对该病的认识从理论到实践独树一帜。他领导的研究小组承担国家"七五"攻关课题，学生在他的指导下，对 MG 的辨证论治和脾虚机理，从临床到实验进行了系统研究。他创制的强肌健力饮（汤剂）对 252 例 MG 治疗总有效率为 98.8%，该项研究获 1991 年度国家中医药管理局科技进步一等奖，1992 年度国家科技进步二等奖。

1. 临床经验继承与总结　张世平总结邓老治疗 MG 的经验。认为重症肌无力与脾虚有关，因虚致损，其病机实为脾胃虚损，且与五脏相关；辨证主张以脾气虚作为重症肌无力的基本证型，其他相关之证作为兼证处理；治疗主峻补脾气，制强肌健力饮作为重症肌无力的专病专方，并据五脏相关之证，辨证治疗；用药重用黄芪，喜用广东草药。邓中光、刘小斌在临床长期应用邓老的经验方和强肌健力系列中成药治疗重症肌无力，取得良好的效果，二人共同编著《常见肌肉疾病中西医诊疗与调养》。刘小斌教授在广州中医药大学第一附属医院抢救重症肌无力危象患者，至 2008 年已救治危象患者过百，抢救脱险无一例死亡，发表相关研究论文多篇。李顺民认为邓老治疗 MG 的主导思想，可以概括为"脾虚为本，五脏相关，多元调治，有方有守"16 个字。他在邓老的指导下，将强肌健力饮制成胶囊型中成药，并进行临床治疗观察，结果发现强肌健力胶囊对 MG 有很好的治疗效果。疗效与其原方强肌健力饮水煎剂相似且服用方便，与泼尼松（强的松）相似，而无毒副作用。

2. 实验探讨　张世平首次从中医的角度，应用 HLA-A、B 分型血清，对脾虚型重症肌无力（MG）与人类白细胞抗原（HLA）的关联进行研究，结果发现脾虚型 MG 与 HLA-Bw22 和 Bw46 有显著关联,脾虚 MG 外周血白细胞介素 -2 受体(IL-2R)明显高于正常人的水平,脾虚 MG 经强肌健力饮治疗后,其血清抗乙酰胆碱受体抗体(AchR-Ab)水平明显下降。在一定程度上阐述了 MG 脾胃虚损病机的免疫遗传学基础,为脾虚型 MG 的辨证论治提供"脾虚本质"的客观实验依据。李顺民运用强肌健力胶囊治疗重症肌无力患者,发现治疗后患者肌电图、AchR-Ab 检测指标都有明显改善;强肌健力胶囊有很好的双向免疫调节作用;能提高 EAMG 膈肌细胞膜表面 n-AchR 结合部位数,并对病理状态下 n-AchR 代谢有调节作用。MG 有细胞遗传学损害,这种损害与脾虚有关,并能被强肌健力胶囊逆转。

三、脾胃学说与消化系统疾病辨治

邓铁涛从 1959 年开始带教西医学习中医高研班学员到解放军 157 医院进行"脾胃学说"研究,并运用脾胃学说治疗消化系统疾病。邱仕君、刘小斌等继承邓老温养脾胃的思想,临床常用健脾益气的陈夏六君子汤加减治疗慢性胃炎、肠炎。刘友章研究发现脾虚证通常会出现细胞线粒体数目减少,线粒体肿胀,基质变淡,嵴断裂,膜缺损等病变,并且线粒体质和量的改变与脾胃气虚的症状和病情轻重程度密切相关,因此,进行线粒体观察有助于脾胃气虚诊断及轻重程度判断,线粒体作为"脾"的重要组成部分,既能确切地解释中医"脾"的机能,又能使"脾"的生理机能建立在客观物质形态基础上。

邓老治疗慢性肝炎、肝硬化也具有丰富的经验。他认为本病病位不单在于肝,更重要的是在脾。治疗以益气健脾为主,佐以疏肝、化湿、活血等,创制治疗慢性肝炎、肝硬化的慢肝六味饮以及软肝煎,并开发出治疗慢性肝炎的协定方肝舒胶囊。肖会泉对肝舒胶囊治疗慢性丙型肝炎的疗效及其机理进行了较全面的研究。发现用肝舒胶囊治疗丙型肝炎,疗程要长,要坚持治疗 12~18 个月,方能取得较好的疗效,且有助于减少复发。肝舒胶囊具有增加人体免疫功能和较明显的抗病毒作用,能抑制鸭乙肝病毒(DHBV)DNA 的复制,降低血清 DHBV DNA 含量。

邓老运用五脏相关理论解决临床难题,主要体现在对重症肌无力(包括危象)、冠心病(包括各种并发症如心衰等)、慢性肝炎肝硬化、神经肌肉疾病(如肌萎缩侧索硬化症等)等现代医学认为常见多发病及疑难危重病的防治。可以说,五脏相关学说实际上是邓老学术思想的核心。邓老的五脏相关学说,从临床中总结提出,又用于指导临床实践。邓老的学生和弟子在其指导下,对五脏相关理论的内涵进行了逐步深入的探讨,如梳理了五脏相关与五行的关系、异同,提出了五脏相关的三个层次及与神经内分泌免疫网络的相关性等,并通过实验进一步为理论提供支撑;同时,他们也运用五脏相关及痰瘀相关理论和脾胃学说诊治临床各科疾病,如心脾相关、痰瘀相关诊治心血管疾病,脾胃虚弱、肝脾相关诊治消化系统疾病;脾胃虚损、五脏相关诊治神经肌肉类疾病等;很好地继承和发展了邓老的学术思想和临床经验。

第三部分
杏林传薪　桃李芬芳

《清明上河图》中的北宋医药文化

靳士英[1]，**靳朴**[2]，**刘淑婷**[3]

（1. 南方医科大学；2. 广东省人民医院；3. 广州中医药大学）

欣逢吾师邓老 99 岁华诞，怀着感恩的情怀，以"临床史观"为指导，撰写了一篇研究《清明上河图》中的北宋医药文化的心得，以兹庆贺，恭祝邓师松柏常青。

《清明上河图》是北宋宫廷画师张择端的杰作，他以散点透视法用界画描绘了清明时节开封汴河及其两岸的景物与社会生活，笔法纤巧，构图精美，吸引了国内外许多专家，从绘画、建筑、考古、民俗等多方面进行研究，形成了"清明上河学"。

我们在十余年前就开始研究此课题，2003 年曾在《中华医史杂志》上发表论文《〈清明上河图〉与北宋医药文化》，今天看来，其研究尚欠深度。去年以来，我们新获北京故宫博物院所藏石渠宝笈三编本真品印刷版，又进行了深入的探索，特撰文以致庆。

一、张择端与《清明上河图》

《清明上河图》卷后尾纸上有金人张著的跋文谓："翰林张择端，字正道，东武人也。幼读书，游学于京师，后习绘事，本工其界画，尤嗜于舟车、市桥、郭径，别成家数也。按《向氏评论图画记》云：《西湖争标图》《清明上河图》，选入神品，藏者宜宝之。"张著是金朝监御府书画，是鉴定书画的行家里手。这段跋文写在金大定丙午年（1186），当南宋淳熙十三年。"翰林"指宋徽宗宣和画院的翰林待诏，是皇家职位较高的专职画家；"东武"今山东诸城；"界画"是以工匠界尺来作画，擅画舟车、市桥、郭径。此图被认为是在北宋覆灭前蔡京宣扬"丰亨豫大"，要尽情奢侈享乐，以虚假繁荣掩盖内忧外患的时期完成的。

此图绢本设色长卷，长达 528.7cm，幅高 24.8cm。分为三个部分：第一部分描绘汴京远郊,晨曦初露,人们活动的情景;第二部分以汴河上的虹桥为中心描绘汴河及其两岸人流物流穿梭往来,漕运的繁忙景象;第二部分是城关,描绘的是城门内外熙熙攘攘,车水马龙的街景。全图绘有人物700余,驴、马、骡、猪、骆驼80余头,舟船20余艘,车轿20余乘,皆各有情趣,生动活泼,惟妙惟肖,疏密有致,有序展开。

此图弥足珍贵,是国画中界画民俗画的绝品,为历代朝廷、权贵、文人墨客争相收藏的瑰宝。初藏于宣和内府,有赵佶签题;后被金人掠去;明代奸相严嵩父子曾起冤狱,杀人夺画,抄家后复归明廷,后又被太监冯保盗走;清代又归朝廷,但1925年又被末代皇帝溥仪盗出,成立伪满洲国时流落关外;新中国成立后,东北清查文物时被发现,经郑振铎鉴定,调回故宫博物院收藏。至于摹本,始于南宋,临安已有画师临摹,每卷纹银一两,后世摹写不断,国内外多有收藏。

二、《清明上河图》描绘的北宋医药文化

(一) 医铺与走方郎中

北宋重视医药事业,汴京城内医铺林立,名医众多,市井细民就医颇称方便。

1. 医铺 《清明上河图》城区末尾绘有"赵太丞家",三进,规模较大。门前竖有两个立招:一为"大理中丸医肠胃冷";一为"治酒所伤真方集香丸",其后一大立招为"赵太丞统理男妇儿科";室内挂一匾"五劳七伤回春丸",室中有三妇人,其中一妇人坐着抱一小儿,等待大夫诊视。

大理中丸、集香丸均出自《局方·治一切气》。理中丸治"中焦不和,脾胃宿冷";集香丸治"因酒过伤,脾胃不和"。理中丸与集香丸可能均由和剂局熟药所供应。"回春丸"似是自创的方药,医铺而有方药供应,我国由来已久。

"赵太丞家"或为画家虚拟,或真有其人。宋代喜用自家姓氏、官名、浑号命店名与立招,《东京梦华录》就有"李生菜小儿药铺""仇防御药铺""刘家药铺"。若非虚拟,推测可能与赵自化有关。赵自化(949—1005),北宋医家,德州平原(今山东平原)人,父兄均通医术,自化医术更精,历任翰林医学、尚药奉御、翰林医官史等职,称"太丞"自无不可。若是,"赵太丞家"或可能是赵自化的后裔经营的医铺。

2. "杨家应症"与"杨大夫统理" 宋代医官采取官、职分离,本官不管本职的制度。政和以前医官属武阶,医官有功升迁以武官品级升迁,凡八阶,而"防御"即防御使。《东京梦华录》中载有不少防御家开的医铺、药铺。徽宗政和二年(1112),医官才改为文职:和安大夫、成安大夫、成全大夫、成和大夫,旧

称军器库使;保和大夫旧称西陵锦使;保安大夫旧称榷易使;翰林良医旧称翰林医官使;和安郎、成安郎、成全郎、成和郎即旧称军器库副使;保和郎旧称西陵锦副使;保安郎旧称榷易副使;翰林医正旧称翰林医官副使。最高的和安大夫也不过从六品而已。北宋末年始称医生为大夫、郎中。《清明上河图》"孙羊正店"右边转弯的大街上,在房顶上有两块立招立于两间不同的瓦房上,一为"杨家应症",另一以暗色书写"杨大夫统理",应是退职的大夫医官开设的私人医铺。

3. 走方郎中 《清明上河图》"赵太丞家"斜对面路上有一云游四方的行脚僧,背着带遮阳的背篓,上面插着拐杖,里面可能装有草药,手敲云板,似吆喝着看病卖药。苏轼有"萧然行脚僧,一生寄天涯"名句。可能宋时此类僧人不少,云游天下,寻师问道,看病卖药。民间医生则称走方郎中,常带着徒弟,治疗工具,摇着铃铛,走街串户,遍访乡村,为人看病。宋代李唐(1127—1179)所绘《村医图》即是。

4.《东京梦华录》中的医铺 卷之三《马行街北诸医铺》:"马行北去,乃小货行,时楼,大骨傅药铺,直抵正系旧封丘门,两行金紫(金紫者,乃宋以前金印紫绶也。至宋,演为以色别官职之大小,紫色示三品以上)医官药铺,如杜金沟家、曹家独胜元、山水李家口齿咽喉药、石鱼儿班防御、银孩儿栢郎中家医小儿、大鞋任家产科。其余香药铺席,官员宅舍,不欲遍记。"宋代的医铺、药铺,似分不太清,医铺以医为主,兼卖药物;药铺以卖药为主,兼亦看病。因此,孟元老所言医铺中有药铺,药铺中有医铺,不足为怪。

这里讲的是宫城内马行街中的诸多医铺,小货行巷内有大骨傅药铺;旧封丘门大街两厢是三品以上御医退职后开的药铺,他们穿着绯紫衣,佩戴有金鱼绶带,显赫一时,此处举有六家,各具特色:杜、曹、李家突出了所卖的药物,班防御、栢郎中则是专治小儿;任家则专事接生,在门首以大红纸糊蒁筐绘大鞋一双为记,专事接生,治妇人胎前产后的应病症。

(二)药铺与买药人

1. 药铺 北宋商品经济发达,国家制售药品赢利可观,熙宁九年(1076)设太医局熟药所,熟药所出售的成药比生药使用方便,很受医生和病人的欢迎,经营一年,收息钱2.5万缗。崇宁二年(1103)熟药所达五所,修合药所二所。政和四年(1114),"熟药所"改称"医药惠民局",设在太学南门街,许多医药铺所需丸散膏丹,均来此购售。绍兴十八年(1148)改"熟药所"为"太平惠民局"。

2. 私家药铺众多 《清明上河图》中未见绘有药铺,但《东京梦华录》载有多家药铺。卷之二《宣德楼前省府宫宇》报慈寺街有"百钟圆药铺"。《潘楼东街巷》旧曹门街有"李生菜小儿药铺,仇防御药铺"。《大内西右掖门外街巷》有"张戴花洗面药、国太丞、张老儿、金龟儿、丑婆婆药铺……出梁门西去,街北建隆观,观内东廊于道士卖齿药,都人用之……西大街荆筐儿药铺"。《大内前州桥东街巷》保康门有"潘家黄芪丸"。《寺东门街巷》有"南北讲堂巷、孙殿丞药铺、靴店。出界北巷,巷口宋家生药铺"。我们可以看出,药铺有以成药为主的熟药铺,又有以生药为主的生药铺;有一般市人经营的药铺,又有道士卖药处;有经营品种众多的药铺,又有专科药铺和专营一种药为主的药铺。宋代药铺已分工达到如此专业的水平,令人惊叹。

3. 卖药人 《清明上河图》中出城不远的十字街头上,修车铺对面有一老者摆了一个地摊,坐在那里卖药,围观人数不少,老者似在那里讲解宣传。

(1)古代医家采药卖药者:我国古代称药为本草,采药卖药自古有之。《后汉书》载有不少采药卖药人,属医家高手,如台佟、韩康、蓟子训、费长房等。韩康"采药名山,卖于长安,口无二价,三十余年";蓟子训"卖药于会稽市";台佟"隐于武安山,凿穴为居,采药自给";费长房"曾为市橼,市中有一老翁卖药,悬一壶于肆头,及市罢,辄跳入壶中,市人莫之见,唯长房于楼上见之",有人认为"悬壶济世",可能始此。

《宋史》采药卖药人亦多,"杜生者……又卖医药,以给饘粥,亦有时不继……乡人贫穷,以医术自业者多,念已食既足,当更兼他利,由是择日卖药,一切不为";朱勔(miǎn)"……遇异人得金及方书归,设肆买药,病人服之辄效,远边辐辏,家遂富";"有识李宣差者,曰此青州卖药人也";洪芹"乞于赤城桐柏间,采药著书,庶几有补后学",周性简"……臣素闻终南山多灵药,事后宁愿得栖隐,太祖许之"。

(2)宋代卖药有走街串户叫卖者:《东京梦华录·天晓诸人入市》有"州桥之西,谓之果子行……更有御街,州桥至南内前,趁朝卖药及饮食者,吟叫百端。"

宋《证类本草》(1108年)载有一则叫卖草药的故事,谓:"欧阳文忠公(1007—1072),尝得暴下,国医不能愈。夫人云:市人有此药,三文一帖,甚效。公曰:吾辈脏腑与市人不同,不可服,夫人买之,以国医药杂进之,一服而愈。后公知之,召卖药者厚遗之。问其方,久之,乃肯傅。但用车前子,一味为末,米饮下二钱匕。云此药利水道而不动气,水道利则清浊分,谷藏自止矣。"这是一位沿街叫卖药物的卖药人,看来是深通医理,把车前子压成粉末,人也不识。

三、香 药

我国自古以来,就十分重视香药,汉初已派使者通过海陆丝绸之路远赴异国搜求香药,珍宝异物,外国来贡者亦有之。马王堆一号汉墓女尸辛追手握香囊,官椁内置大量茅香、良姜、桂、花椒、辛夷等香药,研究认为对尸体防腐有所帮助。《汉书》载:"武帝时月氏国贡返魂香。"唐无名氏《香谱》云:"天汉三年(前98年)月氏国贡神香,后长安大疫,宫人得疾者烧之,病即差。"隋唐至宋,香药除用于医药外,主为宫廷、权贵、豪绅之奢侈品。

(一)《清明上河图》中的香药铺

1. 刘家上色沉檀拣香铺 "赵太丞家"前方十字街头,有"刘家上色沉檀拣(拣)香铺",门前立招高大明显,下方"铺"字被门前一手推独轮车所遮掩,大门上方大横匾额上有"刘家沉檀□□丸散□香铺",推测是一个规模很大的香铺,可能大宗交易之外还有零售。

2. 孙羊正店大宗经营丝帛香药 孙羊正店是一个大酒楼,四层高楼,门前挂着四个大栀子灯,亦有卖春处。一楼买卖,立有"丝帛""香药"两个小立招,是作丝帛、香药大生意的。推测拉骆驼出城的西亚、中亚大食等商人来时带来的香药、珠宝、奇物卖了以后,换带上丝帛、瓷器等回国。十字街南顶头一家大店"王家□绢匹帛铺",看来也是作此类大生意的。

(二)《东京梦华录》所载香药

1. 皇家香药库 内香药库"在谢(yí,门名)门内,凡二十八库,真宗皇帝赐御诗二十八字,以为库牌。其诗曰:每岁沉檀来远裔,累朝珠玉实皇居。今辰内府初开处,充牣(rèn,满)尤宜史笔书"。皇家香药库有如此规模,看来上好必下甚。

2. 民间香药铺 皇家有香药库,民间有香药铺。"御廊西即鹿家包子,余皆羹店、分茶酒店、香药铺";《相国寺内万姓交易》"殿后资圣门前,皆书籍、玩好、图画,及诸路散任官员土物、香药之类"。另外,州桥东有李家香铺,循廊西游多家香铺,更为集中。

(三)香药榷易甚严

《宋史·食货志》谓:"宋之经费,茶、盐、矾之外,唯香药利博,故以官为市焉。"《宋会要》载:北宋初,京师置榷(què,专卖)易院,乃诏各国香药宝货至广州、交趾、泉州、两浙,非出于官库者,不得私相市易;太宗"雍熙四年(987)遣内侍八人持勅书各往海南诸国互通贸易,博买香药、象牙、真珠、龙脑";《中书备对》载:熙宁十年(1077),三州市舶司所收乳香达354 449斤,其中明州4793斤,杭州637斤,广州348 673斤"。《游宦纪闻》载:"诸香中,龙涎香最贵,广州市值每两不下百千,次等亦五六十千,是蕃中禁榷之物,出大食国。"由于香药的行时,在广州南海有专门的"香户""香市"。在北方,因西夏的阻扰,陆上丝绸之路不畅,宋时开辟了多条海上丝绸之路,又称"香路",大量输入南海诸国、阿拉伯、非洲的香药,有些国家则以进贡形式获免税交易。1973 年,泉州后诸港出土的宋代沉船中就有大量来自东南亚的香药。至于国内也搜求甚严。《续通典·食货·赋税上》载:全国 110 个州府,其中需贡麝香者 15 个,沿海的广南路要求贡海药,贡檀香、肉蔻、丁香、零陵香、詹糖香、甲香。这些香药多通过漕船由南方运往汴京。

(四)香药应用泛滥

宋代医方多尚香药,如《局方·治一切气》诸方多以香药为主,苏和香丸、安息香丸、丁沉丸、大沉香丸、调中沉香散、匀气散、乌沉汤、神仙沉麝丸、集香丸、五香散等均是。苏和香丸集苏和香、安息香、沉香、麝香、白檀香、丁香、荜菝、龙脑等八味香药于一方。《清明上河图》中"赵太丞家"之"集香丸"则由白豆蔻仁、砂仁、木香、姜黄、丁香、香附子、麝香、甘草组成。《局方》书后还设有《诸香》一卷,专载芬积香、衙香、降真香、清远香等熏香的制用方法。

宋代洪刍(chú)《香谱》载香 80 种,介绍熏香、衣香、怀香、啗(dàn,同啖、吃、咬)香以及沐浴、傅粉诸法,并谓当时已有专门的"合香家"。《名香谱》载香药 55 种,其中一种有"助情"作用。至于用香之奢侈,举两例可见一斑:宋代庄绰《鸡肋编》载:"吴行正平仲云:余为从官与数同列往见蔡京,坐于后阁。京谕女童使焚香,久之不至,坐客皆窃怪之,已而报香满,蔡便卷帘,则见香气从他室而出,霭若云雾,濛濛满座,几不相睹,而无烟火之烈。既归,衣冠芬馥数日不歇,计非数十两不能如是之浓也。其奢侈大抵如此。"坡公与章质夫帖云:"公会用香药,皆珍物,弥为行商坐贾之苦……今公宴香药,别卓为盛礼,私家亦用之,作俑不可不谨。"蔡京次子蔡绦《铁围山丛谈》载:沉香"其载占城国则不若真腊国,真腊国不若海南,诸黎峒则不若万安、吉阳两军之间黎母山,至是为天下冠绝之香,无能及之矣。""一星值一万"。如一星为一两,则蔡京一次熏香用二十两则耗国帑二十万两白银,可谓奢靡之至。

(五)饮食果子中的香药

《东京梦华录·饮食果子》载:"在酒楼中有向前换汤、斟酒、歌唱,或献果子、香药之类,客散得钱,谓之'厮波'……又有卖药或果实、萝蔔之类,不问酒客买与不买,散与坐客,然后得钱,谓之'撒暂'。如此处处有之。"卖"香药果子、罐子党梅、柿膏儿、香药小元儿、小腊茶、鹏沙元之类。"其中香药小元儿、鹏沙元确为香药。《清明上河图》中孙羊正店大酒楼中,当有卖香药果子,"厮波"与"撒暂"也必活跃其中。另,《东京梦华录·立秋》梁门里李和家有"士庶买之,一裹十文,用小新荷叶包,糁以麝香,红小索儿系之。"此为在食物中掺贵重的香药麝香的一种。

四、饮　　子

(一)《清明上河图》上的饮子摊

脚店对面,虹桥桥头有一饮子摊,上罩两把遮阳大伞,上面吊着"饮子"小招牌,旁边有三位挑担的人,正在买饮子。另一处"久住王员外家"门前有一家或两家"饮子摊",各撑一把遮阳伞,一个卖"饮子",一个卖"香饮子"。一小饭铺前,一把遮阳伞下,也似有一"饮子"摊。

饮子何物?顾名思义,饮子就是饮料。《东京梦华录·州桥夜市》卖的饮子中有"沙糖冰雪冷元子、生淹水木瓜、药木瓜、沙糖绿豆甘草冰雪凉水"。这种"药木瓜"是一个复方,碾成细末,每用半钱,加盐,沸汤点服,当是热饮。沙糖冰雪凉水,则是冷饮,加"冰雪"更凉;"凉水"则是加新汲井水,其原料多半是用平时预制的膏滋来冲化。

(二)《局方·诸汤》是饮子

《太平惠民和剂局方·治一切气》中许多方剂是饮子,《诸汤》所载诸方更是,举例如下:

豆蔻汤:治一切冷气,心腹胀满,胸膈痞滞,水谷不消,困倦少力,不思饮食。丁香枝杖七斤,甘草(炒)十一斤,白面(炒)十一斤,肉豆蔻(面裹煨)八斤。上炒盐十三斤,同为末,每服一钱,沸汤点服,食前。

木香汤:治胸膈痞塞,心腹刺痛,胸胁胀满,饮食减少,噫气吞酸,呕逆噎闷,一切气痰,并皆治之。木香、青皮各三斤,姜黄、麦蘖(炒)各五斤,甘草(炒),盐(炒)各十一斤,蓬术四斤。上为末,每服一钱,沸汤点服,不计时候。

薄荷汤:治风壅,化痰涎。治头昏目眩,鼻塞咽干心胸烦闷,精神不爽。荆芥穗、盐(炒)各三斤,鸡苏叶七斤半,瓜蒌根十一两,缩砂仁三两,甘草(锉,炒)四斤。上为末,每服一钱,沸汤点,食后服。

紫苏汤:调气利膈,消痰止嗽,治心胸烦闷,精神不爽。紫苏叶六斤,乌梅去核微炒九斤,甘草(炒)十斤,杏仁(去皮尖,麸炒,别捣)三斤。上炒盐十斤为末,每服一钱,沸汤点,食后服。

枣汤:治脾胃不和,干呕恶心,胁肋胀满,不美饮食。枣去核一斤,生姜洗切五斤,甘草(炙,锉)三斤。上三味一处拌匀,用盆器盛贮,以布覆罨一宿,焙干,捣为末,每服一钱,入盐少许,沸汤点服。常服健脾胃,顺气进食。

仙术汤:辟瘟疫,除寒湿,温脾胃,进饮食。苍术(去皮)四十八斤,枣(去核)二斗四升,干姜(炮)二十四两,杏仁(去皮尖,麸炒,别捣)六斤,甘草(炒)十四斤,盐(炒)二十五斤。上为细末,入杏仁和匀,每服一钱,沸汤点服,不拘时,常服延年,明目驻颜,轻身不老。

杏霜汤:调肺气,利胸膈,治咳嗽,止痰逆。粟米(炒)一斗六升,甘草(炒)十斤半,盐(炒)十六斤,杏仁(去皮尖,炒,别研)十斤。上为末,每服一钱,沸汤点服,不拘时。常服悦泽颜色,光润皮肤。

生姜汤:治酒食所伤,心胸烦满,口吐酸水,呕逆不定,饮食无味,胸膈不快。干生姜二斤,白面(炒)三斤,杏仁(去皮尖,麸炒,别研)十斤。上炒盐二十二斤同为末,每服半钱,如茶点吃。常服一字,消食化痰,宽利胸膈,不计时候。

除上述八条方剂外《诸汤》中还有桂花汤、破气汤、玉真汤、二宜汤、厚朴汤、五味汤、益智汤、茴香汤,内容相似。

笔者认为《诸汤》所列诸方,就是宋代所谓的饮子。它的特点是:一,每方药味仅三五味,均为亦食亦药药物,用之十分安全;二,适应证或为精神不爽,饮食不美的亚健康状态者,或小有不适,脾不健运,感冒、咳嗽;或久服可延年益寿,或可美容使皮肤润泽,总之绝无大病;三用法简单,将药粉放碗中,沸水冲泡饮之即可。"饮子"有类今日之保健中药食品与非处方药,需要者可由己选用,或由饮子摊贩推荐。

各种饮子原料散剂,摊贩无能制作,要到太平惠民合剂药局去购买。饮子方中多加有少许食盐,可能用于调味,更可能是为那些终日汗流浃背的纤夫、艄工、脚夫、匠人,市井细民等劳动者提供一点盐分。

北宋翰林院还定有熟水,谓:"以紫苏为上,沉香次之,麦门冬次之。紫苏下胸膈滞气,炙苏须隔竹纸,不得翻候香,以汤先泡一次,倾却。再泡一次,大能分气,极佳。"

(三)冷饮

是饮水摊位上卖的另一种饮料。孟元老《东京梦华录·州桥夜市》列出的冷饮有:夏月麻腐鸡皮麻饮、细粉素签冰雪冷元子、水晶皂儿生淹水木瓜、药木瓜、鸡头穰沙糖绿豆甘草冰雪、凉水荔枝膏。在《饮食果子》中又列有:白藕甘蔗漉,党梅、柿膏儿。

有人研究北宋冷饮有两大类:"浆"是直接制成的冷饮;"渴水"则是先从水果提炼成膏如荔枝膏、党梅膏、柿膏儿等,以少许兑入冰水中饮之。

宋人已经认识到喝冰水的害处。因为那时用的是藏冰,直接取之于江河的天然冰,冬天凿冰,藏之于冰鉴中,夏天取出备用,其中有不洁的杂质,易致人腹泻。

《医方考·腹痛门》载:"宋徽庙(宗),常食冰,因致腹痛,国医进药俱不效,乃召泗州杨吉老脉之,吉老曰:宜理中丸。上曰:服之屡矣,不验。吉老曰:所进汤使不同,陛下之病得之食冰,今臣以冰煎药,此欲已其受病之原也。果一服而瘳。"南宋皇帝孝宗赵昚,为徽宗之侄,亦因喜食冷饮而腹泻,曾与礼部侍郎施师点有一段对话。一日,入对后殿。上曰:"朕前饮冰水过多,忽暴下,幸即平复。师点曰:自古君无事时,快意所为,当戒其后,未有不悔者。上,深然之。"孝宗是太祖七世孙(1127—1194),在位28年,虽锐志恢复国业,但终无成效,南宋之君,仍醉心饮冰,可见北宋冷饮影响之深。明朝亦有饮冰的习俗。

(四)饮子摊上使用的工具

《清明上河图》饮子摊的摊主究竟使用一些什么工具,仅露一角,床樾之外,还摆有一些东西,但未见炭炉煮水的工具。《东京梦华录》提到:"至三更,方有提瓶卖茶者。"伊永文先生在他的《东京梦华录笺注》中专门考证了所提之瓶究系何物?引证了《夷坚志》等大量文献,认为所提之瓶是今日暖水瓶的雏形。推断宋代暖水瓶为"宽口,长颈,长腹,瓶口安有开启的瓶盖,它与暖水瓶包装外腹壁上近似弧形的铁把手相连,箍在瓶颈口上,似便于开启和提携"。他说彼时暖水瓶的内胆已是双层镀有水银能够防止散热的瓶胆,并附有黑龙江省博物馆藏南宋《斗茶图》一幅为证,图中一人的提篮中似装有这种暖水提瓶。

笔者推断,饮子摊上当有床樾、暖水提瓶、土造冰鉴、水桶、杯盏之类的工具以及饮子的原材料粉末、膏滋、沙糖、蜂蜜等。

五、卫 生 民 俗

(一)扫墓踏青

清明既是一个节日,又是一个季节。《后汉书》以晷(guī,测日影的天文仪器)景四寸五分为清明。《东京梦华录·清明节》有:"清明节,寻常京师以冬至后一百五日为大寒食。前一日谓之'炊熟',用面作枣䭅(hú,一种饼)、飞燕,柳条串之,插于门楣,谓之'子推燕',子女及笄者,多以是日上头。寒食第三节(日),即清明日矣。凡新坟皆用此日拜扫,都城人出郊……士庶阗塞诸门,纸马铺皆于当街,用纸衮叠成楼阁之状。四野如市,往往就芳树之下,或园囿之间,罗列杯盘,互相劝酬。都城之歌儿舞女,遍满园亭,抵暮而归。"

《清明上河图》上节日气氛浓厚，绘有不少扫墓踏青人：有头戴大帽，仆从甚众的官员；有官贵押后，女眷乘肩舆小轿，家人前呼后拥的队伍；有家人陪伴的骑驴老妇。人们都匆匆而行，赶往郊外。河之彼岸，离码头不远处有"王家纸马"店，门前立有高大立招，店前摆着纸马冥钱，供清明祭扫之用。

（二）插柳植树

《东京梦华录·东都外城》："方圆四十余里，城濠曰护龙河，阔十余丈。濠之内外，皆植杨柳。"《东京梦华录·御街》载："坊巷御街，自宣德楼一直南去，约阔二百余步，两边乃御廊，旧许市人买卖于其间，自政和间官司禁止……中心御道，不得人马行往，行人皆在廊下朱义子之外，义子里有砖石甃（zhòu，修砌）砌御沟水两道，宣和间尽植莲荷，近岸植桃、李、梨、杏，杂花相间，春夏之间，望之如绣。"其实，宫城内外均有植柳，有诗为证。蔡京《御沟柳》："一度春来一度新，翠花长得照龙津，君王自爱天然态，恨杀昭阳学舞人。"司马光《二月六日初见待漏房前柳色微绿，欣然成咏》："宫城映出丝丝绿，顿觉皇州春意回；从此不辞驱瘦马，六街终日踏尘埃。"王安石《御柳》："御柳新黄已进条，宫沟薄冻未全消；人间今日春多少，只看东风北斗杓。"另外也有折柳相送的习俗，文彦博《执杨柳》："长忆都门外，低垂拂路尘。更思南陌上，攀折赠行人。行人经岁别，杨柳逐年新。何当逢塞雁，重寄一枝春。"

《清明上河图》上一派断头柳上新绿，孙羊正店门前及近郊集市，都有集束柳枝贩卖，也有插满柳枝的肩舆和饰插柳枝出城的骆驼队。

（三）水源卫生

我国龙山文化时期已知凿井而饮；而在商代台西遗址，考古发现有两眼古井；汉代时，在黄河下游，井已普遍，并于夏至浚井改水；到唐代，已有锁井而饮。北宋庆历六年（1046）丙寅（6月）以久旱民多喝死，命京城增凿井三百九十，所以汴京水井众多。宋代全国常各地在甘泉处凿井，有以卖水为生者。《夷坚志》载："洪州（今南昌）崇真坊有大井，民杜三汲水卖之。"

《清明上河图》绘"井"者两处："赵太丞家"旁临街有一大井，井位短墙外，与住宅相隔，井台高起整洁，以砖石砌井，井浅，手提即可得水。另一处在近郊，井深，一菜农正用辘轳提水。祝穆《诗话·淘井》有："东坡在黄州梦参寥所作新诗，觉而记两句云：'寒食清明都过了，石泉槐火一时新'梦中曰：'火固新矣，泉何故新？'答曰：'俗以清明日淘井。'"参寥法名释道潜，善诗，常与苏轼、秦观等酬和，此诗指清明日淘井改水。《东京梦华录》亦载有淘井者，是以推断《清明上河图》中两井亦为清明时节淘井。

（四）"解"与船上的"卫生间"

《清明上河图》中有一屋檐下挂着"解"字招牌。"解"为多义词，陈诏先生将其释为"大小便处"，颇具新义，偌大的汴京城，人口众多，大小便急当如何解决？应设有厕所，但不知宋时汴京公共厕所的真貌，无法作出判断。也有人释其为"官廨"，有人释为"当铺"，迄无统一认识。此外，汴河上一条客船带有一半圆形"卫生间"。而清院本《清明上河图》中绘有一挑粪工，汴京众多厕所，岂有无挑粪工人之理。

六、结　语

《清明上河图》深刻地反映了汴京城关、虹桥、远郊汴河及其两岸市井细民、五行八作、纤夫船夫等的社会生活。图中描绘出来的宋代医药文化异常丰富，为正史所不及。结合《东京梦华录》等相关文献深入探索，就可能发现问题，提出问题，解决问题，就可能在研究《清明上河图》医药文化领域取得硕果，从而显现北宋时期医药文化更多的真实面貌。

传承、创新、弘扬中医事业
——师承邓老学术思想体会

劳绍贤

（广州中医药大学脾胃研究所）

一、师徒关系的确立

1962 年毕业后留校工作,我有幸被邓老选中分配到医学史及各家学说教研室。我们是中医学院首届毕业生,受到政府的高度重视,在当时广东最高级的羊城宾馆,在省委欧梦觉书记主持下,宣布我和邓老的师徒关系。这是我从事中医事业最为关键的一步,也是我师承邓老的脾胃学术思想和经验的开始。

邓老认为中医学强大生命力在临床,真知灼见源于实践。因此在熟悉教研室业务的初期,除布置我系统学习《伤寒论今释》《温病条辨》《温热经纬》《医林改错》等著作外,每周二随老师去解放军 157 医院中医科会诊。一年以后,安排到 157 医院内科和传染科进修,并参与科室中医诊治工作,也得到邓老在业务上的指导。进修一年后,参加"医史馆"筹办。同时参加医史、各家学说的听课,让我对中医的发展史,各家学说的精髓在理论上有了更多的接触,为学术的修养寻求古训,博采众长打下了良好地基础。

"文革"之中,附属医院还处于很多人不想去的岗位,医护人员少,上班时间长,有时还处于不安全的氛围。我跟着邓老一同在内科病房坚持上班,当时只有危重疑难病者才会来住院。邓老对冠心病、高血压、血液病、慢性肾炎、肝硬化腹水、硬皮病、肿瘤等棘手疾病多使用纯中医中药治疗,内服外敷,配合针灸等多种方法,常取得良好的效果,使我在师承方面得到更多的学习,业务上更上一层楼。

1972 年,邓老到了中医内科教研室,我则分配到中医基本理论教研室,从此我们不在一个科室,但始终心心相印。至今已几十年,业务上邓老对我的指导从未间断。邓老的著作每次发行,总会送给我一册。邓老的学术思想和经验在各个时期总会不断传授给吾辈弟子。

二、邓老学术思想对我的影响

1. 邓老主持中国医史学、各家学说教学工作,博览群书。特别是对李东垣脾胃学说、王清任气血相关学说研究深透,在实践中积累了很多处理疑难杂症的经验,并发表了一系列文章与论述。在学术上形成了邓氏学派,造就了一大批人才。我在邓老的影响下,几十年来专心从事脾胃学说的研究,以邓老"五脏相关,脾胃为中心;调理脾胃以安五脏,治五脏可以调理脾胃"学术核心思想指导我的临床与科研工作。"久病不愈,非痰则瘀"是我治疗难治性疾病的重要思路;而我在调理脾胃病的治法中重视气血的调理,都是源自于李东垣、王清任和邓老的学术思想。

2. 伤寒、温病两大学派在历史上曾有一段学术上的争论。邓老发表有关温病学发展史,对伤寒与温病的相承关系做了精辟论述,以及邓老诊治疾病中不抱门户之见;让我在学术上遵循邓老的指引,对伤寒与温病客观地看待,掌握两门经典的精要,并于临床实践中根据病人的体质、发病的季节与疾病的特点灵活运用六经辨证和卫气营血辨证等基本的辨证与理法方药。

3. 邓老对温病学有较深的研究,在指导我学习丁甘仁医案时指出,清热祛湿是调理脾胃的重要治法之一。受邓老学术思想影响并认识到脾胃湿热病证是广东地区脾胃病的一大特点,我们团队在脾虚证研究基础上又开辟了脾胃湿热病证的科研工作,先后完成了国家和省、部级多项科研课题。并通过中西医结合、临床与基础相结合,探讨中医脾胃湿热证候辨证论治规律及其本质研究。20多年来,我们培养了一批博士生和硕士生,取得了较好成绩,受到国内该领域同行的重视和赞许。

4. 邓老重视岭南医学的特色,特别推崇广东名医何梦瑶、儿科程康圃、杨鹤龄的著作,认为在广东行医须重视本地区气候、饮食、发病的特点,灵活运用经方、时方和验方,特别是善用本地中草药,使治疗效果明显提高。邓老虚心采纳各家之所长的学风对我影响甚大,至今我仍习惯吸收别人之经验作为治病精益求精的源泉。程康圃儿科六字治法:平肝、补脾、泻心,是我从师几十年来处理儿科疾病遵循的基本治法;而通过临床实验提示,此六字治法确是儿科中医治法的要诀。

5. 掌握四诊、各种辨证纲要是临床实践的基本功。跟师期间,老师在望诊、切诊的经验与体会无私的传授,尤其是四诊合参为我熟练掌握中医辨证的规律,及处理临床多种疾病的思维,对我今后的临床和教学影响深远;也为我进行国家重点科研项目中医证候标准化的研究和参加卫生部"中药新药临床研究指导原则"的编写工作奠定了扎实基础。另外，在参加卫生部、国家和广东省食品药品监督管理局 20 多年的新药审评工作中，我也深深体会到中医基本功的重要。以上这些都是恩师邓老精心指导的结果。

6. 邓老好学求新，在倡导"铁杆中医"的同时，强调现代科学技术为中医药服务，最近提出"五诊十纲"新观点，其与时俱进的学风是我传承求新的动力，"融古贯今，传承创新"成为我的座右铭。遵循中医理论指导，临证做到以证为本、病为枢、症为标，病证结合；遣方用药时参考现代中药药理研究成果，理、法、方、药中体现中西医结合内涵，并将前辈的经验与五十多年来从医的经验与心得融于其中，使得疗效不断提高，有益于社会也就成为了我临证思维的核心。

邓老传承创新精神是我学习的榜样。倡导"五脏相关论"是邓老学术成就的一大亮点；邓老在肯定中医五行学说历史作用的同是，对后世医家在理论和临床实践中的发展作出了科学分析，认为五脏之间相互依存、相互促进与制约，五脏不同功能协调才会有正常的生理活动，且病理情况下互相影响，一定程度突破了五行相生相克的局限性和机械性，使我们更好地去认识疾病基本的发病机理，从而有益于指导我们的临床实践。

我们在中医药防治胃癌癌前病变攻关课题研究中，体会到邓老"五脏相关"临床的重要指导意义；根据研究对象是慢性萎缩性胃炎合并胃黏膜上皮中、重度异型增生患者，其证候多为虚实夹杂、气阴不足、气滞血瘀、湿热内蕴，病机涉及脾、胃、肝、心，有的甚至还涉及肺、肾，因而我们研制的"胃炎消"制剂中由益气养阴、疏肝理气、活血化瘀、清热祛湿、解毒散结等多种药物配伍，达到以脾胃为中心，脏腑相互促进和制约，从而取得五脏间的平衡而促使疾病的向愈。

邓老学识渊博，远见卓识，仁心仁术，德艺双馨，对中医事业赤诚、敬业并作出了极大贡献，确实是我们学习的榜样。能得到邓老几十年的指导和培养是我人生最大的幸事。98 岁高龄的恩师赠赐我"弘扬中医为己任"的题词既是对我的肯定，更是对我的勉励，我会永远记得邓老的恩情与谆谆教诲。

邓铁涛教授益气化痰法治疗 高血压研究与临床

王清海

（广东省第二中医院）

一、亲聆教诲，跟师临床，掌握第一手资料

本人意气用事共分两个阶段跟师门诊，积累了大量的邓老诊治心血管疾病的第一手资料，为我全面准确了解和掌握邓老的学术思想和临床经验，奠定了基础。

第一阶段，是 1985—1988 年在本人攻读硕士研究生期间。1985 年 9 月入学后，首先阅读了邓老 1980 年 2 月在《新中医》杂志发表的《高血压辨证论治的体会》的文章，对邓老治疗高血压的学术思想与体会有了初步了解。其后，为了完成毕业论文《邓铁涛教授冠心病诊疗系统》，需要收集邓老看病的中医处方等第一手材料，并记录汇总邓老平时带教时关于治疗心血管疾病的学术思想和经验体会的只言片语，花了 2 年时间跟随邓老出门诊，记录每一个患者的处方，并汇总分析其辨证用药规律。处方资料中，除了治疗冠心病的处方外，其中包含大量的治疗高血压的处方资料。

第二阶段是在研究生毕业后，1989—1990 年我们与广州市计算机应用研究所合作，以广东省中医专科学校（广州中医学院的前身）校友会的名义，由耳鼻喉科王德鉴教授牵头，在广州市科委（市科技局的前身）立项，开发"广东省名老中医专家电脑诊疗系统"软件，共有邓老、刘世昌、钟耀奎等五名专家参与。我负责总体程序设计及邓老治疗高血压的临床资料收集，因此，我再次有幸跟师门诊两年，前后共收集了 3 本门诊病历记录，最后完成了分析整理，找出了邓老治疗高血压的基本规律，制成了"邓铁涛教授高血压电脑诊疗系统"软件。该资料后来收入广州中医药大学承担的国家中医药管理局基础研

究课题"邓铁涛学术思想与经验整理研究",获国家中医药管理局科技进步二等奖。

再次有目的地跟师学习及资料总结整理,使我对邓老治疗高血压的学术思想和辨证用药规律有了较深入的了解,邓老治疗高血压的学术思想,主要是认为高血压与肝有关,调肝是重要一环,但治肝不一定限于肝经之药。临床上大体分为四种证型。

一是肝阳上亢型。多由于情志不调,心情不畅,恼怒与精神紧张,导致肝气郁结,化火上炎;或先天不足、生活失节导致肾阴虚,不能涵木引发肝阳上亢。该型多见于高血压早期,或者中青年患者,治疗上宜平肝潜阳,自拟石决牡蛎汤加减。常用药物有石决明、生牡蛎、白芍、牛膝、钩藤、莲子、莲子须等。舌苔黄、大便干者加大黄以泻实热,头痛甚者加菊花或龙胆,头晕者加天麻等。

二是肝肾阴虚型。肝肾同处下焦,关系密切,高血压患者病程发展,可引起肝肾之阴不足,出现眩晕、记忆力减退、耳鸣、口干等症状,治以滋肾养肝,自拟莲椹汤加减。常用药物有莲须、桑椹子、女贞子、旱莲草、山药、龟板、生牡蛎、牛膝等。若气虚者加太子参,苔光亮者加麦冬、生地,失眠者加枣仁、柏子仁等。

三是阴阳两虚。疾病到了后期,肝阳过亢不已,可以伤阴伤肾,出现阴阳两虚,此时宜补肝肾的同时给予潜阳,方用肝肾双补汤。常用药物:桑寄生、首乌、川芎、淫羊藿、玉米须、杜仲、磁石、生龙骨等。或兼气虚者加黄芪,若肾阳虚为主者用附桂十味汤,如肉桂、附子、黄精、桑椹、云苓等。

四是气虚痰浊型。患者可因忧思劳倦伤脾,或劳心过度,心脾受损,运化失职,痰浊上扰,土壅木郁,肝失条达而成高血压。治当健脾益气,自拟赭决九味汤加减。常用药物有黄芪30g,党参15g,半夏12g,陈皮6g,云苓15g,代赭石30g,草决明24g,白术9g,甘草2g。若兼阳虚者,加肉桂、仙茅、淫羊藿之类,兼血瘀者加川芎、丹参之属。

二、益气化痰法治疗高血压的理论与临床基础

笔者工作30余年,深入研究了邓老有关益气化痰法治疗高血压的思想,结合临床所见,发现广东地区确实气虚痰浊型患者比较多见。我们一项省科技重大项目研究结果表明,在144例高血压患者中,气虚痰浊型占38.88%,排在其他类型的第一位。

(一)气虚痰浊型高血压的常见原因

一是年老体弱。随着高血压的长期进程,身体功能下降,正气虚弱,以及

老龄化的快速到来,老年人群快速增长,尽管近年高血压患者呈现年轻化趋势,但老年人仍然是主力军。有报道 60 岁以上的高血压患病率达到 60% 以上。老年人最大特点就是年老体弱,正气已虚,而且多合并动脉硬化,动脉僵硬,顺应性下降,甚至斑块形成,动脉狭窄,加重高血压的形成。

二是人民生活水平不断提高,过食膏粱厚味,损伤脾胃,引起脾胃气虚。另一方面,脾虚则影响运化功能,水湿易内停而化为痰浊。

三是岭南气候炎热,贪凉饮冷,嗜好酒水、甜食,聚湿生痰;又气候潮湿多雨,人们易受湿邪浸袭,外湿侵袭,炼化为痰。

(二)气虚痰湿型高血压的发病机制

气虚清阳不能出上窍,引起眩晕、头痛,即《灵枢·口问》所说"上气不足,脑为之不满,头为之苦倾,目为之眩"。心气无力推动血液运行,致血液迟滞,壅塞不通,脉内压力增加;气虚及阳,阳气虚弱,寒凝血脉,脉道挛急,压力增高;脾气虚,运化水湿无权,聚湿生痰,痰浊阻滞血脉,导致壅塞不通,同时水湿内停,营血增多导致血脉胀满。另一方面,作为病理产物的痰浊,阻滞血脉气机,遏伤阳气,或痰瘀同病,最终导致血脉壅塞不通,压力增大,脉搏胀满。

三、气虚痰浊型高血压的治疗原则

根据近年研究发现,高血压属于血脉疾病,主要是营卫气血运行异常,尤其气虚痰浊型高血压,血脉瘀塞不通利,引起脉搏胀满是主要矛盾,故治疗重点在疏通血脉,遵《素问·至真要大论》"疏其血气,令其条达,而致和平"之意,以"疏通经脉"为根本原则,以益气化痰为根本大法,故《灵枢·胀论》曰"其于胀也,必审其脉,当泻则泻,当补则补,如鼓应桴,恶有不下者乎?"。

四、气虚痰浊型高血压的治疗

根据疾病发展的不同阶段,大致可以分为三个类型:

(一)气虚痰浊型

临床表现为体形肥胖,怠惰懒言,头晕耳鸣,纳呆呕恶,常伴气短,夜眠不佳,舌淡红,苔白腻,脉沉细,或者脉弦滑,轻取力尚可,重按则虚。血压多为轻中度升高,或者为单纯收缩期高血压。

治法:益气健脾,燥湿化痰。

方药:半夏白术天麻汤加减。

常用药物：制半夏 10g，天麻 10g，陈皮 10g，川芎 10~15g，红花 10g，黄芪 30g，白芷 20~30g，苍术 10~20g，炙甘草 10g，生姜 3 片为引。

（二）脉络痹阻型

临床表现为头晕，头昏沉，胸闷，肢体麻木，行走不利，舌淡黯苔白，脉坚实而大。颈动脉彩超或血管造影检查可发现动脉硬化或者有不同程度狭窄。

治法：温阳益气，活血通脉。

方药：黄芪桂枝五物汤加减。

常用药物：制半夏 10g，瓜蒌皮 20g，陈皮 10g，川芎 10~15g，红花 10g，黄芪 30g，白芍 10~20g，桂枝 20~30g，鸡血藤 30~40g。

（三）痰浊附壁型

临床表现为老年单纯收缩期高血压合并颈动脉粥样硬化及斑块形成，病程长，临床见头晕、头重、神疲乏力、胸闷、恶心、纳呆、或者无明显症状，舌淡、苔白腻、脉弦滑等症。

治法：化痰散结，活血消瘀。

方药：二陈汤合血府逐瘀汤加减。

常用药物：制半夏 10g，陈皮 10g，枳实 10g，黄芪 30~60g，党参 10~20g，红花 10g，川芎 10~20g，水蛭 10g，地龙 10g，炙甘草 10g。

注意事项：临床中要注意益气化痰法仅是治疗高血压一个重要的治法，不能涵盖所有高血压患者。临证处方依据是中医理论，不论血压高低。处方时要根据轻重缓急，或以补为主，以泻为次；或以泻为主，以补为次；或补泻兼施。对于血压水平较高患者，合理配伍西药降压药，可优势互补。

五、益气化痰法治疗高血压的研究

（一）复方芪麻胶囊的研制及其相关研究

本人运用邓老的学术思想作指导，结合自己的临床体会，创制治疗气虚痰浊型高血压的中药"复方芪麻胶囊"（曾用名血压健），对气虚痰浊型高血压疗效显著。该药 1995 年开始在医院内部使用，2002 年获广东省药监局注册为医疗机构制剂，2009 年列为广东医保乙类药物，每年在我院销售 25 万元左右，创造了良好的社会效益和经济效益。

截至目前，以"复方芪麻胶囊"为核心的研究课题共有 6 项获得省部级科研资助研究，研究内容涉及病例分析、临床研究、综述、机制研究和试验研究等,共发表的论文 13 篇,纳入临床研究的患者例数 1100 人,发表论文 13 篇,其中 SCI 论文 1 篇,获省部级科技进步奖 2 项,培养硕士研究生 6 名,博士研究生 4 名,师承教育 4 名。

系列研究提示复方芪麻胶囊可明显改善临床症状,降低血压,调节血脂,改善血流介导的内皮依赖性舒张功能,上调大鼠主动脉内总 NO、主动脉内总 eNOS 水平。

复方芪麻胶囊疗效评估:最重要的作用在于降压及改善中医证候,在众多医家研究中都把这两项作为主要的研究指标,对多篇文章以上两项指标的统计,可以看出降压有效率高,证候改善明显(表 2)。

表 2　复方芪麻胶囊疗效评估

	范围	与对照组差异
降压显效率	32%~64.28%	22%~48.3%
降压总有效率	73.3%~96%	76%~90.48%
证候疗效总有效率	92.86%~96%	73.3%~90.48%

(二)益气化痰法修复颈动脉硬化及斑块形成案例

丘某,男,43 岁,广东清远人,司机。

主诉患高血压 3 年。平时觉疲乏,纳呆,舌淡胖苔白腻,脉沉细。血脂、血糖不高。2012 年 1 月 16 日初诊:查彩超示颈动脉硬化闭塞症,右侧颈内动脉起始段狭窄 57%,左侧是颈内动脉起始段狭窄 56%。其治疗共分 3 个阶段:

第一阶段:2012 年 1 月至 4 月,采用中药益气化痰及其代表方复方芪麻胶囊、拜阿司匹林、拜心同治疗。四个月。

第二阶段:2012 年 5 月至 12 月,停用中药,只服拜心同、拜阿司匹林和复方芪麻胶囊。共 8 个月。

第三阶段:2013 年 1 月到 2013 年 6 月,停服复方芪麻胶囊,只服用拜心同、拜阿司匹林。共 6 个月。

有趣的是,在中医药参与治疗的过程中,颈动脉血管狭窄程度明显减轻,而停用中药治疗后,血管狭窄程度又迅速回升,甚至超过治疗前的程度,表明中医药治疗对于修复颈动脉内膜的损伤有显著作用(图 3)。

以上临床及试验研究结果均表明,基于脉胀理论的中医药治疗,可显著改善血流介导的内皮依赖性血管舒张,上调动脉总 NO 和 eNOS,修复动脉内膜损伤,改善颈动脉硬化斑块,从而对高血压血管损伤起到良好的保护作用。

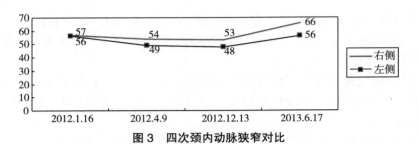

图 3 四次颈内动脉狭窄对比

六、结　语

　　邓老益气化痰法治疗高血压的学术思想是其众多学术成就中的一个方面,笔者深入学习其学术思想,并指导临床及科研,取得了一定的成果,证明了益气化痰法治疗高血压,尤其是老年高血压的重要意义,也提示我们要深入学习邓老的学术思想,加以升华,必将对临床及科研有重要裨益。

传承与创新：痰瘀学说防治冠心病的实验与临床研究概述

方显明

（广西中医药大学）

国医大师邓铁涛教授行医七十余载，教书育人数十年，学验俱丰，著述甚多，为我国中医药事业的发展作出了杰出贡献，堪称吾辈楷模。笔者于 20 世纪 80 年代中期有幸师从邓老攻读硕士学位，亲身跟师临证实践，亲耳聆听邓老教诲，获益匪浅。在 30 年从事冠心病的研究中，传承邓老从痰论治冠心病的临床经验，提出"脏气虚于内、痰瘀痹于中"的病机学说和"益气化痰通瘀"治法，并创制了益心通脉饮、益心脉颗粒（安心口服液、安心颗粒），在对益心脉颗粒的实验与临床研究中，取得了一系列成果，先后获广西科技进步奖二等奖 1 项、三等奖 2 项，广西医药卫生科技进步奖（适宜技术推广奖）二等奖 1 项、三等奖 2 项。现作一总结汇报。

一、冠心病从痰瘀论治的理论基础

冠心病（CHD）是当今危害中、老年人群健康最严重的心血管疾病之一，以欧美国家多见，是西方工业发达国家的流行病。中国 MONICA 方案调研资料表明，我国各地人群 CHD 事件发生率和病死率与国际相比属较低水平，男性发病率最高为 108/10 万，明显低于欧美国家平均水平（400/10 万），但近十年来的临床流行病学资料表明，我国 CHD 呈明显的上升趋势，且逐渐年轻化。因此，对 CHD 的防治研究仍然是当今国内外关注的前沿课题，也是关系到我国社会公共卫生与健康的重大问题。

CHD 属于中医"胸痹""心痛"病证范畴，历代医家对 CHD 的病机认识，多是从瘀血阻络、痰浊内阻、阳气不足等立论。《素问·痹论》曰"心痹者，脉不通"，是从瘀立论 CHD 及活血化瘀法应用的理论基础。张仲景的《金匮要略·胸痹心痛短气脉证并治》进一步发展了《内经》的理论，指出"胸痹之病，喘息咳唾，胸背痛，短气……瓜蒌薤白白酒汤主之"，"胸痹不得卧，心痛彻背者，瓜蒌薤白半夏汤主之"，明确阐述了胸阳不足、痰浊痹阻之病机学说，创立了宣痹通阳、化痰泄浊的治疗原则和以瓜蒌薤白为主药的系列方药，为后世从痰论治 CHD 奠定了基础。著名中医药专家、国医大师邓铁涛教授熟谙经典，继承仲景学说而有所弘扬，认为 CHD 五脏诸虚皆可为病，因其病在心，故以心阴心阳为主。在治疗上，崇尚张仲景通阳泄浊法，认为阳气不足是胸痹之主因，通阳必用益气，补气即所以通阳；而泄浊即化痰，治痰必先理脾，故主张从痰论治，以补气化痰、心脾同治为大法，常用温胆汤加参治疗 CHD。根据大师的经验，我们以中医"五脏相关""津血同病"的理论为基石，认为 CHD 的形成与正气不足、五脏虚损、痰瘀痹阻有关，于 20 世纪 80 年代末提出了 CHD 乃"脏气虚于内，痰瘀痹于中"的病机新学说。所谓"脏气虚于内"，是指五脏之气虚损为本病之内在病理基础。CHD 虽病位在心，但除与心气（阳）不足、运血无力有关外，还与肺气虚损，治节不利，不能助心气以行血脉有关；与肝气虚损，疏泄不利，气血运行不畅，气机逆乱，心脉瘀阻有关；与脾气虚损，健运失司，气血乏源，水湿不运，痰浊壅滞有关；与肾气虚损，温煦无权，诸脏气化失常，痰浊瘀血诸邪自生有关。"痰瘀痹于中"是指痰浊、瘀血两者往往同时存在，共同痹阻于心络之中。痰源于津，瘀源于血，津血同源，二者相兼为病。痰浊壅滞脉道，气血不能畅行，可致脉络瘀阻；瘀血久积，营卫不清，气血浊败，熏蒸津液可致痰生。"脏气虚于内、痰瘀痹于中"之病机学说，是对 CHD 病机的一个核心的认识，既注重了五脏在致病中的相关性，又重视了痰瘀之间的互因互患，脏虚与痰瘀互为因果，构成 CHD 本虚标实、虚实错杂的病理过程。

二、冠心病痰瘀理论的实验研究

（一）血液流变性

基于中医痰瘀理论，我们在对 CHD 患者血液流变学的研究中发现，痰浊组与痰瘀组的全血黏度、血浆黏度、红细胞聚集指数和血沉均高于正常对照组，而痰瘀组的血液流变性改变又较痰浊组明显，尤其是血浆黏度的增高，表明痰瘀组的血液"黏""聚"性更强，揭示了 CHD"痰瘀痹于中"的血液流变学基础。采用益气化痰通瘀方药治疗可使血液黏度降低，提示"化痰逐瘀"治法具有改善血液流变性的作用。

（二）同型半氨酸

现代医学研究表明，高同型半胱氨酸（Hcy）是 CHD 的一个危险因素。我们在对 CHD 患者 Hcy 的研究中发现，与正常健康人比较，冠心病患者普遍存在血浆 Hcy 水平的异常增高。从 60 例冠心病患者中检出 15 例 MTHFR 基因突变患者，突变频率为 24.9%，且其突变频率与 HCY 水平具有明显相关性。按中医辨证分为气虚血瘀、痰阻心脉、气阴两虚三个证型，分析 HCY 与冠心病中医证型的关系，提示 HCY 水平与冠心病气虚血瘀证患者具有相关性。采用自创安心颗粒干预，发现该药可以降低高 Hcy 血症患者血浆 Hcy 水平，其疗效与叶酸、维生素 B_{12} 相当。

（三）心肌缺血再灌注损伤

心肌缺血与再灌注损伤一直是 CHD 介入治疗较为棘手的问题之一。笔者观察益心脉颗粒对缺血再灌注损伤家兔心肌超微结构的影响，发现该药可通过增加心肌线粒体数目，保护线粒体膜结构完整，改善心肌微循环，增加血流，减少氧自由基生成等起到保护心肌，减轻缺血再灌注损伤，从亚细胞水平揭示了益心脉颗粒的作用机制，更进一步证实了 CHD "脏气虚于内，痰瘀痹于中"之病机学说的正确性。

（四）方药药效与成分

安心颗粒是在痰瘀学说指导下创制的抗心绞痛中药，在对该药的临床前研究中，药效学已证实，该药能降低外周血管阻力，降低心肌氧耗量，减少心肌梗死面积，对急性心肌缺血有明显的保护作用，且能降低血脂、血浆黏度和纤维蛋白原，有改善血脂代谢和血液流变学作用。应用国际先进技术，检测该药主要成分红参、瓜蒌、丹参等中药，发现补气、化痰、活血化瘀中药含有丰富的心血管活性物质一氧化氮（NO），为该药的进一步开发提供了实验依据。

三、痰瘀理论在冠心病中的临床应用

根据 CHD 的病机学说，我们以"益气化痰逐瘀"为治法，创制了益心通脉饮 1 号方（党参、白术、枳壳、茯苓、竹茹、法半夏、橘红、丹参、山楂、瓜蒌壳、三七、炙甘草组成）、2 号方（太子参、麦冬、五味子、枳壳、茯苓、竹茹、法半夏、橘红、丹参、山楂、瓜蒌壳、三七、炙甘草组成）以及益心脉颗粒（亦即安心口服液、安心颗粒，均由红参、桂枝、瓜蒌壳、水蛭、茯苓等中药制成，为注册医院中成药制剂）等，临床用于治疗 CHD 患者近 20 年，取得显著的临床疗效。

（一）冠心病

通过对 135 例冠心病患者舌象与脉象的临床调查分析，发现其病证 90% 与"虚"有关，而标实证 60% 与"痰"或"瘀"有关。证型方面以气阴虚为主，占 43%，其次为气虚血瘀或痰浊闭阻。与"正气内虚、痰瘀痹阻"的理论相符。对 56 例冠心病患者的辨证论治观察，本虚标实多为冠心病的证候特点，本虚主要在于心阳心阴受损，与脾、肺、肝、肾虚损有关；标实则主要在于痰浊、血瘀。治疗上采用通补兼施的方法，邪实"以通为补"，正虚"以补为通"，结果总有效率达 94.6%。

采用益气化痰通瘀方药治疗冠心病心绞痛 131 例，心绞痛症状改善有效率为 79.0%~91.0%，心电图改善有效率为 44.1%~53.3%。临床采用安心口服液（益心脉颗粒）治疗冠心病心绞痛 152 例，心绞痛症状改善有效率为 79.0%~93.3%，心电图改善有效率为 46.2%~56.7%，心绞痛疗效优于冠心丹参片和复方丹参片（均 $P<0.05$）。

观察安心颗粒对老年冠心病心绞痛血瘀证患者的心绞痛症状和炎症反应的影响。对照组 40 例用常规西药治疗，治疗组 40 例加用安心颗粒，疗程 4 周。结果治疗组症状疗效优于对照组（$P<0.01$），并可降低超敏 C- 反应蛋白（Hs-CRP）水平，提示安心颗拉可通过降低炎症反应而改善患者的心绞痛症状。

对 60 例经皮冠脉介入术（PCI）后患者随机分为试验组、对照组。对照组 30 例给予常规西药治疗，试验组 30 例在常规西药治疗基础上加用安心颗粒。观察两组患者 PCI 术后 6 个月内再狭窄率、心血管事件发生率、临床症状及血脂变化。结果 PCI 术后 6 个月内再狭窄率两组无统计学差异（$P>0.05$），两组心血管事件发生情况比较有统计学差异（$P<0.05$），临床总有效率试验组优于对照组（$P<0.01$）；血脂、室壁运动节段数、左室射血分数值试验组改善优于对照组（$P<0.01$ 或 $P<0.05$）。提示安心颗粒可降低 PCI 术后再狭窄率，减少 PCI 术后不良心血管事件的发生调节血脂水平。

（二）心房颤动血栓栓塞

观察益心脉颗粒预防心房颤动血栓栓塞患者 102 例，其中冠心病 61 例，高血压心脏病 20 例，风湿性心脏瓣膜病 17 例，肺源性心脏病 6 例。并与华法林治疗 102 例作对照，治疗 6 个月。结果经食管超声心动图检查，两组在血栓数、血栓直径及自发声影数较治疗前均降低（$P<0.05$），治疗组并发栓塞数与对照组相同，但治疗组出血并发症无一例，而对照组出血并发症有 12 例。

四、传承与创新

邓铁涛教授主张从痰论治 CHD,以补气化痰、心脾同治为常法,临床多用温胆汤加参治疗 CHD,这是对张仲景宣痹通阳、化痰泄浊法治疗 CHD 的传承与创新。仲景认为,胸阳不足是胸痹主因,即所谓"责其极虚也"。所创瓜蒌薤白白酒汤、瓜蒌薤白半夏汤、橘枳姜汤等系列方药,均为理气运脾化痰药。邓老强调 CHD 其病位在心,以心气虚为主。而心居胸中,为阳中之阳,所以提出通阳必用益气,益气即所以通阳。又根据"五脏相关理论",结合岭南地区气候潮湿,易困于脾胃,滋生痰浊的地区特点,认为心之与脾,关系密切。脾运不健,痰湿内生,痰浊上渍,冲犯胸阳,阻遏气机,可致胸痹心痛,故也强调心脾同治。由此可见,邓老治疗 CHD 的理法方药是既源于仲景又有所发展。笔者传承邓老从痰论治 CHD 的学术思想和临证经验,认为 CHD 是心与血脉之病变,脏气亏虚是其内在病理基础,而痰浊、瘀血既是脏气亏损,气化失调之病理产物,也是导致 CHD 发生发展的致病因素。因脏气亏损,气血、津液营运不畅,津液凝聚成痰,血液涩滞成瘀,痰瘀互结,痹阻心络,而致胸痹心痛,故提出"脏气虚于内、痰瘀痹于中"之病机新学说,治疗上倡用益气化痰通瘀治法,自创了益心通脉饮(1 号方和 2 号方)、益心脉颗粒(安心颗粒)等验方,临床用于治疗 CHD 心绞痛、CHD 合并心功能不全等,取得了显著的治疗效果。通过实验研究,发现益心脉颗粒对缺血再灌注损伤心肌及其超微结构具有保护作用,阐明了该药防治 CHD 的作用机制。药效学研究也证实,该药能降低外周血管阻力,降低心肌氧耗量,减少心肌梗死面积,对急性心肌缺血有明显的保护作用。且能降低血脂、血浆黏度和纤维蛋白原,有改善血脂代谢和血液流变学作用。从实验和临床两个方面证实了"脏气虚于内、痰瘀痹于中"病机新说的正确性,进一步弘扬了邓老从痰论治 CHD 的学术思想。

总之,邓老治疗 CHD 的学术经验,是以"五脏相关理论"为基础的,他所倡导的补气化痰、心脾同治法,给吾辈很大的启迪。事实证明,只有做好中医传承工作,学好用好国医大师的临床经验,弘扬国医大师的学术思想,在发展中继承,在继承中有所创新,才能推动中医药不断地向前发展。

脾肾相关的哲学思考和医案分析

李顺民,祁爱蓉

(深圳市中医院)

"五脏相关论",以此衍生的脾肾相关学说对中医临床诊治各种疾病均有着十分重要的指导意义,本文简要介绍其五脏相关理论在慢性肾病诊治中的一些临床体会及其体现的哲学观。

一、脾肾相关的哲学思想

(一) 中医肾病是一个大系统,各脏腑功能密切相关

肾为"先天之本",功能复杂:①藏精:《素问·六节藏象论》曰肾为"封藏之本","其华在发"且"其充在骨";②主水:《素问·逆调论》将肾称作"水脏","主水"指肾主水液代谢;③纳气:《类证治裁·喘咳》称肾为"气之根",肾纳气正常能帮助人体顺利完成呼吸功能。

肾为人体生命之本源,主宰着机体的生长壮老已,故称肾为先天之本,肾精化肾气,肾气分阴阳,肾阴与肾阳资助促进协调全身脏腑之阴阳,故肾又称为五脏阴阳之本,但肾之正常生理功能还有赖于其他脏器的协调与配合。

现代医学研究:"肾"不但会对人体泌尿系统以及水分与电解质平衡产生影响,还会对人身体生长和发育、消化、内分泌等多个系统生理功能产生较大影响,它涵盖了泌尿、生殖、内分泌、代谢等多个范畴。各种其他系统疾病如内分泌、呼吸、风湿免疫和生殖等都被认为是中医肾病的外延。

基于此特点,以中医异病同治方法,对于一些与肾并没有直接关系的疾病,如自身免疫性疾病红斑狼疮、糖尿病、不孕不育、高脂血症、冠状动脉硬化心脏病或一些神经系统疾病等。以补肾和平衡肾之阴阳等方式进行治疗,可取得较好临床疗效。

（二）四诊体现了"整体全面"的哲学

四诊合参的特点：

肾病的四诊常包含以下内容：

望：面色发黑，皮肤枯燥，唇甲淡白；闻：口身氨气；问：恶心欲吐，纳呆，易感冒，夜尿增多，尿色发红，泡沫尿；切：枕部、腰骶部、踝部、眼睑水肿，尺脉弱。

问诊三要素：躯体、心理、社会因素。

良好沟通的7项内容：①患了什么病；②什么原因导致的；③可能导致什么后果；④需要做什么检查；⑤哪里检查；⑥开的药治什么，怎么服用；⑦注意事项。

此处问诊，于传统的《十问歌》之外，包含了部分现代内容，如体现问诊的三要素及良好沟通的7项内容。这是问诊随时代发展而增加的内涵。体现了人文与其他学科的横向联系。"普遍联系"和"永恒发展"是唯物辩证法的总特征联系。

（三）中医治病的不同境界

医生的三种境界：一是治病救人，技师、工匠；二是人文关怀，身心同治，临床医学家；三是精神支柱，进入病人的心里。

肾病疗效靠六个结合：病证、中西、防治、身心、医患、文理。

肾病治疗观念的八个转变：①疾病向健康医学转变；②重治疗向重预防；③对病原的对抗治疗向整体治疗；④对病灶的改善向重视生态环境的改善；⑤群体治疗向个体治疗；⑥物理治疗向身心治疗；⑦强调医生的作用向重视病人的自我保健作用；⑧以疾病为中心向以全人为中心。

（四）脾肾相关论反映了"联系"的哲学特性

微观辨证与临床表现的内外关联、中西医合参，体现了"联系"的哲学特性，是五脏相关的外沿。

在肾病诊治中的微观辨证有：镜下蛋白尿、血尿、血肌酐、胱抑素增高，血红蛋白减少，B超双肾萎缩，ECT肾小球滤过率下降，肾活检病理改变等。

"联系"作为一般哲学范畴，通常是指事物或现象之间以及事物内部要素之间相互连结、相互依赖、相互影响、相互作用、相互转化等相互关系。世界是万事万物相互联系的统一整体；任何事物都是统一的联系之网上的一个部分、成分或环节，都体现着普遍的联系。而五脏相关论只是中医学中用于说明人体各脏腑普遍联系的一种表述和诊疗手段，具有哲学联系论的特点，这也是中医基础诊断措施的精魂所在。

　　由此而泝生的中医多靶点综合治疗及多因素考虑制定医疗方案,以及中医三因制宜及天人相应等理论也是出于万事万物复杂联系的特点而生。

　　20世纪70年代,沈自尹教授提出辨病与辨证相结合,得到了普遍认可,如有学者提出的病证症互参和审病辨证治病等,笔者认为现代临床中医肾病诊疗模式应是中西医有机结合下的审病辨证治病。审病:即要充分运用现代先进的检测技术,明确疾病的诊断,对疾病充分了解的前提下运用中医辨证进行治疗;辨证:是疾病过程中某一阶段的病理概括,反映了病变的机理和发展趋势,较全面地揭示了疾病的本质辨证就是将四诊所收集的资料症状和体征,通过分析综合辨清疾病的病因性质部位,以及邪正关系,概括判断为某种性质的证的过程随着现代肾脏病学的发展,各种先进检测技术运用的日益增多,有效地利用所获得的客观信息(微观辨证依据)为临床辨证所用。治病:依据辨证的结果,确立治法和处方遣药。在选药方面应结合现代对中药药理药效学的研究结果,以提高用药的针对性,同时也应吸纳现代先进有效的治疗方法,以进一步提高临床疗效。

　　对IgA肾病而言,中医证型从气虚-气阴两虚-肝肾阴虚-脾肾阳虚的演变过程一定程度上反映了肾病病理进行性加重的过程,与慢性肾小球肾炎病机转化规律:伤气-伤阴-阴阳两虚一致。一方面强调宏观辨证,即从病理分型肾病临床表现中医辨证特点为着眼点,研究病理分型肾病的发展分型(期)与中医辨证分型的关系,另一方面强调微观辨证,即从具体的病理环节入手,研究病理改变或表现与中医辨证分型的关系,将免疫介导所致的肾脏细胞增殖、间质炎细胞浸润与大3小细胞性新月体形成等病理改变辨证为外邪扰络,当以祛风化湿,清热解毒为主要治则;将肾小球毛细血管内微血栓和血栓样物质的形成,基底膜断裂,毛细血管襻的闭塞或扩张等纳入肾络瘀痹当以活血化瘀、疏利气机为主要治则等。

二、脾肾相关是五脏相关的具体深化

　　脾肾相关理论最早见于《内经》。《素问·五脏生成》云:"肾之合骨也……其主脾也。"《素问·上古天真论》曰:"肾者主水,受五脏六腑之精而藏之,故五脏盛,乃能泻。"此为后世论述脾与肾先后天辨证关系的依据。

　　邓老推崇中医五行学说,从哲学的高度,肯定了中医"五行学说"朴素的辨证法因素,而五行学说的载体是"藏象学说",从脏腑配五行,将人体的功能归纳为五大系统(五脏),内外环境都与这五大系统联系起来,并用五行生克关系表达五大系统的互相依存,互相制约的关系,用以解释生理、病理现象,指导诊断、治疗与预防。

在临床应用"脾肾相关理论"的核心是"肾病从脾论治及脾肾同治"。

三、以脾肾相关理论为指导的肾病治脾医案

脾肾相关医案摘录:淀粉样变的中医辨证治疗

胡某,男,52 岁,2014 年 1 月 21 日初诊。主诉:尿检异常伴腹泻,乏力间作 3 年余。现病史:患者于 2011 年年初出现乏力、纳差、咳嗽,抗炎及中药治疗效果不佳;于 2011 年 7 月 13 日在深圳市人民医院查尿检示尿蛋白(+++),尿潜血(+),24 小时尿蛋白定量 4.2g,尿酸 449μmmol/L;B 超示蹄铁形肾,轻度脂肪肝;于 2011 年 7 月 26 日在南方医院肾活检示淀粉样变性肾病。8 月 9 日骨活检多部位考虑浆细胞明显增多,部分为不成熟性,伴骨髓淀粉样变,建议全身检查排除骨髓瘤及浆细胞增生性疾病。尿检示 Lambda 轻链 26.2m/L,gKappa 轻链 133mg/L;胃镜示浅表性胃炎;心脏彩超示左房增大,肺动脉瓣口及瓣下位置带状漂浮物。请心内会诊考虑上述物质为左冠状动脉出口。体感诱发电位示:双下肢 SEP 异常,血常规 HGB126g/L,ALB34.9g/L,尿酸 459μmmol/L,尿蛋白(+++),24 小时尿蛋白定量 2.62g,血 β-MG 2.55mg/L。考虑肾淀粉样变性,骨髓淀粉样变性、浆细胞增多症,给予 VDT(硼替佐米 + 地米 + 沙利度胺)化疗方案。2011 年 12 月 3 日复查:24 小时尿蛋白定量 2.9g,尿 Lambda 轻链 26.2m/L,gKappa 轻链下降,后自行停止上述治疗,间断服中药治疗。多次复查尿轻链阳性。

于 2014 年 1 月 21 来我科门诊治疗。症见:头晕、神疲乏力、汗多,胃脘不适,指尖麻木,晨僵,大便溏泄,日 3 行以上,夜寐一般,舌黯苔黄腻,脉弦滑。BP 114/66mmHg,P 71 次 / 分。中医诊断:虚劳(脾肾亏虚)。西医诊断:肾淀粉样变性、慢性浅表性胃炎、骨髓淀粉样变性、浆细胞增多症,慢性肾炎综合征、先天性马蹄肾、脂肪肝、肝血管瘤。

治法:健脾和胃,祛湿泄浊。

方药:参苓白术散合香砂六君子汤加减。

黄芪 50g,白术 20g,莲子 20g,山药 30g,苡仁 30g,白扁豆 20g,砂仁 10g(后下),丹参 20g,芡实 30g,糯稻根 30g,生地黄 30g,桂枝 5g,冬瓜皮 30g,甘草 5g。

7 剂,水煎服,每日 2 次。

二诊:2014 年 1 月 28 日。患者诉大便日一行,胃脘不适感减轻,神疲乏力好转,纳一般,夜尿 1~2 次。舌黯苔黄腻,脉弦。原方去桂枝、冬瓜皮,加蛇舌草 15g、白茅根 30g,以加强利湿之功。14 剂,水煎服。每日 2 次。

三诊:2014 年 2 月 11 日。患者诉腹泻日 3 次,疲劳,纳差、夜寐不安。原方调整为:去糯稻根、莲子、白扁豆、蛇舌草、白茅根,加党参 20g、茯神 20g、木

香 10g（后下）、黄连 3g，以醒脾燥湿和胃。

四诊：2014 年 2 月 18 日。患者诉腹泻好转，小便不利。原方调整为：加桂枝 5g、白茅根 15g 以通阳化气，清热滋阴利尿。以上方为基础，根据寒湿腰痛、怕风等后续症状，给予鸡血藤 20g、防风 10g、制川乌 6g 等随证加减巩固治约 2 个月，于 2014 年 4 月 22 日复查尿轻链正常。腹泻基本消失。尿检阴性。尿微量白蛋白 73.3mg/L、NAG 26U/L、血 ANA（±），24 小时尿蛋白定量 0.22g、血 β-MG 2.84mg/L。

[按] 参苓白术散是在四君子汤基础上加山药、莲子、白扁豆、薏苡仁、砂仁、桔梗而成。两方均有益气健脾之功，但四君子汤以补气为主，为治脾胃气虚的基础方；参苓白术散兼有渗湿行气作用，并有保肺之效，是治疗脾虚湿盛证及体现"培土生金"治法的常用方剂。方中以人参、白术、茯苓、甘草（即四君子汤）平补脾胃之气，为主药。以白扁豆、薏苡仁、山药之甘淡，莲子之甘涩，助白术既可健脾，又可渗湿而止泻，为辅药。以砂仁芳香醒脾，促中州运化，通上下气机，吐泻可止，为佐药。桔梗为太阴肺经的引经药，入方，如舟车载药上行，达上焦以益肺气。此方对证而兼见肺气虚弱，久咳痰多者，亦颇为相宜，为培土生金之法。诸药合用，共奏益气健脾，渗湿止泻之功。香砂六君子汤出自《古今名医方论》，主治脾胃气虚，痰阻气滞证。呕吐痞闷，不思饮食，脘腹胀痛，消瘦倦怠，或气虚肿满。用于治疗气虚痰饮，呕吐痞闷，脾胃不和，变生诸证者。

本例患者西医诊断为肾淀粉样变性，骨髓淀粉样变性、浆细胞增多症，给予 VDT 化疗方案后，长期表现为脾胃虚弱，神疲乏力，大便溏泄为主症，中医辨证考虑虚劳，脾肾亏虚，故治以健脾和胃、祛湿泄浊；尽管患者是因淀粉样变性引起的消化道症状，与常见的普通炎症性腹泻或消化不良性腹泻有本质的区别，但中医证候有大便溏的相同表现，故针对此证候异病同治，取得了较为理想的效果。

五脏相关在 2 型糖尿病防治中的拓展应用

陈瑞芳[1],郑勇强[2]

(1. 广州中医药大学第一附属医院,2. 广州中医药大学)

五脏相关理论由邓铁涛教授于 20 世纪五六十年代提出。所谓"五脏相关",是指五个脏腑系统,以及本脏腑系统内部、脏腑系统与脏腑系统之间、脏腑系统与人体大系统之间、脏腑系统与自然界和社会之间,在生理病理条件下存在着横向、纵向和交叉的多维联系,相互促进与制约,而表现出不同的功能,协调机体的正常活动。邓老指出"简单废弃五行不可取",五脏相关的研究思路是从临床出发,并非简单的五行推演。随着我国人口老年化加快,2 型糖尿病发病率逐渐升高,探索五脏相关理论对 2 型糖尿病的指导作用,降低发病率以及致残率,具有重大的社会意义。

一、五脏相关的内涵与外延

五脏相关学说继承了中医五行学说的精华,提取其先进的辩证法思想,又赋予它现代系统论的内容,这样将有利于体现中医的系统观,有利于避免中医五行学说中存在的机械刻板的局限性,有利于指导临床灵活地辨证论治,称五脏相关学说是中医五行学说的继承与提高毫不为过。

邓铁涛教授及其学术继承人对五脏相关进行了多层次、多角度的研究。邓老认为,五脏的关系,不是依靠书斋里五行相生相克推导出来的关系,而是中医在长期临床实践中总结出来的关系。邱仕君等认为五脏相关学说是中医理论的补充和发展,学科意义在于横跨了理论层次和实践层次,介于基础理论与临床医学之间。五脏相关学说研究以相关性、多元性、开放性为主要表征,具有跨学科、综合性的特点。为中医基础理论与研究方法的构建从认识上提供了一种开放的眼光、辨证的思路和宽容的气度。五脏相关可分为系统内、系统外、系统间3个层次。刘小斌教授认为《中医基础理论》教材藏象学说与脏腑病机，其理论来源有临床观察、哲理推导、取类比附和易理丹道等不同成分，而五脏相关是建立在临床、实验研究基础上，解决中医理论阐释多源的问题，实际上是对现代《中医基础理论》教材内容的细化与补充。刘小斌教授的博士研究生陈坚雄等认为五脏系统间关联机理为"功能协调"和"气机相系"，五脏系统内关联包括"表里关联"和"内外关联"，通过经络沟通和阴阳气化作用实现，五脏系统与环境关联的机理是"生气通天""同气相求"。

中国传统文化中的五行存在着相生相克的关系，对于中医文化以及中医实践说理具有非同寻常的意义，但是现代中医，研究脏腑之间的关系时，不应停留在古代朴素的认识上，正是中医理论的不断发展，使五脏相关的理论更符合医学的发展趋势，使世人眼中艰涩难懂的理论变得更直观，更容易让人接受。邓老曾提出我们要加强与现代医学的联系，关键在于壮大我们中医本身，让现代医学跟我们接轨，而不是我们跟现代医学接轨。虽然这一观点不一定被大多数人接受，但是邓老的观点值得我们深思，既然很多人都认为中医理论不落后，反而很先进，那么，就让我们把自己的理论用更为人所接受的方式加以阐述，而不是一味的因陈守旧，沉溺在古代神乎其神的玄学氛围里，只有让世人都清楚明白我们的理论精髓，中医才能摘掉玄学的帽子，走上属于自己的国际舞台。

二、五脏相关理论在 2 型糖尿病防治中的应用

2型糖尿病属于中医学消渴病范畴。消渴之名，首见于《素问·奇病论》，根据病机及症状的不同，《内经》还有消瘅、膈消、肺消、消中等名称的记载。《内经》认为五脏虚弱，过食肥甘，情志失调是引起消渴的原因，而内热是其主要病机。《证治准绳·消瘅》在前人论述的基础上，对三消的临床分类作了规范，"渴而多饮为上消（经谓膈消），消谷善饥为中消（经谓消中），渴而便数有膏为下消（经谓肾消）"。消渴病的病机主要在于阴津亏损，燥热偏盛，而以阴虚为本，燥热为标，两者互为因果，阴愈虚则燥热愈盛，燥热愈盛则阴愈虚。

消渴病的发生发展符合五脏相关的规律，早在《灵枢·本脏》中就记载五脏虚弱可引发本病，谓"心脆则善病消瘅热中""肺脆则苦病消瘅易伤""肝脆则善病消瘅易伤""脾脆则善病消瘅易伤""肾脆则苦病消瘅易伤"，与"五脏相关学说"所指出的，在病理情况下，五脏系统相互影响相互印证。

后世对消渴病的论述主要集中在肺、脾胃、肾等几个脏腑。《医学纲

目·消瘅门》指出："盖肺藏气，肺无病则气能管摄津液之精微，而津液之精微者收养筋骨血脉，余者为溲。肺病则津液无气管摄，而精微者亦随溲下。"肺主气为水之上源，敷布津液。肺受燥热所伤，则津液不能敷布而直趋下行。随小便排出体外，故小便频数量多；肺不布津则口渴多饮。胃为水谷之海，主腐熟水谷，脾为后天之本，主运化，为胃行其津液。脾胃受燥热所伤，胃火炽盛，脾阴不足，则口渴多饮，多食善饥；脾气虚不能转输水谷精微，则水谷精微下流注入小便，故小便味甘；水谷精微不能濡养肌肉，故形体日渐消瘦。肾为先天之本，主藏精而寓元阴元阳。肾阴亏虚则虚火内生，上燔心肺则烦渴多饮，中灼脾胃则胃热消谷，肾失濡养，开阖固摄失权，则水谷精微直趋下泄，随小便而排出体外，故尿多味甜。因此，消渴病虽有在肺、胃、肾的不同，但常常互相影响，如肺燥津伤，津液失于敷布，则脾胃不得濡养，肾精不得滋助；脾胃燥热偏盛，上可灼伤肺津，下可耗伤肾阴；肾阴不足则阴虚火旺，亦可上灼肺胃，终至肺燥胃热肾虚，故"三多"之证常可相互并见。

三、五脏相关理论在 2 型糖尿病防治中的拓展应用

随着消渴病病情进展，往往会出现两种预后：一是阴损及阳，阴阳俱虚。消渴虽以阴虚为本，燥热为标，但由于阴阳互根，阳生阴长，若病程日久，阴损及阳，则致阴阳俱虚。其中以肾阳虚及脾阳虚较为多见，如《圣济总录》云："消渴病久，肾气受伤，肾主水，肾气虚衰，开阖不利，发为水肿。"《证治要诀》指出："三消久而小便不臭，反作甜气，在溺中滚涌，更有浮在溺面如猪脂，此精不禁，真元竭矣。"二是久病必瘀，血脉瘀滞。消渴病是一种病及多个脏腑的疾病，影响气血的正常运行，且阴虚内热，耗伤津液，亦使血行不畅而致血脉瘀滞。血瘀是消渴病的重要病机之一，且消渴病多种并发症的发生也与血瘀密切有关。如唐容川《血证论·发渴篇》曰："瘀血发渴者，以津液之生，其根出于肾水……有瘀血则气为血阻，不得上升，水津因不能随气上布。"因此，消渴的发病有上消、中消、下消之分，涉及肺胃肾等脏腑，为五脏相关的有力证据，同时，随着疾病的发展，又体现中医证候与体质的密切联系，五脏相关的进一步拓展，为中医体质相关。

笔者曾对 3517 例非糖尿病病例进行分析研究，其中 2549 例具有一种或以上危险因素，968 例没有危险因素，比较两组体质转化分差异，危险因素组阴虚、痰湿、血瘀、气郁得分高于对照组，而气虚、阳虚、湿热转化分则低于对照组，差异有统计学意义，结果见表3。

表3 危险因素组与对照组9种体质转化分比较

体质	体质转化分($\bar{x} \pm s$)		t	P
	危险因素组（2549例）	对照组（968例）		
平和体质	52.30 ± 20.00	51.77 ± 28.02	0.539	0.590
气虚体质	34.31 ± 18.11	40.63 ± 18.81	−8.988	0.00
阳虚体质	30.36 ± 23.45	35.39 ± 24.56	−5.486	0.00
阴虚体质	25.80 ± 18.32	19.44 ± 17.27	9.332	0.00
痰湿体质	30.91 ± 22.27	20.99 ± 17.10	14.077	0.00
湿热体质	30.21 ± 20.97	30.77 ± 16.42	−0.831	0.406
血瘀体质	24.33 ± 18.47	18.07 ± 18.00	9.041	0.00
气郁体质	25.33 ± 20.12	18.91 ± 21.39	8.095	0.00
特禀体质	17.46 ± 15.68	11.63 ± 15.31	9.918	0.00

对2549例具有一种或以上危险因素（危险因素以2010年《中国2型糖尿病防治指南》为标准）人群各种体质转化分进行分析，发现气虚体质与阳虚体质、气虚体质与气郁体质、阴虚体质与痰湿体质、阴虚体质与湿热体质、痰湿体质与湿热体质、血瘀体质与气郁体质均体现明显的相关性，结果见表4。

表4 具有2型糖尿病危险因素人群体质转化分相关关系

		平和体质	气虚体质	阳虚体质	阴虚体质	痰湿体质	湿热体质	血瘀体质	气郁体质	特禀体质
平和体质	系数	1	−0.456	−0.515	−0.239	−0.364	−0.233	−0.291	−0.276	−0.069
	P	/	0.000	0.000	0.000	0.000	0.000	0.000	0.000	0.001
气虚体质	系数	−0.456	1	0.561	0.425	0.365	0.385	0.454	0.571	0.316
	P	0.000	/	0.000	0.000	0.000	0.000	0.000	0.000	0.000
阳虚体质	系数	−0.515	0.561	1	0.374	0.441	0.310	0.409	0.420	0.291
	P	0.000	0.000	/	0.000	0.000	0.000	0.000	0.000	0.000

续表

		平和体质	气虚体质	阳虚体质	阴虚体质	痰湿体质	湿热体质	血瘀体质	气郁体质	特禀体质
阴虚体质	系数	−0.239	0.425	0.374	1	0.556	0.514	0.481	0.489	0.425
	P	0.000	0.000	0.000	/	0.000	0.000	0.000	0.000	0.000
痰湿体质	系数	−0.364	0.365	0.441	0.556	1	0.618	0.459	0.427	0.350
	P	0.000	0.000	0.000	0.000	/	0.000	0.000	0.000	0.000
湿热体质	系数	−0.233	0.385	0.310	0.514	0.618	1	0.408	0.437	0.360
	P	0.000	0.000	0.000	0.000	0.000	/	0.000	0.000	0.000
血瘀体质	系数	−0.291	0.454	0.409	0.481	0.459	0.408	1	0.620	0.420
	P	0.000	0.000	0.000	0.000	0.000	0.000	/	0.000	0.000
气郁体质	系数	−0.276	0.571	0.420	0.489	0.427	0.437	0.620	1	0.471
	P	0.000	0.000	0.000	0.000	0.000	0.000	0.000	/	0.000
特禀体质	系数	−0.069	0.316	0.291	0.425	0.350	0.360	0.420	0.471	1
	P	0.001	0.000	0.000	0.000	0.000	0.000	0.000	0.000	/

四、总结与展望

邓老提出的五脏相关理论与 2 型糖尿病的发生以及发展相吻合,能指导 2 型糖尿病的治疗,同时对中医体质学有重要的指导作用,而中医体质学在疾病预防上又占据重要的地位,所以五项相关理论对 2 型糖尿病的防治有巨大的应用空间。

通过以上理论探讨以及临床研究说明,2 型糖尿病的发生与发展变化过程存在明显的五脏相关关系,并且 2 型糖尿病高危人群阴虚、痰湿、血瘀、气郁体质倾向性较大,而且这几种体质相互之间相关性较大,提示这几种体质为 2 型糖尿病易感体质,他们之间存在着共同通道,中医学中对证候和体质的理论表达形式是一致的,皆以阴阳、气血等基本理论为说理工具,邓老提出的五脏相关除了五脏之间的联系,亦离不开气、血、津、液等的相互补充,从五脏之间相关关系可以推断,各种病理体质之间也存在着千丝万缕的关系,体质相关可以作为五脏相关的拓展与补充,可以只有对二者的相同之处与不同之处深入研究分析,才能进一步明确其内在联系与区别,从而有利于完善中医防病治病手段,使"未病先防、既病防变"的治未病思想发挥得更淋漓尽致。

祛邪扶正法治疗肝硬化腹水——运用邓铁涛反药配伍法的体会

邱向红

恩师邓铁涛教授是我国久负盛名的著名中医学家。邓老临证 80 多年,在中医药治疗疑难病方面积累了极其丰富的临床经验。对于临床上常见的疑难重症肝硬化腹水(属于中医"臌胀"范畴),尤其是顽固性腹水,邓老擅长运用中药反药配伍法治疗,结合扶正固本,标本兼治,每每收到满意的疗效。本人跟随邓老临证多年,运用邓老的宝贵经验治疗肝硬化腹水,感受良多。现就本人体会较深的几个方面简述如下。

一、广收博采,不拘一格

邓老运用反药治疗肝硬化腹水,源于民间的逐水验方。邓老谦虚好学,广收博采。不论是中医经典巨著,还是现代研究成果,甚至于民间经验,邓老兼收并蓄,不拘一格。民间蕴藏着非常丰富的验方良药,是中医药伟大宝库的重要组成部分。运用甘遂配甘草治疗肝硬化腹水,就是邓老间接吸收民间验方的典型例子。早年,我校外科有一位老中医采集到民间治疗水肿臌胀的逐水验方,用于治疗肾性或肝性水肿,疗效独特。邓老很感兴趣,对该方进行反复的研究和临床试用,发现它对于肝硬化腹水的疗效显著。经过邓老的反复改进,形成独特的甘遂配甘草的反药配伍法。该方的临床应用,为肝硬化腹水的治疗开辟了一条新的有效途径,也为中药反药的配伍应用开拓了广阔的前景。

二、突破禁忌,注重实效

甘遂属于中药的逐水药,甘遂配甘草为中药配伍中的反药禁忌,历来为医者所共知。但邓老从民间经验中得到启发，敢于突破禁忌，大胆应用。经过临床反复探索和试用，终于研制成为治疗肝硬化腹水的有效方药。在邓老的带领和指导下，我们将甘遂与甘草经过一定的炮制而制成"甘遂甘草胶囊"，应用于治疗肝硬化腹水疗效显著。尤其是对于一些经过常规中西药治疗无效的顽固性腹水患者，甘遂甘草胶囊也能收到较好的疗效。患者服用甘遂甘草胶囊之后，常常泻出稀水样大便，以每日 2~3 次稀便为多见。患者水泻后腹围逐渐缩小，腹部逐渐松软，气促胸闷和下肢水肿减轻，食欲、睡眠和精神得以改善。

我们通过一组 30 例肝硬化腹水患者的临床对照观察（见《新中医》2005年 11 期），证实甘遂与甘草的反药配伍确实能够改善患者的临床症状和体征，延缓肝硬化的进程，减少肝硬化患者并发出血的概率。它对血小板（BPC）、内皮素（ET）、凝血酶原时间（PT）和血浆白蛋白（Alb）等指标也能显著改善。甘遂甘草的反药配伍相对于单用甘遂具有更好的消腹水作用，并且没有发现明显的毒副作用，近期疗效满意。在目前对于肝硬化腹水尚未有较满意治疗手段的背景下，这确实不失为一种值得深入研究的好方法。

三、谨守病机，标本兼治

邓老对于疑难重症的治疗特别强调谨守病机，随证加减。中医治病离不开辨证论治，而且强调急则治其标，缓则治其本。标本兼治，相得益彰。肝硬化腹水属于本虚标实之病。标本虚实，孰轻孰重，完全在于临床辨证。邓老认为肝硬化腹水（臌胀）的本虚多为脾虚，包括脾气虚和脾阳虚，部分兼有肾阳虚或肝肾阴虚。标实多为水液内停、瘀血阻络。所以在治疗肝硬化腹水时必须不忘培补脾肾以固本。但如果腹水量多，标实较重，必以逐水消肿为先，这时可用甘遂甘草胶囊逐水治其标。待腹水渐退，再施以北芪、党参、白术、附子等补气健脾，温阳化气固其本。适当配合活血祛瘀，软坚散结之法。对于本虚标实均较重者可以同时应用甘遂甘草胶囊逐水，芪参术附等补气，同样可以收到较满意的疗效。

四、融会贯通，启迪后人

邓老认为，肝硬化腹水尤其是顽固性腹水是本虚标实的顽症，治疗上必须紧紧把握住正虚的本质，扶正补虚应该贯穿于治疗的始终。但对于腹水量多，明显影响到病人日常生活和整个病情发展的情况下，则必须毫不犹豫地以祛邪为先，方能够逆转病情，以期带病延年。我们应用甘遂甘草胶囊逐水，使病人每日排稀水样便 2~3 次，可以起到明显的消肿作用。而祛邪之法必须中病即止,若误伤正气,则会反生他变。我们使用甘遂甘草胶囊一般以 1~2 周为 1 个疗程,随后以扶正补虚或兼祛邪以固其本。这些宝贵经验对于我们在临床上治疗各种疑难杂症都有很好的启迪作用。

中医中药在临床治疗疾病尤其是疑难重症方面确实具有很大的发展空间。邓铁涛教授治疗疑难重症的丰富经验不仅给我们提供了战胜疾病的武器,而且使我们更充分地认识到中医药在临床的巨大发展潜力,大大增强了我们继承发展中医学术的动力和信心。

刘凤斌教授对"五脏相关学说"的临床实践与发挥

李培武[1],李丽娟[2],刘凤斌[1](通讯作者)

(1. 广州中医药大学第一附属医院;2. 广州市妇女儿童医疗中心)

国医大师邓铁涛教授认为,中医的五行学说主要落实于藏象学说。古人虽然已经认识到五行的中心实体是五脏,但今天如果仍沿用五行理论,受其框架的束缚,临床上难免存在着名实不符、内容与形式不统一的缺陷。邓老认为,应该把人体的功能归纳为五大系统(五脏),内外环境都与这五大系统联系起来,生理、病理、诊断、治疗、预防等方面,都可概括于五者之中,并在医疗实践中起到指导作用。经过数十年的研究,邓老提出的"五脏相关学说"已日臻完善,并一直指导着临床实践。刘凤斌教授跟随邓老学习多年,是邓老的学术继承人,以"五脏相关学说"指导脾胃肝胆疾病的临床实践,并创新性地以"五脏相关学说"为理论基础构建模型,研制出适合中医药临床疗效评价的工具——患者报告结局指标(PRO)量表,介绍如下。

一、从"肝脾(胃)肺相关"论治胃痛胃痞

脾胃为后天之本,气血生化之源,灌溉五脏六腑,五脏六腑之中皆有脾胃之气。《素问·玉机真脏论》指出:"五脏者,皆禀气于胃,胃者五脏之本也。"胃的病变多影响五脏,而五脏病变又多与胃腑相关。在治疗上,《景岳全书》指出:"善治脾胃者,既可以调五脏,同时调五脏亦可以治脾胃。"这是"五脏相关学说"形成的理论基础之一,而"五脏相关学说"正是对古代相关文献的精辟总结。邓老认为,胃痛胃痞的辨证论治不能拘泥于脾胃,应注意脾胃与肝肾之间的相互关系。

现代人应酬繁多,饥饱失常,暴饮暴食,过食肥甘厚腻,嗜烟嗜酒,损伤脾

胃;生活节奏快,工作压力大,常有情志不畅,肝气横逆犯于脾胃;迁延日久,则脾胃虚弱,运化失司,影响食物的消化吸收。故本病病机多以脾胃虚弱为本,湿热、气滞等邪气实为标。然脾胃虚弱不可骤补,因"不通则痛",骤补则气不通更甚而致胃痛胃痞愈甚;不可过于滋腻,因脾喜燥而恶湿,滋腻之品阻碍脾之运化升清。刘凤斌教授遵循邓老以四君子汤调理脾胃之经验,临证常常佐以谷芽、麦芽作为基本方,既可消食健脾和胃以恢复脾胃运化功能,又可疏肝解郁以止痛消痞。刘教授认为,谷芽、麦芽甘平无毒,归脾、胃经(麦芽还归肝经),是"五谷为养"之上品,蕴藏着生发之机。现代药理研究表明,二者富含淀粉酶、维生素 B,有促进消化、增进饮食的作用,即能恢复脾胃运化水谷精微的功能。

《血证论·脏腑病机论》指出:"木之性主于疏泄,食气入胃,全赖肝木之气以疏泄之,而水谷乃化;设肝之清阳不升,则不能疏泄水谷,渗泄中满之证,在所不免。"肝的疏泄功能正常,全身气机疏通畅达,有助于脾升胃降和二者的协调。如肝气郁滞,横逆犯脾,升降失常,引发胃痛胃痞,以四君子汤合四逆散为基本方,佐以佛手、素馨花之品疏肝理气、和胃止痛,合欢皮、合欢花之品疏肝解郁、悦心安神;气滞上逆而致嗳气频频,宗《伤寒论》旋覆代赭汤之意,以旋覆花、代赭石平肝镇逆降气;肝郁气滞日久化热,湿热内蕴脾胃,而致胃脘灼痛、口干、口苦、心烦喜呕,不思饮食,取小柴胡汤之意,以柴胡、黄芩疏调气机,升清降浊,清泄内蕴之湿热。

肺主宣发肃降,对全身气机具有调节作用,与脾升胃降关系密切。而且,脾胃属土,肺属金,互为母子;肺与大肠互为表里,大肠与脾胃同属消化系统。如肺失肃降,则腑气不通,胃纳呆滞,出现胃脘痞满胀痛、大便秘结等症状。刘教授临证以"肺胃相关"论治胃痛胃痞,喜欢桔梗、苏梗二药伍用。其中,桔梗辛开苦泄,但辛而不燥,苦而不峻,长于升提上行,开宣肺气而通大便除腹满,正如《神农本草经》所说桔梗治"腹满,肠鸣幽幽";紫苏梗行气宽中、温中止痛,偏于下降理气。二药一上一下,肺胃同治,消胀除满、顺气止痛益彰。气郁日久化火,酿津为痰,痰热扰动肺胃,气逆而上,出现肺热咳嗽、胃热呕吐嗳气,可佐以枇杷叶,清肺胃之热并降肺胃之气,而止咳止呕。如肺气虚弱、无力宣发肃降,则卫气不能达于全身,外邪客胃,胃气受伤,气机壅滞,和降失司,而致胃脘作痛;水湿津液不得运化,肺脾气虚,出现纳食不化、脘腹胀闷。邓老常用岭南中草药五爪龙,认为该药甘、平,能补肺脾之气,功效类似黄芪而无黄芪之燥,更适合岭南人之体质,并可大量使用。刘教授运用五爪龙补肺健脾除湿,用量从 15~120g 不等,逐渐加量,因人制宜、因时制宜,并嘱患者平时可用于煲汤食疗,取得较好效果。

二、从"肝脾肾相关"论治黄疸臌胀

邓老认为,在黄疸病、臌胀病(包括西医之肝炎、肝硬化等)的发展过程中,由于脾虚不运,可致湿浊内生,湿郁日久则可化热;或气血运行失畅,而致瘀血内留;或气血生化之源不足,阳损及阴而致肝阴不足,或脾虚及肾,而致脾肾两虚。本病临床上可出现各种相应的兼杂证候,但脾气虚这一基本证候,作为共性,始终存在于绝大多数患者。从临床上看,黄疸臌胀患者大都表现为倦怠乏力、食欲不振、肢体困重、恶心呕吐、腹胀便溏等一系列脾虚不运之症,亦有胁痛、胁部不适、头晕失眠等肝郁症状。因此,就脏腑辨证而论,应属肝脾同病而以脾病为主之证,治疗应以健脾补气、扶土抑木为总原则,自拟"慢肝六味饮"(即四君子汤加川萆薢、黄皮树叶),以"肝脾相关"指导黄疸臌胀的诊治,这是"五脏相关学说"在黄疸臌胀诊治中的具体体现。

黄疸臌胀病程漫长,不可急于求成,不可急于峻补,而应以平和之药缓图之,刘教授临证亦以四君子汤为基础方药。该病患者大多有胃纳差、腹胀满等脾虚肝郁的症状,所以健脾运脾还要注重消导和胃,可用山楂、麦芽、谷芽、布渣叶、鸡内金等健脾消食和胃。山楂味酸入肝而不敛,既可消食运脾,又能活血化瘀,且化瘀不峻而不伤正气;麦芽消食健脾和胃,并有疏肝养肝之效,且无柴胡劫肝阴之弊。脾与胃相表里,运脾健胃药中,适当加入理气和胃之药,如佛手、紫苏梗、砂仁、素馨花等,既可理气疏肝,又不易耗伤已伤之阴液。

脾虚湿邪内蕴,郁久化热,湿热壅盛发为阳黄、水湿泛滥发为臌胀,治疗应当时时顾护正气、攻补兼施。所以,邓老以扶正之四君子汤加祛湿之川萆薢、黄皮树叶(黄皮树叶为岭南中草药,《岭南采药录》记载该药能祛风利湿解毒),强调保脾胃、扶正气的重要思想。刘教授在此基础上,又善于选用白术、茯苓、猪苓、泽泻、白花蛇舌草、叶下珠等健脾利湿、清热而不伤正之品,而少用慎用栀子、黄连、黄芩、茵陈等清热解毒之品。

肾为先天之本,脾为后天之本,脾之健运,化生精微,必须借助于肾阳的推动;肾藏精,肝藏血,"肝肾同源",体现了肾与肝存在精、血相互资生和转化的关系。疏肝健脾补肾法体现了"肝脾肾相关"指导下黄疸臌胀的综合治法,但补肾应注意虚实夹杂、阴虚湿热的病机特点,不能滋腻补肾,应以养肾阴、清热生津为主,选用女贞子、旱莲草以补肝肾、清虚热,枸杞子、桑椹子以益精血、生津液。如果肾阳虚损,体瘦而腹胀肢肿,语言低微,气息短促,重用黄芪、五爪龙补气健脾消肿,紫河车培本扶元、益气养血,薏苡仁健脾利水清热而不伤正气。

三、以"五脏相关学说"构建理论模型，研制 PRO 量表

中医药的传统疗效评价指标主观性较强，缺乏客观化和量化，定性指标的应用多于定量。测评量表作为对软指标量化、客观化评价的工具，可用于解决中医临床疗效评价指标的模糊性、不确定性问题。PRO 涵盖了属于主观感受的健康相关生存质量和客观感受的健康状况相关的内容，它包括患者报告的功能状况、心理状况、症状和健康相关的生存质量，已成为临床疗效评价的重要内容。按照国际通用量表研制的程序化方法，在量表研制过程中，应首先构建量表的理论模型，然后在理论模型的基础上发展条目和进行量表的研制。合理构建理论模型的重要性显而易见。生存质量是有文化依赖性的，融入中医特色的生存质量研究才能符合中国人的需要，尤其是用于中医药临床疗效的合理评价。中医特色量表理论模型的构建离不开中医理论的指导。刘凤斌教授正是在这样的背景下开展中医药领域的量表测评研究。"五脏相关学说"将人体的功能归纳为五大系统（五脏），内外环境都与这五大系统联系起来，生理、病理、诊断、治疗、预防等方面，都可概括于五者之中，体现了中医学的"整体观念""形神统一""七情相关""天人合一"等核心内容。"形神统一""七情相关""天人合一"涵盖了世界卫生组织的健康定义，即"健康不仅是没有疾病和虚弱，而且是身体、心理和社会上的完好状态"。

刘凤斌教授创新性地以"五脏相关学说"为理论基础构建模型，研制出中医脾胃系疾病 PRO 量表、中医肝病 PRO 量表、重症肌无力 PRO 量表、中华生存质量量表。经考核和临床应用证明，这些量表可作为相关疾病的中医药临床疗效评价工具。

四、结　语

"五脏相关学说"是邓铁涛教授在长期临床实践和理论研究中总结出来的中医应用理论，指导着中医临床、实验研究。刘凤斌教授研习"五脏相关学说"，将其运用于脾胃肝胆疾病的临床实践中，并以该理论为基础构建模型，探索中医药临床疗效评价研究的重要思路和方法，不断继承和发扬"五脏相关学说"。

从中医"治未病"理念思考冠心病防治

吴伟,左强

（广州中医药大学第一临床医学院）

治未病是中医学富有特色和重大意义的原创观点之一。历代医家不断阐发和应用,使之逐步形成了一套比较成熟的理论体系。现代医学正逐步实现从单一的生物医学模式向"生物 - 心理 - 社会"的医学模式转变,医疗工作的重心也开始由治疗前移到预防。2007 年,国家中医药管理局启动中医"治未病"健康工程,探索构建中医特色预防保健服务体系。这都为"治未病"研究开辟了广阔的发展前景。笔者研读相关文献,发现多数文献围绕其理论进行探讨,缺乏与临床实践相结合的文章,"治未病"理念仍不够完善。本文将治未病思想与冠心病的防治相结合,以临床视角来探究中医"治未病"理念,将"治未病"从"养生 - 预防 - 治疗 - 康复" 4 个环节以及"治其未生、治其未发、治其未传、治其未变、治其未复" 5 个层次进行分析。

一、未病养生,至高策略——治其未生

《素问·上古天真论》即有提出养生原则的精髓:"上古之人,其知道者,法于阴阳,和于术数,食饮有节,起居有常,不妄作劳,故能形与神俱,而尽终其天年,度百岁乃去。""虚邪贼风,避之有时,恬惔虚无,真气从之,精神内守,病安从来。"

（一）调摄精神固正气

情志活动的原则应遵循"怒、喜、思、悲、恐"有度,即《素问·上古天真论》所云"恬淡虚无""精神内守"。《素问·阴阳应象大论》言:"人有五脏化五气,以生喜怒忧思恐";"怒伤肝……喜伤心……思伤脾……忧伤肺……恐伤肾"。《素问·举痛论》曰:"怒则气上,喜则气缓,悲则气削,恐则气下,惊则气乱,劳

则气耗,思则气结。"可见中医所言"情志"因素是疾病发生的重要原因。现代医学研究性格与疾病发生的相关性,提出 A 型性格与心血管病密切相关。所谓 A 型性格,心理学家 Friedman 等用了 4 个词形容,即"进取心强""急躁易怒""敌意""时间紧迫感"。临床研究发现,在患有冠心病的人群当中,80.5%与 A 型性格有关。

(二)加强锻炼健体质

生命在于运动。春秋战国时代已应用"导引术"和"吐纳术"等运动方式来防治疾病。东汉名医华佗模仿虎、鹿、熊、猿、鸟五类动物的神态和动作,创造出了"五禽戏"。日后的太极拳、八段锦、易筋经等多种健身方法,也都有异曲同工之妙。现代人如能坚持动静结合的生命观,制定适宜的个性化科学运动,循序渐进,持之以恒,定能使身心获益。流行病学资料显示:长期、适当的有氧运动运动可使心血管疾病的发病率和死亡率下降 40%~50%。

(三)四时合序重起居

《素问·四气调神大论》提出:"春三月……夜卧早起,广步于庭,被发缓形……夏三月……夜卧早起,无厌于日……秋三月……早卧早起,与鸡俱兴……冬三月……水冰地坼,勿扰乎阳,早卧晚起,必待日光。"至今仍对人类的起居习惯具有指导性意义。四时起居应符合季节、气候及昼夜的变化,做到天人相应。

(四)合理饮食安五脏

《素问·六节藏象论》言:"天食人以五气,地食人以五味。"饮食的适宜、规律与否,直接影响人体健康。做到"饮食有节"应遵循:节制、节律、节忌的原则。如《素问·痹论》言:"饮食自倍,肠胃乃伤";"阴之所生,本在五味;阴之五宫,伤在五味"。现代医学认为,冠心病与饮食的关系主要在于:日常膳食不平衡、饱和脂肪酸摄入量过多(超过 40%)、热量过高、纤维素过少等。

能遵照上述养生原则,便能"正气存内,邪不可干"。现代医学自 1978 年Strasser 最初引入了"零级预防(primordial prevention)"的概念,最近《美国心血管病规划 2020》里也再次强调并呼吁整个医学界响应"零级预防"的号召。这从未病先防的角度,是有非常重要意义和作用的。

二、潜在危机,及早干预——治其未发

《灵枢·逆顺》指出具有先兆症状出现,就刺其未生,刺其未盛,即针灸"治

未病"。《素问·刺热》更明确指出："肝热病者,左颊赤,病虽未发,见赤色者刺之,名曰治未病也。"对此,现代医学提出"一级预防"的概念,对有危险因素的人群进行干预,此类患者虽尚未发病,但已存在疾病相关先兆症状,要及早干预,延缓乃至杜绝疾病的发生。

1. 引起冠心病发病的危险因素　包括:①高龄;②性别:世界各国的流行病学统计资料表明,不论种族和生活环境,冠心病的患病率一般男性高于女性,但女性绝经期后,由于雌激素水平明显下降,LDL-C 升高,此时女性冠心病发病率明显上升;③性格:上文所提及的 A 型性格者;④遗传;⑤职业:脑力劳动大于体力劳动者;⑥高热、高脂、过量饮食;⑦血脂异常;⑧高血压;⑨吸烟;⑩肥胖;⑪糖尿病和糖耐量异常。近年提出将⑦⑧⑩⑪同时存在时称为"代谢综合征",是本病重要的危险因素。对拥有上述危险因素的人群要引起高度重视,进行早期干预。要从儿童、青少年及年轻时就开始积极有效的预防危险因素的发生。其中,①~④属于不可改变的危险因素,⑤~⑪是可以改变的,即冠心病"一级预防"的干预因素。

2. 中医治病讲求辨病与辨证相结合　中医学对冠心病病因、病机有较多研究与记载,认为其属中医学胸痹心痛、厥心痛、真心痛等病证范畴,易患人群虽尚未罹患"冠心病",然病机存在,证型明确。近来的分子生物学研究发现,瘀血质、痰湿质、气虚质是冠心病的主要体质表型,吴伟等认为热毒病机亦不可忽视,并用清热解毒法治疗心系疾病,而现代医学也有关于粥样硬化斑块炎症及温度升高的发现,认为热毒痹阻心脉,热壅血瘀是冠心病的基本病机之一。因此,详细分析患者病机,正确辨别体质,针对性地通过中医药方法进行体质调养,结合现代医学干预危险因素等措施,达到"治其未发"的目的。以上论述也提示"治其未发"是在中医理论指导下,以辨"证"指导制定预防措施,可以弥补现代医学单纯"辨病"的不足。

三、防微杜渐,防其下传——治其未传

《素问·阴阳应象大论》曰:"故邪风之至,疾如风雨,故善治者治皮毛,其次治肌肤,其次治筋脉,其次治六腑,其次治五脏,治五脏者,半死半生矣。"《难经·七十七难》云:"所谓治未病者,见肝之病,则知肝当传之与脾,故先实其脾气,无令得受肝之邪,故曰治未病焉。"《伤寒论》的六经辨证及其传变是进一步的发展及理论依据。叶天士《温热论》提出"务必先安未受邪之地"的防治原则。

疾病的发展规律遵循由表入里、由浅入深、由低危转向高危的原则,"治其未传"的目的正在于防止疾病的传变与加重,减少死亡率,缩短疾病的疗程。

近年临床医学家趋于将冠心病分为慢性冠脉病和急性冠脉综合征。中医学也认为，胸痹心痛若失治误治或调理失宜，病情可发展至出现真心痛。冠心病本身有轻重之分，中医治未病思想之"治其未传"即提示临床医生，当患者已诊断为冠心病，而尚属于"慢性冠脉病"范畴时，应积极、尽早干预，防止或延缓其向"急性冠脉综合征"发展，预防猝死。现代医学提出的"二级预防"，与此思想吻合，指对有明确冠心病的患者，进行药物和非药物干预，来延缓甚至阻止动脉硬化的进展。现代中医在临床研究领域，用循证医学的方法创造了大量卓有成效的研究成果：国家"九五"重点攻关课题"血脂康调整血脂对冠心病二级预防的研究"首次显示中医药在冠心病二级预防中的良好作用；国家"十五"科技攻关计划——芪参益气滴丸心肌梗死二级预防的临床试验研究通过国家科技部、国家中医药管理局专家组的验收，证实芪参益气滴丸对于心肌梗死二级预防具有与肠溶阿司匹林相似的疗效；根据络病理论研制的代表方剂通心络的相关研究论文已有 300 余篇，均证实通心络胶囊用于心绞痛疗效确切，无明显毒副作用；地奥心血康胶囊治疗缺血性心脏病疗效显著，是冠心病二级预防的良好天然植物药。2012 年地奥心血康胶囊以治疗性药品身份通过荷兰药品评价委员会（MEB）的注册，获得在荷兰上市许可，使得地奥心血康胶囊成为首个欧盟境外获得批准的植物药药品。可见，中医"治未病"理念在冠心病防治乃至更多疾病领域的地位逐步提高，不断得到国内甚至国际上的认可。

四、既病防变，亡羊补牢——治其未变

《灵枢·逆顺》曰："上工刺其未生者也；其次，刺其未盛也；其次，刺其已衰者也……方其盛也，勿敢毁伤，刺其已衰，事必大昌。"虽然，刺其未生比刺其未盛、刺其已衰更具积极意义，但当疾病已然发生，积极防止其进一步恶化刻不容缓，防治本病产生变证或并发症亦属于治未病范畴。这种理念指导临床工作，在诊治疾病时，必须掌握疾病发展传变的规律，准确预测正邪关系及邪实的严重程度，阻止其恶化、传变。冠心病（胸痹心痛）发展到心肌梗死（真心痛），属于急性冠脉综合征的最严重类型，临床上需积极预防其三大常见并发症，包括心律失常（心悸）、心力衰竭（心衰）及心源性休克（厥脱）。

五、瘥后调摄，防其复发——治其未复

《素问·热论》云："病热少愈，食肉则复，多食则遗，此其禁也。"强调热病初愈应注意调摄饮食，以防复发。《伤寒论》中有《辨阴阳易差后劳复病脉证

并治》,阐述当伤寒新愈,若调摄失衡,就会发生"劳复""食复"之变。所以,瘥后调摄,防其复发,亦属于"治未病"的范畴。现代医学相应地提出"三级预防"的概念。临床上,急性心肌梗死支架植入术后,支架内血栓形成(stent thrombosis,ST)及支架内再狭窄(in-stent restenosis,ISR)是支架术后所面临最主要问题之一。著名国医大师邓铁涛教授在谈到支架术后中医药干预的问题时,认为支架只能暂时解决局部病变,冠心病患者的病机与体质未变,如何防止ST、ISR及其他"非罪犯"血管的粥样硬化,这需要中医"整体观"和"治未病"理念指导,运用中医药进行干预。陈可冀院士使用芎芍胶囊对PCI术后患者的6个月临床观察证实:芎芍胶囊在减少PCI术后再狭窄率、心绞痛发生率及临床终点事件发生率,改善病变血管狭窄程度、血管直径及血瘀证积分等方面均有明显作用,为中医"治未病"理念干预冠心病三级预防的良好效应提供了有力依据。

结　　语

国医大师邓铁涛教授说过,中医"治未病"是超前的科学的理论,它不是一般的经验医学。"治未病"工程是未来医学研究的发展方向,是医学发展的最高境界。我们必须努力探索和弘扬中医"治未病"理论的精髓,将中医"治未病"理念运用于冠心病乃至更多慢性疾病的防治,从而降低疾病的发病率、致残率、致死率及复发率,改善临床症状,提高患者的生存质量,减轻个人及社会的医疗负担,适应世界医学发展的需求。

以"五脏相关"理论论治心律失常

何绪屏

（深圳市中医院）

中医理论认为，人是一个统一的有机整体，人和自然密切相关。邓老在研究前人理论的基础上更进一步提出"五脏相关"理论，指在人体大系统中，心、肝、脾、肺、肾及相关的六腑、四肢、皮毛、筋、脉、肉、五官七窍等组织器官分别组成五个脏腑系统，在生理情况下，本脏腑系统内部、脏腑系统与脏腑系统之间、脏腑系统与人体大系统之间，脏腑系统与自然界、社会之间，存在着横向、纵向和交叉的多维联系，相互促进与制约，以发挥不同的功能，协调机体的正常活动，在病理情况下，五脏系统又相互影响；简而言之曰——五脏相关。心律失常属于"心病""心悸""胸痹"范畴，病位在心。一般认为，与心的阴阳气血虚、痰瘀痹阻、水气凌心、外邪内侵、心神不宁有关，然而，我们在临床临证发现，心律失常不仅仅是心病，更与五脏六腑相关，以下试以邓老"五脏相关"理论，论治心律失常。

一、心律失常，病位在心，"心"病为主

《素问·灵兰秘典论》云："心者，君主之官，神明出焉。"凡影响到心之阴阳气血，外邪内扰心神，均可致心律失常，而致心悸、胸痹。故心阴不足、心阳虚、心气虚、心血虚均可致心神失养而致心悸，同时，痰饮瘀血痹阻胸阳、阻滞心脉、外邪侵犯心包均可致心神不宁而致心悸。治疗此类心律失常，均可平补心阴心阳、补气补血、养心安神，而外邪扰心神，则直接祛邪，如活血化瘀、化痰、利水、清热、散寒等，邪去则神安。如冠心病、高血压性心脏病、风湿性心脏病、各种心肌病、病毒性心肌炎等引起或合并的心律失常均可据此论治。

二、心肺相关

心为君主之官，肺为相辅之官，心主血，肺主气司呼吸，气血相关，血为气母，气为血帅，故肺气的虚实、肺的阴阳气血虚、痰瘀痹阻、外邪内侵等均可影响至心，致心之气血阴阳不足，痹阻心脉，心神不宁，如肺源性心脏病多合并心律失常，在辨治方面，多以养肺阴、补肺气、兼养心阴安心神，治疗上，须辨明气血阴阳的虚实，痰瘀之轻重，同时兼顾养心神，如以生脉散、三子养亲汤、泻白散、千金苇茎汤等合用，加上养心安神之品。

三、心肝相关

心主血脉，肝藏血，主疏泄，肝气郁结，则心气血不畅，心神不安；肝气郁结化火，肝胆湿热，热扰心神，心神不宁而致心悸不安，故治疗此类心律失常可用丹栀逍遥散加生脉饮，加宁心安神之品，如临床上常有病毒性肝炎、肝硬化合并心律失常，出现阴虚火旺、肝胆湿热证，则加用邓老常喜用的软坚散结之品如鳖甲、龟板等，活血化瘀之品，如土鳖虫、三七、茜根等，再加宁血安神之品。

四、心肾相关

心属火，肾属水为先天之本，肾水上济心火，则火不至太旺，心火下温肾水，则水不至太寒，水火相济，则心神如常，肾为先天之本，《素问·上古天真论》说："女子七岁，肾气盛，齿更发长……七七，任脉虚，太冲脉衰少，天癸绝，地道不通，故形坏而无子也。丈夫八岁，肾气实，发长齿更……七八，肝气衰，筋不能动，天癸绝，精少，肾脏衰，形体皆极。"老年人肾虚是本，而且久病亦穷及肾，所以，老年病勿忘补肾。在老年人中，各种老年病都易合并心律失常，同时，老年人脏器的自然衰老、老年人的情绪异常等都易合并心律失常。老年人的心律失常，补肾精、滋肾水、温心阳尤为重要，我们常用邓老的温胆汤加参合并张景岳的左归丸、右归丸加养心安神之品治疗老年人心律失常。而肾阴虚火旺者出现心律失常，则可用知柏地黄丸加减，加养心安神之品。如女性更年期，常出现心律失常，用温胆汤加参合归脾汤、左归丸、甘麦大枣汤加减等。

心肾同病和肾病亦常可合并心律失常，如心力衰竭、肾衰竭合并心律失常，常可在温肾阳、滋肾阴、补肾精、利水通阳的基础上加宁心安神之品。

五、心 脾 相 关

脾主运化,为后天之本,如脾肾运化水谷精微,滋养心血,心血足则心神宁,而脾不运化,水谷精微变为水湿痰饮,水饮凌心射肺、痰饮痹阻心脉均可致心律失常。

邓老认为由于广东地处卑湿,亦易致人体脾气虚、水湿内生,广东人群中脾虚水湿不运者多见,心血管疾病中脾虚而致气虚痰瘀痹阻心脉多见,故以温胆汤加参为主治之,我们以此理论创制的健心平律丸,治疗各种心律失常,使用临床十余年,临床疗效显著。健心平律丸治疗心律失常方面,我们开展了很多研究。结果显示:健心平律丸可明显减少大鼠再灌注心律失常发生率及死亡率,有减轻心肌缺血水肿损伤,增强心肌组织 AQP4 表达的作用。健心平律丸具有抗心肌缺血再灌注心律失常的作用,可能与其上调缺血心肌 AQP4 表达水平,减轻细胞内水肿有关。健心平律丸对心房颤动患者的心房重构有改善作用,值得临床进一步研究。

由此可见,心律失常的辨证论治,虽然病位在心,但治疗上又不全在心,以五脏相关之理论指导心律失常的辨证论治,可以起到提纲挈领、高屋建瓴的作用,值得我们用心学习,学以致用,在临证中灵活应用,并深入研究。

李顺民教授从脾论治肾脏病医案选析

杨栋,杨曙东　指导:李顺民

(深圳市中医院)

导师李顺民教授师承于国医大师邓铁涛教授,继承了邓老"五脏相关"的观点,主张五脏相关辨证,强调综合调理。导师善于从脾论治肾脏病,他认为脾虚是慢性肾脏病的基本病机之一,治疗过程中应时时注意调补脾气,保持脾气的健旺是愈病不可忽略的基本环节。笔者在跟师临床的过程中,深深体会到从脾论治肾脏病的重要性与优越性,现将导师从脾论治肾脏病的几个典型医案总结如下:

一、从脾论治慢性肾衰竭验案

付某,男,62岁,门诊登记号:01370851。初诊时间:2013年4月2日。主诉:发现肌酐升高5年。现病史:患者2008年体检查血肌酐(Cr)143μmol/L,此后逐渐升高,外院予口服百令胶囊、大黄苏打片等治疗,多次复查血Cr维持在140~170μmol/L之间,今年3月因感冒上升至203μmol/L。刻诊:腰酸乏力,口气重,口干,无双下肢水肿,无头晕眼花等不适,纳差,眠一般,大便日1次,便干,夜尿1次。查体:舌淡,边有齿痕,苔黄干,脉弦缓;双肾区叩击痛阴性,双下肢无水肿。BP 125/79mmHg。3月12日外院查Cr 207μmol/L。西医诊断:慢性肾衰竭(CKD3期),中医诊断:肾衰病(脾肾气虚型);治以健脾益肾,活血泻浊为法,方以健脾益肾方加减。方药:黄芪20g,生地黄20g,丹参10g,山药20g,肉豆蔻10g,大黄10g,酒苁蓉15g,紫苏叶10g,桃仁10g,炙甘草5g,芡实20g,益智15g,牡丹皮10g,冬瓜皮30g。7剂,日1剂,水煎分两次服。2013年5月7日二诊:腰酸减轻,餐后腹胀,纳眠可,大便日3次,质稍干,夜尿1次,苔黄腻,脉滑。中药予前方去益智、丹皮,大黄用量加至15g,加厚朴10g行气,白术10g健脾燥湿,白茅根20g清热利湿。14剂,煎服方法同前。2013年6月4

日三诊:症状改善,仍餐后腹胀,偶痛,纳一般,眠可,大便日 1~3 次,质软,夜尿 2 次,苔薄白腻,脉缓小弦。复查 Cr 143μmol/L。治疗仍以健脾益肾、活血泻浊为法,方药调整如下:黄芪 30g,生地黄 20g,丹参 10g,山药 20g,大黄 15g,酒苁蓉 15g,紫苏叶 10g,桃仁 10g,炙甘草 5g,芡实 20g,白茅根 20g,姜厚朴 10g,白术 10g,枳实 10g,砂仁 10g,泽泻 20g。14 剂,煎服方法同前。2013 年 7 月 2 日四诊:大便日 4 次,稀,无腹痛,纳眠可,夜尿 2 次,苔薄黄腻,有裂纹,脉弦。复查尿常规正常,Cr 131μmol/L。中药予前方去泽泻,加牛膝 30g,14 剂,煎服方法同前。

按:慢性肾衰竭是各种慢性肾脏疾病发展至晚期的一组危重综合征,主要表现为水、代谢产物大量潴留,酸碱及电解质平衡紊乱,属中医"慢性肾衰""关格""癃闭""虚劳""水肿"等范畴。导师根据"五脏相关学说"理论,主张慢性肾衰应从脾论治,并针对慢性肾衰脾肾阳(气)虚患者,兼有湿浊、水气和血瘀的特点,创制了治疗该病的经验方健脾益肾方。健脾益肾方的方药主要由黄芪、怀山药、白术、生地黄、肉苁蓉、肉豆蔻、丹参、桃仁、生大黄、紫苏叶、炙甘草等组成。该方的药物组成充分体现从脾论治慢性肾衰的用药特点,方中重用黄芪健脾益气为君药,怀山药、白术健脾以助肾脏气化为臣;佐以生地黄、肉苁蓉、肉豆蔻以引药入肾,补益肾之阴阳,加丹参、桃仁、生大黄以活血祛瘀泻浊;加紫苏叶以芳香化浊,可开启脾胃升降之枢,使补而不滞;炙甘草健脾而调和诸药。诸药合用共凑健脾益肾、活血化浊之功。临床观察证实,该方能有效改善慢性肾衰患者腰酸痛、乏力、倦怠、腹胀、纳差等症状,减少夜尿次数,调节患者体质,减少感冒次数。本例患者通过该方加减治疗 3 个月后,肌酐由 207μmol/L 逐步下降至 131μmol/L,疗效满意。

二、从脾论治慢性肾炎验案

黄某,女,30 岁,门诊登记号:00124004。初诊时间:2012 年 4 月 10 日。主诉:间断解泡沫尿 5 年,再发 1 天。现病史:患者 5 年前无明显诱因出现小便带泡沫,当时无下肢水肿,无尿频尿急等不适,单位体检时发现尿蛋白(++),此后,曾于外院多次检查尿蛋白(++~+++),因拒绝行肾穿检查及使用激素治疗而到我院门诊求治,经口服中药治疗后病情稳定,尿蛋白转阴。近 1 年来门诊间断口服中药维持治疗,未复发,多次复查尿检正常。近期因怀孕停药,现已孕 20 周 1 天,今日孕检复查尿蛋白(++),遂到我院门诊求治。刻诊:小便带泡沫,无腰酸乏力等明显不适,纳眠可,二便调。查体:舌淡,边有齿痕,苔薄白,脉滑数;双下肢无明显水肿。4 月 10 日我院查尿常规:尿蛋白(++)。西医诊断:慢性肾小球肾炎,中医诊断:尿浊病(脾虚失摄型);治以健脾固摄为法,方以参苓白术散加减。方药：莲须10g，黄芩10g，砂仁10g，黄芪15g，白扁豆20g，茯苓10g，炙甘草5g，白术15g，山药15g，芡实20g。7剂，日1剂，水煎分2次服。2012年5月15日二诊：诉服药2周后复查尿检尿蛋白逐渐转阴，现已孕25周加1天，复查尿常规正常，肾功能正常，无明显不适，舌边齿痕变浅，苔薄黄腻，脉细滑数。考虑患者既往有"咽炎"病史，拟原方加炒牛蒡子10g以利咽，加生地黄15g以养阴清热。14剂，煎服方法同前。

按：导师认为，临床所见蛋白尿多因脾虚统摄无力，加之脾失健运，精微物质外泄所致，虽然多数患者临床并无症状，但治疗仍应以健脾固摄为主，同时兼顾固肾化湿，因此常以参苓白术散、补中益气汤、参芪地黄汤为基本方进行加减治疗。对于妊娠的肾病病员，因用药有许多禁忌，导师对该类患者一般采用纯中药治疗，禁用ACEI、雷公藤类药物。本病案患者孕20周后出现蛋白尿，无明显诱因，导师认为非外感诱发，而是妊娠后脾虚统摄无力，精微外泄所致，因此治疗以健脾固摄为主，以参苓白术散加减治疗，加入莲须固肾摄精，加黄芩清热安胎。经治疗2周后患者尿蛋白得以逐渐转阴，妊娠正常而不受影响。

三、从脾论治血尿验案

霍某，男，39岁，门诊登记号：01233409。初诊时间：2012年10月16日，主诉：发现镜下血尿7个月。现病史：患者7个月前因腰痛于外院查尿蛋白（+），尿潜血（+++），RBC 385/μl。诊断为"隐匿性肾炎"，未予系统诊治，此后多次复查尿潜血（++~+++）。刻诊：腰酸不痛，疲乏，劳累后加重，无尿频尿急尿痛，纳眠可，大便调。查体：舌胖，边有齿印，苔薄黄，脉细；双肾区叩击痛阴性，双下肢无水肿。尿常规：尿蛋白（+），尿潜血（+++），RBC 385/μl。西医诊断：慢性肾炎综合征。中医诊断：尿血（脾肾气虚，夹有湿热）。治以健脾益肾，清利湿热为法，方以加减小蓟饮子加减。方药：黄芪30g，生地黄20g，山药20g，山萸肉10g，小蓟炭15g，墨旱莲15g，白茅根30g，蒲黄炭10g，仙鹤草15g，甘草5g，白术10g，牛膝30g。7剂，日1剂，水煎分两次服。2012年10月23日二诊：腰酸乏力稍改善，舌黯，边有齿印，苔薄黄，脉细。尿常规：尿蛋白（±），尿潜血（+++），RBC 145/μl。原方加莪术30g、莲须10g。7剂，煎服方法同前。2012年11月13日三诊：患者已无明显不适，舌边齿印变浅，苔薄白，脉细。尿常规：尿蛋白（-），尿潜血（+），RBC 11/μl。前方去莪术，加芡实30g。7剂，煎服方法同前。

按：一般认为血尿多因下焦湿热引起，治疗多以清利下焦湿热、凉血止血为主，但导师经多年临床发现，单纯热结下焦所致血尿临床并不多见，许多肉眼血尿及镜下血尿患者都不同程度存在脾肾亏虚或气阴两虚，因此，对于这类患者导师主张从脾论治,其惯用方为加减小蓟饮子。小蓟饮子出自《玉机微义》,为凉血止血的名方,其组成有:生地黄120g,小蓟根、滑石、通草、炒蒲黄、淡竹叶、藕节、当归、山栀子、炙甘草各15g。原方有凉血止血,利水通淋之功,主要用于热结下焦之血淋、尿血。导师在小蓟饮子的基础上去滑石、通草、淡竹叶、藕节、当归、山栀子,加黄芪、怀山健脾益气,加山茱萸益肾固摄,加墨旱莲清虚热,加白茅根、茜草炭凉血止血。经改良后的加减小蓟饮子(黄芪30g,生地黄20g,山药20g,山萸肉10g,小蓟炭15g,墨旱莲15g,白茅根30g,蒲黄炭10g,茜草炭15g,甘草5g)主要从健脾益肾入手,兼以凉血活血止血,常应用于气阴两虚或脾肾气虚夹有明显下焦湿热者,大大拓展了其应用范围。

四、从脾论治慢性肾盂肾炎验案

陈某,女,49岁,门诊登记号:00112027。初诊时间:2013年7月24日。主诉:腰痛、尿频尿急间作6年。现病史:患者2007年6月曾出现腰痛、尿频尿急尿痛、发热,外院查尿白细胞(LEU)500,WBC 215/μl,诊断为"急性肾盂肾炎",外院给予静脉滴注抗生素治疗后症状改善,但此后腰痛、尿频尿急时作,给予抗生素治疗症状可减轻。刻诊:自觉疲劳乏力,腰酸痛,身困重,懒动,出汗较多、黏,怕风,易长湿疹,痒,尿频尿少,尿黄,自觉尿憋在中间,大便2~3日1次,质黏,纳差,眠多梦。查体:舌淡红,苔黄腻根厚有裂纹,脉细;双肾区叩击痛阴性,双下肢无水肿。7月24日我院查尿常规:LEU 50,WBC 47/μl。西医诊断:慢性肾盂肾炎。中医诊断:劳淋病(脾肾气阴两虚,湿热下注)。治以益气养阴、清利湿热为法,方以芪地五神汤加减。方药:黄芪30g,生地黄20g,土茯苓20g,盐车前子30g,麦冬20g,凤尾草20g,川牛膝20g,蝉蜕10g,白茅根20g,甘草5g,白术10g,防风10g,麦芽20g,薏苡仁30g。7剂,日1剂,水煎分两次服。2013年7月30日二诊:疲劳、腰痛、怕风改善,仍尿频尿少,口干,腰酸,大便日1次,质黏,苔薄黄腻,脉细。复查尿常规正常。原方去防风,加白花蛇舌草15g、盐杜仲10g、淡竹叶10g。7剂,煎服方法同前。2013年8月13日三诊:腰酸,无尿频尿急,纳眠可,大便日1次,便软,苔薄白腻,脉细。复查尿常规正常。前方去白花蛇舌草、淡竹叶。7剂,煎服方法同前。

按:慢性肾盂肾炎为妇女常见病,往往反复难愈。导师认为该病应属中医淋证中气淋、劳淋一类,乃邪少虚多之证;多因急性期未彻底治愈,邪气深藏伏匿于内,正不胜邪,一遇劳累或伤精神或感外邪即复发。发作之时可急可缓,缓则缠绵不已,当从虚论治。治疗常以自拟芪地五神汤加减,芪地五神汤是在五神汤的基础上变化而成。五神汤出自《洞天奥旨》,由茯苓、车前子、金银花、牛膝、地丁、五味药物组成,功能清热解毒,分利湿热。原方主要用了治疗生于下部的外科疮疡诸症。车前子、茯苓清利湿热,金银花、地丁解毒,牛膝降火行瘀,引药下行。导师应用该方时将茯苓改为土茯苓,加凤尾草增强解毒除湿之效,重用黄芪、生地益气养阴,另加猪苓利水育阴,共奏益气养阴,清利湿热之功。立方之意乃宗张仲景"四季脾旺不受邪"之说和李东垣"内伤脾胃百病由生"之论,重在补虚扶正祛邪。本例患者病程较长,反复发作,自觉疲劳乏力、腰酸痛、身困重、怕风、懒动、纳差,具有典型脾肾气虚表现,同时合并尿少、多梦、脉细等阴虚见证,故主要导师主张从脾论治,以黄芪、白术、薏苡仁、甘草健脾益气,同时兼顾养阴、清热利湿,共奏扶正祛邪之功。

五、从脾论治肾结石验案

陈某,男,74 岁,门诊登记号:01532610。初诊时间:2013 年 8 月 27 日。主诉:腰痛间作 20 年,再发 3 天。现病史:患者 20 多年前无明显诱因突发右侧腰痛,伴排肉眼尿血,在当地医院查 B 超提示"双肾结石、右输尿管结石",经碎石治疗后排出结石数颗,此后多次复查泌尿系 B 超均提示"双肾结石",未予系统治疗。3 天前再次出现腰痛,外院查 B 超提示"双肾结石",遂到我院门诊求治。刻诊:疲劳气短,腰酸痛,双下肢乏力,偶有头晕,眼矇,纳眠差,二便调,无尿频尿急尿痛等。查体:舌淡暗边有齿印,苔白腻,脉细涩;左肾区叩击痛阳性。既往有 2 型糖尿病病史 20 余年。8 月 25 日外院查 B 超提示"双肾结石",尿常规:LEU 50,WBC 47/μl。西医诊断:①肾结石;②泌尿系感染;③ 2 型糖尿病。中医诊断:腰痛(气虚血瘀,湿浊内蕴)。治以益气活血、清利湿热为法,方以三金三子汤加减。方药:黄芪 50g,广金钱草 20g,鸡内金 10g,川牛膝 30g,泽泻 15g,红花 10g,甘草 5g,白茅根 30g,盐车前子 30g,炒莱菔子 20g,薏苡仁 30g,丹参 15g,鸡血藤 30g,桂枝 3g,地龙 10g。7 剂,日 1 剂,水煎分 2 次服。2013 年 9 月 3 日二诊:自诉服药 4 天后排出绿豆大结石 1 粒,腰痛缓解,睡眠好转,仍气短,双下肢乏力,发抖、酸胀不适,无法迈步,眼矇,舌淡有齿印,苔薄白,脉细弦。复查尿常规正常。改以健脾益气、活血强筋为法,拟方如下:黄芪 30g,白术 10g,陈皮 10g,升麻 10g,柴胡 10g,党参 20g,当归 10g,五爪龙 30g,山萸肉 10g,炙甘草 5g,鸡血藤 30g,薏苡仁 30g,牛膝 30g。7 剂,煎服方法同前。

按:肾结石属中医"腰痛""血淋""砂淋""石淋"等范畴,导师认为肾结石其部位在肾在脏,较之在膀胱在腑的结石要难排出,迁延日久,往往会导致脾肾两虚,脾肾亏虚导致气不能行水而不利于结石移动、排出,又会导致结石的产生,因此导师认为素体本虚或肾结石迁延难愈者,当从脾论治。正如清代叶天士所说:"治淋之法,实者宣通水道,虚者调养中州,若虚实相兼,又有益脏通腑之法。"该病例导师认为其起病最初可能由湿热蕴结下焦所致结石,但其后因迁延难愈,加之长期患有糖尿病,导致气虚血瘀,湿浊内蕴成砂石,临床出现疲劳气短、双下肢乏力、纳差等症状,故未予常规清热利湿通淋之法,而改以健脾利湿,活血通淋为大法。该方重用黄芪 50g,并加入桂枝通阳利水,使得该方偏于温和而无寒凉之弊。经治疗后患者腰痛缓解,并排出结石 1 粒,导师针对患者体质与病情及时调整治疗方案,改以健脾益气,活血强筋为法。

学习继承五脏相关学说

黄海龙

（深圳市人民医院,暨南大学第二临床医学院）

一

当年（1991 年）我在江西中医学院（今江西中医药大学）带硕士研究生时,填写导师研究方向是"多脏相关理论和临床研究",我的这位研究生毕业后,现在已是广州军区某海军医院上校职衔主任医师。我们于 1994 年调来深圳市人民医院工作迄今 20 多年。

由于邓铁涛教授是我的老师和岳父万友生教授的多年至交,故我们来到毗邻的深圳,第一时间就去广州问候了邓老。万没想到,老人家有一天竟突然出现在深圳人民医院我们的诊室之中,当时使我们既喜出望外,又大吃一惊,惊动了邓老大驾光临,真是激动得手忙脚乱,因为初来乍到,诊室挤满了看病的患者,连一个像样的座位都找不到,非常尴尬和脸红。邓老也看出了我们的不好意思,安慰地说:"海龙你们初来,开始会忙和乱一些,以后会好起来的,有什么事来广州找我,我和万老是挚友,你们就是我的学生和孩子,不要客气。"这几句话说得我们心里暖洋洋的。此后我们每有空闲都会去拜望他老人家,聆听教诲。

老人家讲得最多的是希望我们做"铁杆中医",在深圳最大的综合性医院工作,做中医已属不易,做"铁杆"谈何容易。但我们坚持下来了,打下了一片小小的天地,与邓老的督导不无关系。

后来,他老人家还将他的博士生毕业论文寄给我们审阅,说实在话有些受宠若惊。忙给邓老打电话说我们没有这个水平,怕辜负邓老的良苦用心。邓老在电话里笑着说:"你们刚来,别人不了解你们,我知道你们有这个水平。"我们深深体会到邓老在不断鞭策和激励我们进步。尤其是使我感动的是为拙作《黄海龙中医心路》写序,以及邀请我们参加他的《中医基本理论》鸿篇巨著的编写。这种如师如父的关怀,怎能不激人奋进。

现在我也七十有四,是中医队伍中一员老兵,在邓老这位百岁老帅指挥带领下,现仍坚持临床,总结经验,笔耕不辍,传承带徒,努力做一名承上启下,继往开来的合格"铁杆中医"。

二

在大学我是从事《中医基础理论》《中医诊断学》和《内经选读》的教学,对五脏相关论最早是从《中医基础理论》和《内经选读》相关教研中萌生。如《中医基础理论》中讲到藏象学说"脏与脏"的关系时,只是简拓地举例讲了"十大关系",这仅仅是二脏之间的关系,三脏之间什么关系?四脏之间又是什么关系? ……这些问题有时学生会提问,自己在思想中也反复琢磨,曾从数学方程计算中算了到底有多少种关系?也曾设想带研究生就以此为科研课题,在理论上认识清楚,临床带教中加以落实。这个想法,由于当时我是双肩挑的老师,既要做好行政工作,又要参与教学科研,实在抽不出时间和精力,因此耽搁下来。

到了深圳后,看望邓老的机会多了。2004年"非典"战役取得辉煌成绩后,又去看望这位抗击"非典"的功臣——被国家中医药管理局任命为全国治疗"非典"中医专家顾问组组长的邓老。甫一落座,老人家侃侃而谈,说中医抗击"非典"的疗效,让世人对中医刮目相看,广州的几位中年中医到香港后,参与治疗"非典",也取得了骄人的疗效,降低了死亡率,提高了治愈率,因此获得了香港特区政府颁发的银质"紫荆花勋章"。语重心长地告诉我们:"中医在热病领域有无尽的生命力,要有勇气挺身而出,直下承当。"

邓老站在哲学与科学的高度,提出"21世纪是中医腾飞的世纪",并寄望于下一辈。对我说:"海龙呀,你们这一辈六十岁左右,正是中医悟道的好年龄,承前启后的主力军,'革命尚未成功,同志仍需努力'。"

每一次拜访邓老都能感受到鼓舞和激励,对中医事业充满信心。

三

每当邓老有新著出版,老人家都会送给我们,并签名题字,以示鼓励。我对邓老"五脏相关论"情有独钟,读得较多,正合本次会议主题,故不揣浅陋,谈点肤浅体会。

阴阳五行学说,是我国古代哲学思想,也是中医药理论和临床的指导思想。自古以来对阴阳五行学说,特别是对五行学说质疑杂声不断。冯友兰说:

《黄帝内经》中所讲的阴阳五行学说之所以是唯物主义的,因为它纯粹从阴阳五行本身所具有的物质性能,以说明自然现象的变化的规律性。"任继愈对中医的了解比冯友兰深入。任继愈说:"《黄帝内经》用的是五行相生相克的术语,而所指的确是各内脏的内在有机联系。这是通过长期医疗实践而建立的医学理论……他能从整体看人的内脏关系,这是辩证法思想。"中医药多灾多难,新中国成立后,关于五行学说的存废之争亦不绝于耳,难道五行学说真的到了非要废止不可的时候? 所幸岭南出现了一位百岁中医老寿星,虽身材矮小,但智慧超群,胆识过人,高瞻远瞩,亲历中医药事业沉浮变迁,熟谙五行学说存废论争的历史,更洞察解决问题的关键之所在,大胆提出了五脏相关学说,创新性替代五行学说在中医学的应用,避免了不必要的论争,使中医理论与时俱进。这位可亲可敬的老人就是国医大师邓铁涛教授!

我举双手赞成邓老的"五脏相关论",为什么?

1. 我作为中医基础理论老的教育工作者,首先邓老的提法使我眼前为之一亮,使我跳出了过去的狭隘范畴,从中医理论全局,从中医整体观念去认识"五脏相关论",无论在理论上,还是临床实践中都将得益非浅。邓老运用五脏相关理论解决了很多临床难题,尤其是对冠心病、高血压、中风、重症肌无力、慢性肝炎和肝硬化的治疗,都取得了很好的效果。实践出真知。它既突出了中医的整体观念,又避免了五行学说在中医临床上某些缺陷和牵强附会之处,还避免了不必要的误解和争论。

2. 实践证明,"五脏相关学说"取代"五行学说",更全面、更符合中医临床诊疗规律。也得到了中国两弹一星之父钱学森教授的高度赞赏,他说:"把中医理论从阴阳五行中解放出来,用中医整体观把几千年医疗实践总结成为人体科学的框架。"对于邓老倡导中医"五脏相关论"的新观点,得到了全国同道的拥戴。

3. 对于初学中医者,学邓老的"五脏相关论"比学"五行学说"在中医学上的应用,会感到更好学,更亲切易懂。记得当年我刚进中医学院学习"阴阳五行学说",简直如坠五里云雾之中,既对中医专业思想巩固不利,我心想高中毕业读大学,怎么变成了"算命先生"一样,学什么"阴阳五行",在高中满脑子"数理化",是不是选错了学校,因此有的同学专业思想不巩固,纷纷要求退学,幸好我留下了。我在大学教《中医基础理论》时,因为有了亲身经历,我也在不断探索新的教学思路和方法,所以有了前面所说的"五脏相关理论与临床的研究",千方百计地提高中医教学质量,增加同学们的学习兴趣,进一步巩固大家热爱中医的专业思想。如果还有重上讲台的机会,肯定比当年会讲得好。

最后祝研讨会圆满成功,祝邓老健康长寿,各位代表满载而归!

五脏相关基础理论——肺脾相关理论的实验研究总结和探讨

张伟,董洪珍

(广州中医药大学第一附属医院)

中医学的理论核心是中医的藏象理论。中医藏象理论以五脏为中心,中医整体观念为指导,其中五脏之间的相互关系是"藏居于内,象现于外"的重要形成机制。因此深入探索五脏之间相互关系及其相互作用,具有重要的理论价值。1961年,邓铁涛教授提出"中医五脏相关学说理论",指导中医临床实践,尤其是疑难危重病重大疾病的诊治,从而提高临床疗效。基于邓老的"中医五脏相关理论",通过实验研究能够拓展五脏相关学说的空间以及深度,同时可以更加多角度地揭开它的科学内涵,使其更具研究的深度,为名老中医的学术思想提供有力的佐证。因此本文总结近几年进行的肺脾相关理论的实验研究,探求它们是如何体现中医五脏系统整体和关联的特点,如何体现名老中医学术思想的精髓?

肺脾相关理论的实验研究主要以慢性阻塞性肺疾病稳定期本虚标实的病机为出发点,本虚主要以肺脾两虚为主,中医五行学说认为,脾土为母,肺金为子,脾土生肺金,运用培土生金法,即所谓"虚则补其母,补母能令子实"。运用"培土生金法"为理论指导,以慢性阻塞性肺疾病为切入点,运用邓铁涛教授根据肺脾之间的母子相生关系拟定的强肌健力方为载体,采用慢性阻塞性肺疾病肺脾两虚型模型来探讨作用机制以及相关性。主要研究分为以下几个方面:

一、肺脾两虚型慢性阻塞性肺疾病大鼠动物模型建立的研究

吸烟和呼吸道感染是慢性阻塞性肺疾病(COPD)发病和加剧的重要因

素,脂多糖是革兰阴性菌的外膜结构,也是重要的致炎因子,可直接引起气道上皮损伤,导致各种炎症因子的释放,而诱发气道的炎症。故采用烟熏和脂多糖气道内注入联合的造模方式,类似于吸烟和感染两种诱因。另一方面,运用番泻叶泻下冷服法复制脾虚证动物模型,结果可见大鼠服药后出现持续大便稀溏或软条状便。故实验采用烟熏法联合气管内滴入脂多糖并配合番泻叶泻下冷服法建立肺脾两虚型慢性阻塞性肺疾病大鼠模型,可见支气管肺组织的病理学改变类似慢性支气管炎,肺气肿,以及气道壁增厚,大鼠出现纳差少及持续泄泻等情况。研究表明:此方法可以成功建立肺脾两虚慢性阻塞性肺疾病大鼠模型。

二、探讨强肌健力方治疗肺脾两虚型 COPD 大鼠的机制,以及对 TNF-α、IL-10、转化生长因子 -$β_1$ 以及气道重塑的影响和 TGF-$β_1$ 与 COPD 气道重塑之间的可能关系的研究

　　COPD 属中医"肺胀"范畴。中医认为本病在稳定期基本病机是本虚标实,正虚邪实存在于疾病发展的全过程,治疗上宜扶正祛邪,而肺脾肾三脏之中,脾运失司,首当其要。同时脾乃后天之本,所谓"内伤脾胃,百病由生","脾为生痰之源,肺为储痰之器,肺气伤而不清也,脾湿动而为痰也",可见脾与肺关系密切,正如陈士铎《石室秘录》所云"治肺之法,正治甚难,当转治脾,脾气有养,则土自生金"。故结合中医五行之说,脾为肺之母,虚则补其母,补母能令子实,用运用强肌健力方治疗 COPD 稳定期肺脾两虚型。本研究应用的强肌健力口服液在补脾的基础上令肺气充实,依据培土生金法组方,该方由黄芪、党参、白术、当归、柴胡、五爪龙、甘草等中药精制而成,具益气健脾补肺之功效。现代药理学研究证明:黄芪,白术,党参,五爪龙能增强机体免疫力,其中白术,党参,当归具有抗菌消炎的作用。研究结果表明:强肌健力方可显著降低 TNF-α,升高 IL-10 的含量,说明对于肺脾两虚型 COPD 大鼠能够调节细胞因子的紊乱,纠正 Th1/Th2 的失衡,提高大鼠的免疫力,增强抗病能力,从而减轻和控制 COPD 气道慢性炎症的发生,从而延缓病情的发展。同时强肌健力方能够抑制肺脾两虚型 COPD 大鼠 TGF-$β_1$ 的表达,抑制气道平滑肌细胞的增生和肥大,减少细胞外基质如氨基聚糖及胶原的形成,从而减轻气道炎症,减少气道壁厚度的增加。强肌健力方可以通过培土生金的方法抑制气道炎症反应,为治疗 COPD 拓展新的治疗思路。

三、探讨水通道蛋白的水液代谢理论与中医肺脾相关理论之"肺主通调水道，脾主运化水液"之间的关系的研究

　　水通道蛋白在全身各器官均有分布，起到水跨膜转运，维持体内水代谢平衡的作用。而中医理论认为，体内的水液代谢与肺，脾，肾三脏有关。肺主通调水道，为水之上源，脾主运化水湿，两者为代谢枢纽，肺气虚，不能通调水道，脾虚，不能运化水湿，聚津成痰，上注于肺，肺，脾两脏的功能正常与否与津液代谢有着密切的关系，根据上述情况，水通道蛋白的水液代谢功能与肺脾两脏津液代谢的功能可能存在一定联系，研究关于 AQP1 在肺脾两虚型 COPD 大鼠肺组织中的表达。结果表明：AQP1 在肺脾两虚型 COPD 大鼠中表达无异常，表明水通道蛋白的表达与"肺主通调水道，脾主运化水液"的理论之间的无直接关系。是否与脾主运化水液有一定的关系，有待进一步研究。

　　综合以上的研究，说明邓铁涛教授的根据历代医家相关学说总结提出的"五脏相关理论"继承了中医五行学说的精华，不仅有利于体现中医的整体观，而且避免了中医的"五行学说"中存在的机械刻板的局限性，从而更好地指导临床灵活地辨证论治。可以说"五脏相关理论"是中医"五行学说"的继承与升华。"从肺脾相关理论来看，中医理论认为肺与脾，同属太阴，五行中为母子关系，两脏相关主要在气的生成和水液的输布两个方面。生理上，肺主气，司呼吸，吸收自然界的清气，脾主运化而化生水谷精气，两者结合化为宗气，布达全身以维持人体的正常生命活动。脾运化的水谷精微需依赖肺的宣发和肃降布散全身，肺主宗气的生成，需脾运化的水谷精微的供给，故脾能助肺益气，因此有"肺为气之枢，脾为气之源"之说。在水液代谢方面，肺主通调水道，脾主运化水湿，维持水液的正常代谢。病理情况下，二者相互影响，COPD 由于反复发作，迁延不愈，久病肺虚，子盗母气，则可致肺脾两虚；脾虚化生无源，肺气愈虚，外邪易感，以致 COPD 反复发作。水液的正常代谢有赖于肺、脾、肾的功能正常。当肺不能布散津液，脾不能运化水湿，肾不能蒸腾气化，聚津成痰，流注成饮泛滥全身。因此，津液的代谢和输布异常主要与肺，脾肾三脏相关，而三脏中，尤以脾虚失运，首当其冲。脾虚上不能输津以养肺，水谷不化，反为痰饮而干肺；下不能助肾以制水，而致水液内停，痰饮内生。正如前人所说的"脾为生痰之源，肺为贮痰之器"。本实验研究表明，运用中医肺脾相关理论指导COPD 的临床治疗，强肌健力方可能通过减轻气道炎症，改善气道重塑而起效。同时为中医药治疗 COPD 开拓了一条新的临床思路，也为中医药治疗 COPD 提供更充分的循证医学依据。

肺脾相关理论在慢性阻塞性肺疾病中的运用探讨

孙志佳[1],梁培干[2]

(1. 广州中医药大学第一附属医院,2. 广州中医药大学)

慢性阻塞性肺疾病(chronic obstructive pulmonary disease,COPD)是常见呼吸系统疾病之一。根据其发病特点和临床症状,可将其归属于中医学"咳嗽""喘证""肺胀""痰饮"等范畴。其病变早期在肺,继则影响脾、肾,后期病及于心。《素问·咳论》指出:"五脏六腑皆令人咳,非独肺也。"《难经》亦云:"呼出心与肺,吸入肾与肝,呼吸之间,脾受谷味。"提示五脏与呼吸疾病的相关性,而对 COPD 的辨治,亦不应拘于治肺,可以邓铁涛"五脏相关"理论为指导,综合防治。COPD 病位在肺,与脾胃关系尤为密切,本文试以肺脾相关理论对 COPD 的中医治疗进行论述。

肺与脾之间的联系,主要表现在气血的生成与运行、津液输布与水液代谢两个方面。首先,"肺为主气之枢,脾为生气之源",脾主运化而化生气血,肺司呼吸而摄纳清气,脾所化生的津液及水谷精微依赖肺气的宣降布散,肺的津气依赖脾运生成的水谷精微以充养;其次,肺主宣发肃降,通调水道,脾主运化水液,为水液升降出入之枢,二者共同维持津液输布与水液代谢平衡。

一、气血的生成与运行

肺主一身之气,主宣发肃降,脾为气血生化之源,主升清,二者是人身气血之根本,共同维持气机之升降及营血之运行。脾与肺具有土金相生母子关系。清代医家何梦瑶说:"饮食入胃为运行精英之气,虽曰周布诸腑,实先上输于肺,肺先受其益,是为脾土生金。"脾为肺之母,肺主气而脾益气,肺所主之气来源于脾产生的水谷精气与自然界呼吸之气结合而成,脾气的强弱决定了肺气的盛衰,肺气不足多因脾气虚弱致水谷精气不足,肺气不得充养所致,即脾胃诸虚,不能生金,母病及子。若脾胃功能虚弱,宗气生成不足,则会影响呼吸功能以及全身之气升降出入运动。临床可表现为咳嗽喘促,少气不足以息,声低气怯,肢倦乏力等症状。

在化营生血方面,脾肺关系密切,肺经起于中焦,下络大肠,是体现脾气不断化营生血而于脉中的过程,营在脉中又体现脾能统血的功能,因此脾的化营生血有利于肺经的正常运行,而肺经的正常运行也有利于脾气的化营生血统血功能的正常发挥。

二、津液输布与水液代谢

肺主通调水道,脾主运化水湿,两者共同完成水液的输布与代谢。脾主运化水谷精微,如饮食不节,损伤脾胃,导致水湿停积,聚而为痰,故有"脾为生痰之源"之说。《素问·太阴阳明论》中指出:"脾主为胃行其津液。"脾气虚,运化功能失调,津液不得输布,聚而成痰,上注于肺,引发咳嗽、咯痰。即所谓"脾为生痰之源,肺为贮痰之器"。《景岳全书·咳嗽》说:"痰即人之精液,无非水谷之所化……若化失其正,则脏腑病,精液败,而血气即成痰涎。""盖痰涎之化,本由水谷,使脾强胃健,如少壮者流,则随食随化,焉得流而为痰?"

痰浊内蕴是慢性阻塞性肺疾病反复急性发作的重要内因。痰是一种病理产物,咳嗽咳痰是 COPD 最常见的症状,而肺脾功能失调是痰产生的重要原因。因肺主气,司呼吸,主宣发、肃降,为水上之源,感受六淫之邪,或为烟毒熏灼,或其他脏腑功能失调,如肝气郁结,横逆伤肺,或久病肺虚,均可使肺失宣降,津液输布失常,聚而为痰;脾主运化,各种原因导致脾胃运化失常,水湿停而为痰浊,痰浊上乘,蕴藏于肺,即所谓"脾为生痰之源,肺为贮痰之器";COPD常反复发作,迁延不愈,久必造成肺脾虚损,为痰的产生提供了病理基础。临床上常可见患者咳嗽、咳痰。

三、治肺勿忘健脾,治脾还须理肺

(一)助肺实卫固表

《灵枢·营卫生会》说:"谷入于胃,以传与肺,五脏六腑,皆以受气,其清者为营,浊者为卫,营行脉中,卫行脉外。"脾所化之气是卫气的一个来源,肺卫之气需赖脾气的不断充养。若脾虚气弱,则卫气生化不足,肺卫不密,则易感外邪。脾为后天之本,脾气不足,不能受纳与运化水谷,肌肤得不到充养,气血不足,亦易于反复感受外邪,很多慢性阻塞性肺疾病患者在后期表现为消瘦、乏力、易反复发作,与其脾虚关系密切。现代研究表明,补脾益气可增加机体免疫球蛋白的含量,增强网状内皮系统的吞噬能力,提高淋巴细胞的转化率和机体的免疫防御功能,减少或避免肺部感染的反复发生,防止病情的进一步发展。

(二) 助肺理气化痰

痰既是病理产物也是一种致病因素,痰阻于肺,肺失宣降,腠理失于疏泄,卫外不固,外邪极易入侵,外邪与痰浊相合,胶着难祛,危害机体。临证所见COPD的多种表现皆由痰引起,如咳嗽、咳白痰,急性加重期咳黄色黏稠痰均为有形之痰贮于肺脏,危重时神识昏蒙,亦属痰浊上蒙神窍所致。而健脾燥湿法为祛痰的重要方法。《素问·经脉别论》谓:"饮入于胃,游溢精气,上输于脾;脾气散精,上归于肺,通调水道,下输膀胱。"脾虚不能运化水湿,输布津液,水津停滞,积久成饮、成痰,痰随气逆,气道滞塞不利,则可见咳喘症状加重。COPD从脾论治,脾胃健则痰湿得化,肺肾得以充养;"虚则补其母",健脾则肺气易复。现代医学认为,中医药祛痰疗法能稀释黏蛋白,促进坏死组织、炎性细胞及有毒物质排出体外,具有杀菌、抑菌和抗病毒等功效。

(三) 充养肌肤血肉

呼吸肌疲劳是导致 COPD 呼吸衰竭的重要原因之一。中医理论认为COPD 患者呼吸肌疲劳甚至呼吸肌无力的形成不外二径:一为脾胃诸虚,不能生金,母病及子。中医理论认为,脾主肌肉。清代张志聪在注释《素问·五脏生成》时说:"脾主运化水谷之精,以生养肌肉,故主肉。"脾虚无以充养肌肉,可见肢倦,神疲,消瘦等表现,久则母病及子,可见咳喘不已,气短不足以吸。COPD 患者咳喘反复发作就是佐证。一为肺脏先病耗气伤津,累及脾胃,子耗母气。即所谓肉病日久可内传及脾,如《素问·痹论》曰:"肌痹不已,复感于邪,内舍于脾。"如 COPD 患者久病咳喘,大多数形体消瘦,食少纳呆,普遍存在营养不良的状况。二者发病原因虽不同,但均可按虚则补其母的原则,以培土生金法治之。现代医学表明,通过补脾和改善患者营养状况,可增加 al 抗胰蛋白酶(AAT)的生成,延缓肺气肿进展。其次,脾胃虚弱的病人血清锌明显降低,微量元素锌的缺乏影响 RNA 与 DNA 聚合酶及蛋白质的合成,补脾则能改善营养不良,增加血锌含量,从而促进肺组织的修复。再次,补脾法可增加蛋白质的供应,促进蛋白质的合成,改善呼吸肌的能量供应和血流量,从而提高呼吸肌的收缩力和耐力,使通气条件得到改善。

（四）理肺亦助治脾

很多时候治肺亦可助治脾。如肺气不降而上逆的咳喘病，往往引起脾气不升的不思饮食证，此即肺气不降引起脾气不升，表现为脾病，其本质在肺之不降，部分 COPD 患者之纳差症状即是此理。据此，脾胃病亦可从治肺入手，李东垣曾拟参术调中汤以"和脾胃，进饮食"（《内外伤辨惑论》），其方以补中益气汤去升柴加泻白散而成，泻白散重在肃降肺气，清降肺气不仅治肺又助脾气上升，虽此方无升柴以升脾气，但在补气基础上，以泻白散降肺气就能达到升脾的目的。另一方面，肺脾两脏在水液代谢疾病形成发展过程中常相互影响，由于脾病所致之水肿，如单从脾脏着手治疗，其效果不如兼从肺治疗，在健脾渗湿的基础上适当配伍宣肺散水之药，如麻黄、桑白皮等，其疗效显著。

病案举例

刘某，女，81 岁，因"反复咳嗽、咯痰 30 余年，加重伴气促 20 年"于 2013 年 11 月 6 日就诊。诊见：形体消瘦，咳嗽，痰黄质难咯，量多，乏力，胸闷，气促，活动后尤甚，无胸痛，无发热、恶寒，口干口苦，纳眠欠佳，二便尚调，舌淡黯，苔白腻略黄，脉滑。中医诊断为肺胀，证属肺脾两虚，痰热郁肺，治以清肺化痰，健脾益气。处方：法夏 10g，党参 10g，陈皮 5g，白术 10g，茯苓 15g，生甘草 6g，苏子 10g，苏叶 10g，前胡 10g，毛冬青 15g，麦芽 15g，山楂 10g，竹茹 10g，枳实 10g。日 1 剂，水煎服。

二诊：服药 7 剂后，患者咳嗽稍减，痰白，量减，纳眠好转，胸闷及乏力感减轻，仍有活动后气促，口干，无口苦，舌淡黯，苔白，脉滑细。前方去山楂、竹茹、枳实，加百部 10g，百合 10g。日 1 剂，水煎服。服药 14 剂，患者咳嗽咯痰明显减少，无明显胸闷，活动后稍气促，纳眠一般，日常生活可自理。

按：肺胀多为虚实夹杂之证，临证不忘本虚，不可见痰热、水饮、瘀血等标实之象显著而妄施苦寒、逐水、破瘀之剂，本例患者初诊时虽痰热之证显，仍以陈夏六君汤为底方补益肺脾，培土而生金，配合竹茹、枳实而取温胆汤之义清化痰热；并以苏子、前胡降气化痰，苏叶开宣肺气，三药合用使升降有序，气机调畅；毛冬青活血化瘀，"但去瘀血则痰水自消"（《血证论》）；另加麦芽、山楂消食开胃，助脾胃运化水谷而元气易复。二诊时痰热之证减，肺脾气虚之象渐露，并有伤津之虑，故去竹茹、枳实，以百部、百合润肺止咳，相须使用治疗肺虚久咳效佳，并可防陈夏过燥。

基于数据挖掘技术的重症肌无力疾病五脏相关性研究

饶媛

（广州中医药大学）

本文就 2006—2008 年在广州中医药大学第一附属医院就诊的重症肌无力患者的临床资料进行了调查分析，应用数据挖掘技术探讨了重症肌无力病变过程中五脏的病变规律及西医 Osserman 分型与五脏病变的相关性，现报道如下。

一、病例数据采集

（一）资料来源

研究病例全部来源于 2006—2008 年就诊于广州中医药大学第一附属医院住院及门诊的重症肌无力患者，共 447 例，男性 193 例，女性 254 例，年龄在 1~86 岁。

（二）诊断标准

MG 诊断及改良 Osserman 分型标准参照第 11 版《实用内科学》（陈灏珠主编，人民卫生出版社 2004 年出版），其中 I 型眼肌型 78 例、II-A 型轻度全身型 101 例、II-B 型中度全身型 228 例、III 型重度激进型 17 例、IV 型迟发重症型 21 例、V 型伴肌肉萎缩型 2 例。

（三）调研方法

制定"重症肌无力疾病五脏相关临床信息采集表"，收集临床四诊及用药信息,参照《实用中医诊断学》(邓铁涛主编,人民卫生出版社 2004 年出版)、《中医证候诊断治疗学》(程绍恩主编,北京科学技术出版社 1993 年出版)、《中医症状鉴别诊断学》(中医研究院主编,人民卫生出版社 1984 年出版)确定重症肌无力临床症状五脏辨证归属。

1. 脾胃系症状　眼睑下垂、眼睑疲劳、四肢无力、肌肉痿软、倦怠、肢体困重、少气懒言、面色萎黄、纳差、嗳气、恶心、呕吐、呃逆、流涎、脘痞、腹胀、腹痛、胃痛、胃胀、便溏、泄泻、肠鸣、矢气频作、便血、脱肛、便秘、水肿。

2. 肾膀胱系症状　呼吸困难、咀嚼无力吞咽困难、饮水反呛、颈软无力、膝软无力、腰酸、腰痛、耳鸣、耳聋、阳痿、遗精、早泄、消渴、淋浊、癃闭、失禁、骨痛、脱发、遗尿、夜尿频。

3. 肝胆系症状　复视、斜视、眼球活动受限、视物模糊、眼干涩、眩晕、头痛、抽搐、烦躁易怒、善太息、胁胀、胁痛、黄疸、中风、麻木、震颤、口苦、囊缩、积聚、昏厥。

4. 心小肠系症状　心悸、失眠、心痛、怔忡、胸闷、胸痛、易惊、失眠、多梦、健忘、汗多、昏迷、癫狂、舌疮、舌謇、尿痛。

5. 肺大肠系症状　构音不清、呼吸困难、咳嗽、咯痰、咯血、喘促、哮证、胸痛、肺痈、肺痨、肺胀、失音、气短、衄血、痢疾、痔疮、发热、咽痛、言语低嘶。

二、方　法

（一）建立数据库

将调查表中的采集资料,进行数据录入,采用 EXCEL 2003 为平台,构建重症肌无力医案数据库。

（二）数据预处理

根据数据挖掘和统计分析对数据的要求,将数据库中的症状、并发症等字段采用二值量化处理,分别赋值为 1 和 0,出现即为 1,没有出现即为 0。重症肌无力临床分型则按不同类型分别以数字 1~6 表示,即眼肌型（Ⅰ型）为 1,轻度全身型（Ⅱ-A 型）为 2,中度全身型（Ⅱ-B 型）为 3,重度激进型（Ⅲ型）为 4,迟发重症型（Ⅳ型）为 5,伴肌肉萎缩型（Ⅴ型）为 6。

（三）数据分析方法

本研究采用了两种数据挖掘工具,分别是 SQL Server 和 KXEN。其中 SQL Server 采用 Naive Bayes 算法,KXEN 采用稳健回归法。

三、数据挖掘分析与结果

（一）KXEN

采用 KXEN 数据挖掘软件挖掘,重症肌无力临床症状及五脏病变重要性见图 4。

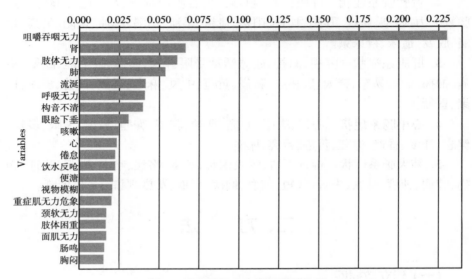

图 4　重症肌无力变量重要性分析

从图 4 中可以看出,在重症肌无力疾病中,症状重要性排序为:咀嚼无力吞咽困难、肢体无力、流涎、呼吸无力、构音不清、眼睑下垂、咳嗽、倦怠、饮水反呛、便溏、视物模糊、颈软无力、肢体困重、表情淡漠、肠鸣、胸闷。提示咀嚼无力吞咽困难较其他症状相比,对于重症肌无力最为重要。

在重症肌无力疾病中,涉及五脏病变重要性排序为:肾、肺、心。因脾脏受累在 447 例病例中全部出现,不具有挖掘意义,为免影响挖掘结果,故在挖掘时将脾脏先剔除。其余四脏以肾最为重要,其次为肺和心,而肝未能在挖掘系统重要性出现,考虑系统认为其重要性偏低。而在频数统计中,肝受累频次在脾、肾之后,肺、心之前,再一次提示了脏腑变量重要性与频数值高低不一定呈正相关。综合上述结论,重症肌无力从五脏病变规律上挖掘,除脾外,当与肾、肺最为密切。

（二）SQL Server

采用贝叶斯算法，运用 SQL Server 数据挖掘软件，寻求各临床分型关键影响因素，因Ⅴ型（伴肌肉萎缩型）重症肌无力病例仅有 2 例，样本数太少，故未将其纳入挖掘范围。结果如下表所示。表中"倾向于"列代表临床类型，"列"指影响因素，"值"一列赋值 1 代表该因素出现，0 代表该因素未出现，"相对影响"指影响强度，反映该因素对临床分型诊断的贡献度。

表 5 反映了不同临床分型重症肌无力疾病的五脏病变规律。同样，因脾脏受累在 447 例病案中全部出现，不具有挖掘意义，为免影响挖掘结果，故在挖掘时将脾脏先剔除。除脾外，各临床类型重症肌无力主要病变脏腑如下：

1. **Ⅰ型**　主要因素：未累及肾；次要因素：未累及肺、心。
2. **Ⅱ–A 型**　主要因素：未累及肺；次要因素：未累及肾。
3. **Ⅱ–B 型**　主要因素：累及肾；次要因素：累及肺。
4. **Ⅲ型**　主要因素：累及肺；次要因素：累及肾、心。
5. **Ⅳ型**　主要因素：累及肺；次要因素：累及肾、心。

表 5　各临床分型重症肌无力关键脏腑表

倾向于	列	值	相对影响
1	肾	0	100
1	肺	0	31
1	心	0	29
2	肺	0	100
2	肾	0	52
3	肾	1	100
3	肺	1	44
3	心	1	1
4	肺	1	100
4	肾	1	51
4	心	1	10
5	肺	1	100
5	肾	1	75
5	心	1	10

研究结果显示，Ⅰ型以脾受累为主，可累及肝；Ⅱ-A型以脾受累为主，可累及肾；Ⅱ-B型以脾肾受累为主，可累及肺；Ⅲ型以脾肺肾受累为主，可累及心；Ⅳ型以脾肺肾受累为主，可累及心。

四、讨　论

研究结果显示，重症肌无力以脾脏受累贯穿始终，其他四脏也有受累。提示重症肌无力本在脾虚，与其他四脏皆有关联，但四脏相关性并不完全相同。数据挖掘表明，除脾外，重症肌无力病变脏腑中，重要性排序为肾、肺、心。提示四脏当中，重症肌无力发病与肾的关系最为密切。肾主精，藏元真元阳之气，为生命之根，脾气有赖肾气温煦，才能更好发挥作用。李东垣曰："脾病则下流乘肾，土克水则骨乏无力。"重症肌无力病情缠绵，经久难愈，穷必及肾。脾虚及肾是重症肌无力中医病机的重要转变和发展，提示着疾病的严重和深入，故四脏中肾与重症肌无力关系最为密切。

其次是肺。肺主气，司呼吸，谷气生于脾，清气摄于肺，共同化生宗气，为后天之气的源泉。若化源不足，水谷精微不能上荣于肺，肺气日虚，肺气虚弱，吸入清气不足，宗气生成衰少，久之脾气亦虚。肺气失养，宗气生成不足，司呼吸机能减退，则气短不足以息。若累及于肾，肾失摄纳，气浮于上，致肺不主气，肾不纳气，则呼吸困难，易致危象发生，故四脏中，肺与重症肌无力发病也较为密切。此外，重症肌无力部分患者尚有心悸、失眠、胸闷诸症，乃因久病体虚，脾失健运，水谷精微不能化生营血，心血亏虚，心气不足，心失所养所致。故重症肌无力发病也可累及心。

四脏中，肝未能在挖掘系统重要性结果中出现，考虑肝在重症肌无力发病中相关性较低，但并非没有相关性。脾胃虚弱、肾精亏损，化源不足均可致肝血不足。肝开窍于目，肝血不足，肾精亏损，精明失养，可见复视、斜视等症。另外，重症肌无力常合并有甲亢，甲亢中医认为乃肝郁痰结而致。故肝在重症肌无力发病中相关性偏低，乃因病情相对较轻，不能说全无相关。

重症肌无力以脾脏受累为主，与肾、肺密切相关，也可累及心、肝。重症肌无力以脾病为主，脾病可以传及四脏。同样，四脏有病亦可传及脾脏，从而形成多脏同病的局面，其五脏相关病机模式包括：

（一）脾肝同病

重症肌无力Ⅰ型单纯眼肌受累，证见眼睑下垂，或复视、或斜视、或眼球活动受限，或眼睑闭合不全，病位主要在脾、肝。上睑部位属脾，肝开窍于目，脾为生血之源，肝为藏血之脏，肝藏血赖脾之生化以供养，使肝有所藏，脾运化赖肝之疏泄以畅通。脾气既虚,气血津液生成受阻,不能滋养资助肝气肝血,肝无所藏,则可见肝血虚。肝血虚致肝气虚,肝气不足则肝之升发不及,疏泄失常,复又影响脾胃,形成恶性循环。

(二)脾肾同病

重症肌无力Ⅱ-A型、Ⅱ-B型,躯干四肢无力,颈软无力,眼睑疲劳,身体倦怠,呼吸气短,咀嚼吞咽无力甚至困难,病位以脾肾为主。脾为后天之本,肾为先天之本。肾主藏精,赖脾运化水谷精微的滋养;脾主运化,须借助于肾阳的温煦。此谓后天养先天,先天生后天。若后天脾失健运,谷精不化,不能输精于肾,则肾失所养而精亏。若先天肾精亏虚,脾失其温,则后天之精不生。脾肾两虚,气血化生不足,肌肉失养,而致肌痿无力。脾肾两虚,阳气衰微,而见下利清谷、四肢失煦,疲乏无力。肾主骨髓,脑为髓海,延髓支配肌肉受累,需要补益脾肾。

(三)脾肾肝同病

重症肌无力常伴有甲状腺疾病、类风湿关节炎、系统性红斑狼疮和多发性肌炎等自身免疫性疾病。颈部甲状腺位置足厥阴肝经脉所过,肝主疏泄,郁结则成瘿气。重症肌无力病情反复、病程长常使患者精神抑郁,其病位在肝。免疫性疾病与肾关系密切。肝主疏泄,脾主运化,思虑伤脾,脾气虚弱,运化失常,则气机壅滞。情志不遂,肝失疏泄,气机不畅,进而乘克脾土,脾失健运,可见肝脾不和。肝藏血,肾藏精,精能生血,血能化精,精血互生互化,称为精血同源。若久病营阴内耗,肝阴不足,下及肾阴,即血不化精而使肾阴亏虚。或肾精亏损,精不生血,水不涵木,亦使肝阴不足,终成肝肾阴虚。肝血不足,肾精亏损,血不养筋,则宗筋弛纵而不能耐劳。

(四)脾肾肺同病

重症肌无力Ⅲ型又名重度激进型,起病急,以出现呼吸无力为主要诊断指标,其次伴有咀嚼吞咽无力、喘促等症,常合并肺部感染,重症肌无力胸腺异常或纵隔肿瘤、容易感染(或感冒)者,病位以脾、肺、肾三脏为主。肺主气司呼吸,肾主水主纳气。若肺气虚累及肾,或肾虚失摄纳,气浮于上,皆能影响肺肾功能,而致肺不主气,肾不纳气,呼吸无根,而见呼吸无力。肾藏真阴,肾病日久及于肺,或肺阴久亏及肾,肺肾阴衰,则见潮热盗汗、腰膝酸软。脾肺同属太阴,主行于人身胸腹,两经密切相连,经气相通,气血相贯。谷气生于脾,清气摄于肺,两脏协调,共同化生宗气,为后天之气的源泉。若脾虚失运,生化之源不足,不能上滋于肺,以致肺气虚弱。或肺气虚弱,宣降失常,吸入清气不足,脾失清气滋养和鼓动,久之脾气亦虚。故可见纳食不化,腹胀便溏,咳嗽喘促,少气懒言等症状。

(五) 脾肾肺心同病

重症肌无力Ⅳ型又名迟发重症型,病情日渐加重,病程较长,呼吸气短,心慌心悸,咀嚼吞咽无力、咯痰、流涎、构音不清,发展成为危象,此时病位在脾、肺、肾、心。心主血,脾统血,主运化与升清,为气血生化之源,二者在血液的生成与运化方面关系至为密切,脾胃化源充足,则脾气充实,元气充沛,营行脉中,能滋养资助心血,心血充则心有所主,神有所安,母子安和而不病。若思伤脾,健运失职,水谷精微不能化生营血,可致心血亏虚。血为气母,心血亏虚,不能滋养于脾,则出现呼吸肌、骨骼肌、吞咽肌无力。心为肺之邻,心主血脉,肺主气而朝百脉,这种血行与呼吸之间的关系实际上体现气与血的关系。气为血帅,血为气母,心肺气旺,气血充足。若肺气虚弱,宗气生成不足,不能贯心脉助心,或心气亏虚,心血不养,运气无力,肺气亦虚,心肺气虚,则可见心悸气短,咳喘乏力。

(六) 脾肾肺心肝同病

重症肌无力危象发生,机体不能维持正常通气和吞咽功能,症见胸闷气憋、咯痰无力、呼吸困难、吞咽困难、全身四肢无力,甚者汗出淋漓、脉微欲绝、气息将停,乃大气下陷病症。元气以三焦为通道,流布到全身,内而五脏六腑,外而肌肤腠理,无所不至。经下焦(肝肾)过中焦(脾胃)受纳脾胃吸收转输的水谷之精气,行于上焦(心肺)加之肺吸入的清气积于胸中即为宗气(大气),宗气灌注于心肺,行使走息道司呼吸的功能。若"大气一衰,则出入废,升降息",出现呼吸困难等症状。气出于肺然而根于肾,故肾为呼吸之本、生命之根。肾虚则气不归根,气短不足以息。脾肾亏虚,脾虚则聚湿生痰、肾虚则水泛为痰,壅阻于肺而失于宣肃导致痰涎壅盛、甚不得卧。脾气虚不能滋养于心,久致心气不足、心液外泄,脉微欲绝。心肺受累,气海空虚则气憋窘迫、气脱而喘汗。肺肾同源,肾阴肾阳虚损,不能上济心肺,出现呼吸困难、吞咽困难,是呼吸机、装置胃管的重要因素。

本文研究从实际病例数据,利用数据挖掘技术,可以总结得出,在重症肌无力发病中,病情越轻,涉及脏腑越少,而病情越重,证候表现越复杂,涉及病变的脏腑越多。临床根据病情轻重,可表现为脾肝同病、脾肾同病、脾肾肝同病、脾肾肺同病、脾肾肺心同病、脾肾肺心肝同病。这与邓铁涛教授总结的重症肌无力基本病机"脾胃虚损,五脏相关"相符,表明邓铁涛教授五脏相关理论对重症肌无力诊治具有临床指导意义。

邓铁涛浴足方对高血压患者血浆儿茶酚胺的干预研究

王嵩[1],李荣[1],江其影[2],周小雄[1],吴伟[1](通讯作者)

(1. 广州中医药大学第一附属医院;2. 阳江市中医院)

高血压已日渐成为重大卫生问题。研究显示,全国目前大约有 2 亿人患有高血压;而对高血压的知晓率只有 30.2%,治疗率只有 24.7%,控制率只有 6.1%,这表明我国高血压的防治工作任重道远。从现代医学角度来说,认为高血压发病与神经精神因素、遗传、饮食、食盐摄入量增多、肥胖、吸烟、体液 - 内分泌失衡、脂质代谢紊乱等相关。发病机制涉及交感神经活性增加、血管内皮细胞功能紊乱、肾素 - 血管紧张素系统(RAS)等。研究显示,高血压患者血浆儿茶酚胺水平升高;儿茶酚胺是反映交感神经活性的重要指标之一,包括去甲肾上腺素(norepinephrine,NE)、肾上腺素(epinephrine,E)和多巴胺(dopamine,DA)。本研究以发扬中医特色,挖掘邓铁涛浴足方治疗高血压的内涵为目的,在观察该方降压疗效的同时,进一步从抑制交感神经激活的角度探讨研究其降压机制。观察该方对患者血浆去甲肾上腺素(NE)、肾上腺素(E)、多巴胺(DA)水平的影响,以探讨研究其治疗高血压的机制。现将结果汇报于下。

一、研究对象

纳入病例均为 2011 年 10 月—2012 年 3 月期间广州中医药大学第一附属医院心血管科住院患者,共计 60 例。按简单随机单盲方法,分为治疗组和对照组,每组各 30 例。参照《中医心病诊断疗效标准与用药规范》,选取其中辨证属肝阳上亢型者。治疗组 30 例中,女 17 例,男 13 例;年龄 40~75 岁,平均(61.13 ± 10.00)岁。对照组 30 例中,男 16 例,女 14 例;年龄 48~73 岁,平均(62.27 ± 9.21)岁。两组年龄、性别构成具有可比性。

二、试 验 方 法

(一)治疗方案

所有患者均接受基础西药治疗,在此基础上,治疗组加用邓铁涛浴足方浴足治疗,对照组以温水浴足。基础西药治疗方案:1 级高血压患者予以钙离子拮抗剂(CCB)类药物(苯磺酸氨氯地平片)控制血压,2 级高血压患者在 1 种西药(CCB)类控制不理想时改二联用药,加用肾素 - 血管紧张素转换酶抑制剂(ACEI)或血管紧张素受体拮抗剂(ARB),即选用 CCB+ACEI/ARB(苯磺酸氨氯地平片 + 贝那普利片 / 缬沙坦片)联合降压。所有受试者均禁止应用影响交感神经系统的药物,如 β- 受体阻滞剂、镇静药物等。①治疗组(30 例):邓铁涛浴足方浴足,每日 1 次。邓铁涛浴足方组成为牛膝、川芎、夏枯草、肉桂、吴茱萸、钩藤、白芷等。按水煎剂配方制成粉剂,每袋 110g,每次 1 剂,予 1500ml 沸水,调至水温为 42~45℃时浴足。浴足时间持续 20 分钟。②对照组(30 例):予温水(42~45℃)浴足,具体操作方法与时间同治疗组。两组疗程均为 1 周。

(二)观察指标

1. 血压 治疗组和对照组所有观察对象均接受 24 小时动态血压检测。动态血压采用美国 Spacelab-9027 无创性动态血压检测仪连续检测 24 小时。记录 24 小时收缩压(24hSBP)、24 小时舒张压(24hDBP)。

血压疗效判定标准:

(1)显效:① 24 小时平均舒张压下降 10mmHg 以上,并达到正常范围;② 24 小时平均舒张压虽未降至正常但已下降 20mmHg 以上。

(2)有效:① 24 小时平均舒张压下降不及 10mmHg,但已达到正常范围;② 24 小时平均舒张压较治疗前下降 10~19mmHg,但未达到正常范围;③ 24 小时平均收缩压较治疗前下降 30mmHg 以上。须具备其中 1 项。

(3)无效:未到达以上标准者。比较降压总有效率:总有效率 =(显效例数 + 有效例数)/ 该组总例数。

2. 血浆儿茶酚胺水平 分别于入院次日和治疗结束后第 1 天早晨空腹静卧 30 分钟后取静脉血,以 ELISA 法检测血浆去甲肾上腺素(NE)、肾上腺素(E)、多巴胺(DA)水平。

(三)统计方法

应用 SPSS17.0 统计软件进行分析。计数资料以百分率描述,计量资料以

均数 ± 标准差($\bar{x} \pm s$)描述。计量资料符合正态分布用 t 检验;等级资料用秩和检验。

三、结 果

(一)血压

以 24 小时动态血压检查评价治疗组与对照组疗效。两组治疗前各项血压值比较无显著差异(P>0.05),具有可比性。治疗组的总有效率为 86.67%(26/30),对照组的总有效率为 80.00%(24/30),经秩和检验,两组间比较具有显著性差异(P<0.05),见表 6。

表 6 两组动态血压疗效比较(例 %)

组别	显效	有效	无效	总有效率
治疗组(n=30)	8	18	4	86.67%*
对照组(n=30)	4	20	6	80.00%*

注:*P<0.05。

(二)血浆儿茶酚胺水平

两组治疗前的血浆去甲肾上腺素(NE)、肾上腺素(E)、多巴胺(DA)值比较,无显著差异(P>0.05),具有可比性。两组治疗前后的血浆 NE、E 及 DA 值组内比较,均具有显著性差异(P<0.05)。治疗组与对照组治疗后的血浆 NE、E 及 DA 值组间比较,差异具有统计学意义(P<0.05),详见表 7。

表 7 两组治疗前后血浆 NA、A 及 DA 比较($\bar{X} \pm S$)

项目	治疗组(n=30)		对照组(n=30)	
	治疗前(ng/ml)	治疗后(ng/ml)	治疗前(ng/ml)	治疗后(ng/ml)
NE	1.229 ± 0.287	0.999 ± 0.253*#	1.264 ± 0.258	1.139 ± 0.260*
E	0.361 ± 0.056	0.278 ± 0.057*#	0.364 ± 0.051	0.309 ± 0.052*
DA	0.353 ± 0.038	0.273 ± 0.043*#	0.354 ± 0.045	0.301 ± 0.048*

注:两组治疗前后组内比较,*P<0.05,治疗后两组组间比较,#P<0.05。

四、讨 论

目前对高血压的病因病机和辨证分型的认识尚不统一。衷敬柏分析公开发表的 71 位医家高血压诊疗经验的文献 90 篇,总结提出病机为脏腑阴阳气血失调,主要为肝肾阴阳平衡失调,病位在肝肾,涉及脾、心、清窍、络脉等;而辨证分型中肝阳亢(或兼阴虚)及痰浊占了多数。方显明等采用横断面调查方法,对原发性高血压患者 900 例,进行中医辨证分型及其相关资料的抽样调查。认为原发性高血压的中医主要证型以痰浊中阻证、肝阳上亢证及阴虚阳亢证居多。国医大师邓铁涛教授认为血压之所以升高是身体自我进行调节的一个信息,是内脏阴阳失调的结果而不是原因。因此对于降压不能孟浪,调节内脏阴阳平衡是治疗高血压的大原则。

高血压的发病机制目前认为与交感神经活动亢进、肾素 - 血管紧张素 - 醛固酮系统(RAAS)激活、盐敏感、内皮细胞功能受损等相关。有研究证明,高血压与交感神经活性密切相关,在高血压的形成和维持过程中交感神经活性亢进起了极其重要的作用。原发性高血压患者中,约 40% 循环儿茶酚胺水平升高,肌肉交感神经冲动增强,血管对去甲肾上腺素反应性增强,心率加快。长期的精神紧张、焦虑、压抑等也可导致交感神经兴奋性增强,其末梢释放儿茶酚胺增多,使血压升高。

本文进一步从抑制交感神经活性着手,检测血浆去甲肾上腺素(NE)、肾上腺素(E)及多巴胺(DA)水平,从而探讨邓铁涛浴足方另一种可能的降压机制,以丰富其降压机制的理论。本研究结果显示,在降压方面,依据 24 小时平均血压值结果,治疗组的总有效率为 86.67%,优于对照组(80.00%,$P<0.05$)。说明在基础治疗中,加用邓铁涛浴足方,可以进一步有效控制 24 小时平均血压。从表 2 可以看出,治疗组降低血浆 NE、E 及 DA 值优于对照组($P<0.05$)。由此推论邓铁涛浴足方治疗原发性高血压患者的一部分降压机制可能与降低交感神经系统活性,降低血浆 NE、E 及 DA 水平有关。

中医外治法治疗高血压有着丰富的内容与内涵,临床中包括有针灸、贴敷、药枕、浴足、拔罐、磁疗、推拿、气功推拿等。清代吴师机认为:"外治之理即内治之理,外治之药亦即内治之药,所异者,法耳。"外治法"虽在外,无殊治在内也"。邓铁涛浴足方中钩藤、夏枯草平肝潜阳,吴茱萸平肝降逆,牛膝引火(血)下行,川芎、白芷祛风活血通络,肉桂、吴茱萸补肾温阳,引火归原。全方共奏平肝潜阳、引火归原之效。且川芎、肉桂、吴茱萸辛散温通,为外治法中常用之品,能促进他药透皮吸收直达病所。根据现代中药药理研究,方中诸药均有一定的降压作用。白芷以其祛风解表、通窍止痛等功效,通常用于外感风寒、阳明头痛等。但古文献也有其他主治。如《本草纲目》及《景岳全书》均记载都梁丸（白芷为末，炼蜜丸，以茶清或荆芥汤化下）治疗"头目昏眩""头风眩运"等。另外，《古今医统大全》记载"芎，少阳经药，入手足厥阴经。白芷为之使……散肝经风，头面风不可缺"。邓老在浴足方中也常以川芎配白芷用治"头风眩运"。

本研究挖掘邓铁涛浴足方治疗高血压之内涵，对其降压机制进行了探讨研究。结果表明邓铁涛浴足方降压机制可能与降低交感神经系统活性有关。

论《伤寒论》脾与五脏相关机理
及其辨治

张元贵

（深圳市宝安区中医院心血管病科）

　　《伤寒论》作为第一部中医临床学之专著，理、法、方、药俱备，其理论思想丰富。"五脏相关理论"是我国著名中医学家邓铁涛教授历经几十年临床观察与研究而提出的。《伤寒论》中未直接论述五脏相关，未使用五脏相关名称，但其方药的组成运用体现了五脏相关学术思想。笔者现就《伤寒论》中脾与五脏相关机理浅谈如下。

一、脾 与 心

　　脾与心通过经脉密切联系。《灵枢·经脉》曰："脾足太阴之脉……其支者，别上膈，注心中。""足阳明之经……属胃，散之脾，上通于心。"张仲景在治疗心疾时常从脾治。如"伤寒二三日，心中悸而烦者，小建中汤主之。"小建中汤，即桂枝汤倍用芍药加饴糖而成，桂枝汤意在调脾胃、和阴阳，芍药酸甘化阴，倍用芍药可增益气血，正如《本草正义》谓芍药"能益太阴之脾阴而收涣散之大气"。加饴糖温养脾胃。全方皆在益脾阴以和营，《内经》提出五脏主藏精气而脾藏营。阴之本在脾，通过益脾阴以益营阴。脾阴为营阴之本，可以化生营血。此处"伤寒二三日，心中悸而烦"，《医宗金鉴》中解释为"伤寒二三日，未经汗下，即心悸而烦，必其人中气素虚，虽有表证，亦不可汗之。盖心悸阳已微，心烦阴已弱……"认为心中悸为素体先虚，以里气虚为先，心气不足，气血双亏，复感寒邪而成。心气不足时，予小建中汤通过治脾以治心，治脾又以益脾阴以建立中气，可认为，脾阴乃心与脾相关的机理。脾阴也是一种功能性的物质，脾之运化、主升功能除了脾阳之外，还需脾阴共同作用。万密斋在《养生四要》中说:"受水谷之入而变化者,脾胃之阳也;散水谷之气以成营卫者,脾胃之阴也。"元代朱丹溪云:"脾土之阴受伤,转输之官失职。"周慎斋《慎斋遗书》云:"胃不得脾气之阴则无转运,而不能输(精)于五脏。"缪仲淳《先醒斋医学广笔记》云:"胃气弱则不能纳,脾阴亏则不能消。"唐容川《血证论》亦说:"脾阳不足,水谷固不化;脾阴不足,水谷仍不化也","譬如釜中煮饭,釜底无火固不热,釜中无水亦不热也"。脾之运化、主升,脾阳与脾阴,缺一不可。

后世医家受之影响,治心多重视补脾。如唐代孙思邈在《备急千金要方》中提出:"心劳病者,补脾以益之,脾王则感于心矣。"《脾胃论》中指出:"夫饮食入胃,阳气上行,津液与气,入于心,贯于肺……今饮食损胃,劳倦伤脾,脾胃虚,则火邪乘之而生大热,当先于心分补脾之源。"

二、脾 与 肺

肺之经脉"起于中焦,下络大肠,环循胃口",脾胃同居中州,肺与脾生理、病理密切相关。如《素问·咳论》曰:"五脏六腑皆令人咳,非独肺也。""此皆聚于胃,关于肺,使人多涕唾而面浮肿气逆也。"《伤寒论》中治肺疾时重视脾胃,如"火逆上气,咽喉不利,止逆下气,麦门冬汤主之"。方中重用麦门冬润肺养胃并清虚火,加用人参、大枣、粳米滋脾以润肺胃,脾为肺之母,土能生金,脾之阴液上输于肺,才能使肺得滋养。"土之生金,全在津液以滋之。"《金匮要略编注》曰:"故用麦冬、人参、甘草、粳米、大枣滋培后天胃气,以生肺金,即生阴水而降火邪。"仲景用人参、大枣、粳米,实为益脾阴以养肺胃,可谓开辟了从脾阴治肺的治疗途径。

又如甘草干姜汤治疗"肺痿吐涎沫而不咳者,其人不渴,必遗尿,小便数"之虚肺痿证,方中炙甘草、干姜振奋脾胃,使中气得健,脾胃得运,化生气血而荣泽于肺金,体现了从脾治肺的思想。

三、脾 与 肾

张仲景在《伤寒论》中治肾兼顾治脾,如治"腹痛,小便不利,四肢沉重疼痛,自下利者""心下悸,头眩,身动"之肾阳虚水泛证,以真武汤治之,方中白术、茯苓之相伍,正是通过健脾以制水,从而有利于肾气主水。少阴肾气的充实壮大,有赖于后天水谷精微的供养。肾气之充足,以脾气强盛为前提,脾虚,肾气亦不能充实,脾虚及肾,故少阴发病多见吐利,手足逆冷。又如388条的"吐利汗出,发热恶寒,四肢拘急,手足厥冷者,四逆汤主之";389条的"既吐且利,小便复利而大汗出,下利清谷,内寒外热,脉微欲绝者,四逆汤主之"。四逆汤方中生附子壮下焦元阳,逐在里之阴寒;干姜既助附子回阳,又可温运脾阳以救助肾阳;炙甘草更是补益脾气,通过补益脾气,达到温肾,使肾有生化之机。故四逆汤的组方体现了张仲景回阳不忘温脾的治法。

四、脾 与 肝

肝脾二脏在生理、病理上密切相关。如《难经·七十七难》云:"见肝之病,则知肝当传之于脾,故先实其脾气。"张仲景《金匮要略·脏腑经络先后病脉证》中说:"见肝之病,知肝传脾,当先实脾,四季脾旺不受邪。"张仲景治肝病兼顾理脾。如经方中的名方小柴胡汤治少阳病,方中柴胡、黄芩疏解少阳以治往来寒热、胸胁苦满,人参、半夏、姜、枣、炙甘草调补脾胃,通过调补脾胃以滋肝,使肝气疏泄,发挥正常功能。又如吴茱萸汤主治"干呕、吐涎沫、头痛"之厥阴肝寒证,方中除了用吴茱萸、生姜温肝散寒降逆之外,更用人参、大枣以补脾气。肝为刚脏,赖于脾的运化水谷精微变化之阴血以滋养肝血才能充沛,肝体不燥而疏泄正常,方能刚柔相济,故曰"食气入胃,散精于肝",才得以发挥肝的正常功能。治肝的同时,兼顾理脾,《内经》曰:"厥阴(肝病)不治,求之阳明(胃经)。"论厥阴治法,有"调其中气,使之和平"。所谓调其中气,即调理脾胃之气,而肝气自和平也。"木赖土荣",昔叶桂有"治肝不应,当取阳明"之说。

人体是一个有机的整体,各脏腑组织之间存在着密切的关系,生理上相互关联,病理上相互影响。脾与五脏相关,治脾可以治五脏。如《慎斋遗书》云:"万物从土而生,亦从土而归。补肾不若补脾,此之谓也。治病不愈,寻到脾胃而愈者多。"脾为后天之本,五脏六腑受其滋养。张锡纯在《医学衷中参西录》中引陈修园精辟论述:"脾为太阴,乃三阴之长,故治阴虚者,当以滋脾阴为主,脾阴足,自能灌溉诸脏腑也。"脾阴为营阴之本,临床治疗中均要顾及脾阴,《伤寒论》中以麻子仁丸治脾约证,泻热润下以补脾之阴,而使脾之疏布津液功能正常发挥。《金匮要略·血痹虚劳病脉证并治》云:"虚劳诸不足,风气百疾,薯蓣丸主之。"方中主药薯蓣即山药,是补益脾阴之要药。现代名老中医邓铁涛教授治疗气虚喜用五爪龙,五爪龙益气而不生热、补气而不滋腻;治疗重症肌无力从脾论治,常以五爪龙配黄芪、千斤拔、牛大力等,五爪龙用量较大,一般30~90g,多至120g。即是健脾而不伤阴之意。

论心肺相关的内在机制

张元贵

（深圳市宝安区中医院心血管病科）

心与肺不能简单地用五行生克关系来解释。正如《医经精义》云："天之五行，火西流而后能秋；地之五行，火克金而后成器；人之五行，心火温肺而后胸中阳和，无寒饮咳痹之证，故心火者，乃肺之主也。""心为君主，肺在心外，以辅相之。心火恐其太过，则肺有清气以保护之，如师傅之辅助其君也，故称相傅之官。究其迹象，则因心血回入于肺，得肺气吹出血中浊气，则复变红而返入于心，在《内经》乃营血与卫会于肺中之说，又即相傅之官，所司职事也。"心与肺的关系值得研究，本文试论心与肺相关的内涵机制。

一、心肺解剖位置毗邻

心与肺的解剖位置关系奠定心肺相关的基础。古文对心、肺解剖实体的记载与今之解剖心肺基本符合，心的内部是有孔腔、有瓣膜、有血容量的；肺质地疏松，"得水而浮"。心与肺同居人体胸中膈上，解剖位置互为毗邻，经络相通，按人体三焦分属，心肺同属上焦，结构联系密切。《素问·痿论》云："肺者……为心之盖也。"宋代王怀隐《太平圣惠方》云："夫肺居膈上，与心脏相近，心主于血，肺主于气，气血相随，循行表里。"《医学入门·五脏》曰："心者一身之主……居肺下肝（膈）上是也。"《类经》曰："肺与心皆属膈上，位高近君，犹之宰辅，故称相傅之官。肺主气，气调则营卫脏腑无所不治，故曰治节出焉。"心与肺在解剖学基础上确立了功能特性，心者，一身之主，君主之官，心主于血；肺者，五脏六腑之盖也，肺主于气，肺吸之则满，呼之则虚，一呼一吸，消息自然，无有穷也。通过观察肺之呼吸与心之行血的关系认识到心肺功能密切相关。如《素问·平人气象论》说："人一呼脉再动，一吸脉亦再动，呼吸定息脉五动，闰以太息，命曰平人。"但心与肺的功能所富含的内容远远超过形态结构所确定的功能,从《内经》中记载的五脏功能可知,在实体形态中找不出任何一个脏器的功能与《内经》所论述的脏腑功能完全相同,五脏是多个解剖脏器五大类功能的组合。

二、气血是心肺相关的信息单元

气血是构成人体的最基本物质,是脏腑经络组织等进行生理功能活动的物质基础,是生命的最基本物质。《素问·调经论》云:"人之所有者,血与气耳。"《灵枢·本脏》说:"人之血气精神者,所以奉生而周于性命者也。"《仁斋直指方论·血荣气卫论》云:"夫人所以根本此性命者,气与血也。"又说:"人之一身,不离乎气血。"气与血,密切相关,两者可分不可离。气是不断运动的活力很强的精微物质,其性属阳,主动,主温煦;血是循行于脉中的红色液态样物质,其性属阴,主静,主濡养。正如《难经·二十二难》所言:"气主煦之,血主濡之。"《难经》认为心肺独居膈上的原因在于气血,"心者血,肺者气,血为荣,气为卫,相随上下,谓之荣卫,通行经络,营周于外,故令心肺在隔上也",指出气血与心肺有密切的关系。

气血相依。《灵枢·营卫生会》云:"血之与气,异名同类。"指出了气与血本同出一物,气血一体,气与血相互资生、相互维系。如果可以分,也是不相离的,正如杨士瀛所说:"气血相随而不相离也。"《难经集注·三十二难》云:"心主血,血为营,肺主气,气为卫。血流据气,气动依血,血气相依而行。"心主血脉,全身的血脉皆由心所主司,而血液的运行又依赖气的推动,因气的推动而运行至全身;肺主气,一身之气由肺所主,所以血液的运行必须依赖肺气。心血与肺气相互依存。

气血是心肺相关的信息单元,心与肺之间作用的发生,如同"蝴蝶效应",当肺脏发生变化或者心脏发生变化,这种变化可以传之于另一脏,传变之途径多种,线性、非线性均有,经传变之后表现出的症状可以是与原脏腑的病变症状不相符合。全身的血液均汇聚于肺脏,进行气体交换,血气相合,然后再营运周身。宗气是水谷精气与肺所吸入之清气相合而成,出于喉咙,以贯心脉而行呼吸,乃全身血脉之纲领,心肺开阖之动力。五脏相关学说的具体内容是具体的每一个系统之间、脏与脏之间的反馈回路以及反馈机制,而这种反馈回路是以信息传递为基础的,如拉兹洛指出,对系统进行的负反馈是以下述条件为基础的:"诸环节之间存在着一条持续信息流,以及控制这条信息流而使系统趋于不停流动的系统自身的密码或标准。"对于中医理论中的五脏系统来说,其信息流就是气血、阴阳、精津等物质和功能因子,它们的功能和运动规律,就类同于控制信息流的密码。五脏的功能,都是通过这些单位的变化来体现的。

诚如王清任所言："治病之要诀，在明白气血。无论外感、内伤，要知初病伤人何物？不能伤筋骨，不能伤皮肉，所伤者无非气血。"而心与肺之间的信息通路，气血尤为重要，气血的功能及运动规律反应心与肺的功能与相关规律。

三、经络是心肺相联系的信息通路

经络是人体组织结构的重要组成部分，是人体运行全身气血，联络脏腑形体官窍、沟通上下内外的通道。

从经脉主病来比较分析，手太阴肺经主病：《足臂本》："其病，心痛，心烦而噫。"《阴阳本》："是动则病，心滂滂如痛。"至《灵枢·经脉》则指出："是动则病肺胀满，膨膨而喘咳……是主肺所生病者，咳，上气喘喝……"可见，《内经》中记载的手太阴肺经的症状在之前更早的《脉经》中未见到，代之的是心的症状："心痛，心烦而噫。"而《足臂十一脉》中所载手太阴经的病候：心痛，心烦而噫；在《难经》中为心病病候：烦心，心痛，掌中热而哕。至《素问·刺热》，相同的病症则取手少阴经穴："卒心痛，烦闷善呕，头痛面赤无汗，刺手少阴、太阳。"说明在早期，医家们已经发现手太阴经与心相关。心与肺通过生理病理信息相关，而传达信息的通路可以认为是经络，即经络是心肺相联系的信息通路。如翟氏所言经脉的一个重要功用就是传递信息，正如王洪图在《黄帝内经研究大成·经络研究》中所云："经脉有传递信息作用，经脉就是人体各组成部分之间的信息传导网，也就是人体内讯号的传送道。"

《灵枢·经脉》言："肺手太阴之脉，起于中焦，下络大肠，还循胃口，上膈属肺，从肺系横出腋下，下循臑内，行少阴心主之前，下肘中……""心手少阴之脉，起于心中，出属心系，下膈络小肠……其直者，复从心系却上肺，下出腋下，循臑内后廉，行手太阴心主之后。"手少阴经从心中出来后，经心系上达肺部，心与肺经络相连，使得心肺间建立起信息通路。

马晓彤在探讨经络原理时，认为脉的基本含义是节奏性运动，而非管道性约束，形成一个命题："经络是一个以脉动方式运动着的，对机体气血、精神、脏腑功能进行调节控制的系统。"经脉之动是借助"神气"来主持与调节的，心藏神、心主脉、脉舍神，心通过神气对经络调节，从而调节脏腑功能。心与他脏通过经络这条信息通路发生联系，同时与人体各系统相联系。

四、心血肺气互为体用

肺主气，心主血，而气血始终相依而行，气血又是人体最根本的物质基础，故将心肺称为父母之象。"肺藏气，心生血。一气一血，称为父母……"（《类经·藏象类》）"心主血，血为营，肺主气，气为卫。血流据气，气动依血，血气相依而行。"（《难经集注·三十二难》）"心主血，肺主气。营卫者乃气血之能事。血流据气，血之升降由气上升降也，一升而上，一降而下，两下相随而行，故曰营卫往来流利于经络之中营周一身，心为阳中之阳，肺为阳中之阴，乃气血也，主而居膈之上也。"（《图注八十一难经·三十二难注》）"夫脉者血之舍，血者真阴之化醇也。人身中心为阳中之太阳而生血脉者，为真阳之地，乃真阴之所依也；肺为阳中之少阴而能复脉通心者，为阳中少阴之藏，乃真阳化阴之元关也。"（《本草述钩元·湿草部》）"心者血，肺者气，血为营，气为卫，相随上下，谓之营卫。营卫虽生于中下二焦，然营卫之行，则统于心肺，周行上下也。"（《医经精义》）"金味属肺，因肺贯心脉以行呼吸，为血之所使也。"（《本草述钩元·芳草部》）

肺气为心血之"用"，心血为肺气之"体"，此处的肺气指肺气中属阳的部分，心血亦指心阴之化，如"夫心为火主，而气者火之灵，即谷气并真气于膻中，上至于肺，肺又贯心脉以行呼吸，而气乃行，则由心以致其气之用者，可以思矣。肺固司气，而气者血之帅，即肺气下降入心，俾离中之坎下归于胃，变化精微而为血，则由肺以致其血之用者，又可以思矣。"（《本草述钩元·五果部》）呼吸功能的正常维持，是以心血为基础，血之化生是关乎肺气的功能。

体用关系的正常，使气血功能正常，从而使机体生理活动如常，"肺与心合而为言，出于口也，此口心之窍开于舌为体，三焦于肺为用，又不可不知也。"（《脾胃论·五脏气交变论》）《本草述钩元·芳草部》云："金以火为主，故阴得阳血化，血化而气益畅。火以金为用，故阳得阴而气清，气清而血得静。"

五、形神关系是心肺相关的最高概念

心藏神之神有统领、制约作用。张介宾注《素问·举痛论》说："心为五脏六腑之大主，而总统魂魄，兼该志意。"《景岳全书·杂证谟》曰："夫五脏之神，皆禀于心。故忧心于心，肺必应之。"从"神"的角度看心对肺有主宰、制约作用。而神的产生依赖于形的存在，形是神产生的物质基础，有了形才可以产生精神、意思、思维活动。形之于人体具体为气血，气血是神产生的基础，也是神之功能发挥的前提。如《灵枢·天年》云："何者为神？血气已和，营卫已通，五脏已成，神气舍心，魂魄毕具，乃成为人。"气血生成之后才能产生各种情志活动。肺主气，心主血，气血的生成又是心肺共同作用完成。

神又是役形，脏腑、气血功能的发挥离不开神的统帅，"神去则机息"，心藏神，心通过"神"影响各脏腑功能活动。《素问·灵兰秘典论》曰："心者，君主之官也，神明出焉""主明则下安，以此养生则寿，殁世不殆，以为天下则大昌。主不明则十二官危,使道闭塞而不通,形乃大伤,以此养生则殃,以为天下者,其宗大危,戒之戒之"。《灵枢·口问》曰:"心者,五脏六腑之主也……故悲哀愁忧则心动,心动则五脏六腑皆摇。"《素问·汤液醪醴论》指出:"精神不进,则志意不治,故病不可愈。"调心神,直接影响疾病的病程和预后。

因此,从本原上讲,形生神,心肺生成气血而后产生神;从作用上讲,神役形,神统帅主宰脏腑气血功能协调,心对肺在作用上有主宰调节作用,形神一体,心肺互用。

五脏相关联系路径初探

梁竣茗

（肇庆市广宁卫生中等职业技术学校）

一、生理上联系

督脉巡行部位和脊柱的解剖部位有高度的一致性。五脏相关的路径最直接的联系就是五脏与不同节段的脊髓及其周围组织连接，这些组织使五脏产生最直接的联系。

（一）督脉（图 5）

1. 督脉循行　起于小腹内胞宫，下出会阴部，向后行于腰背正中至尾骶部的长强穴，沿脊柱上行，经项后部至风府穴，进入脑内，沿头部正中线，上行至巅顶百会穴，经前额下行鼻柱至鼻尖的素髎穴，过人中，至上齿正中的龈交穴。督脉起于长强穴、止于龈交穴，单28穴，分别是长强、腰俞、腰阳关、命门、悬枢、脊中、中枢、筋缩、至阳、灵台、神道、身柱、陶道、大椎、哑门、风府、脑户、强间、后顶、百会、前顶、囟会、上星、神庭、素髎、水沟、兑端、龈交。

2. 分支　第一支，与冲、任二脉同起于胞中，出于会阴部，在尾骨端与足少阴肾经、足太阳膀胱经的脉气会合，贯脊，属肾。

第二支，从小腹直上贯脐，向上贯心，

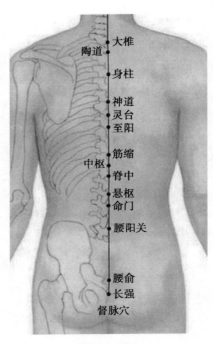

图 5　督脉

至咽喉与冲、任二脉相会合,到下颌部,环绕口唇,至两目下中央。

第三支,与足太阳膀胱经同起于眼内角,上行至前额,于巅顶交会,入络于脑,再别出下项,沿肩胛骨内,脊柱两旁,到达腰中,进入脊柱两侧的肌肉,与肾脏相联络。

(二)脊柱

人类脊柱由 24 块椎骨(颈椎 7 块,胸椎 12 块,腰椎 5 块)、1 块骶骨和 1 块尾骨借韧带、关节及椎间盘连接而成。脊柱具有支持躯干、保护内脏、保护脊髓和进行运动的功能。脊柱内部自上而下形成一条纵行的脊管,内有脊髓。人和脊椎动物中枢神经系统的一部分,在椎管里面,上端连接延髓,两旁发出成对的神经,分布到四肢、体壁和内脏。脊髓的内部有一个 H 形(蝴蝶形)灰质区,主要由神经细胞构成;在灰质区周围为白质区,主要由有髓神经纤维组成。脊髓是许多简单反射的中枢。

(三)脊神经 (图 6)

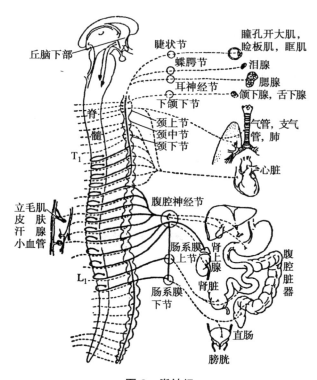

图 6　脊神经

脊神经共 31 对,连接于脊髓,分布在躯干、腹侧面和四肢的肌肉中,主管颈部以下的感觉和运动。每对脊神经借前根和后根与脊髓相连。31 对脊神经中包括 8 对颈神经,12 对胸神经,5 对腰神经,5 对骶神经,1 对尾神经。按其所支配的周围器官的性质可分为分布于体表和骨骼肌的躯体神经系和分布于内脏、心血管和腺体的内脏神经系。

1. 经丛神经　颈丛由第 1~4 颈神经前支组成。它发出皮支和肌支。皮支分布到颈前部皮肤;肌支分布于颈部部分肌肉(颈部深肌)、舌骨下肌群和肩胛提肌;其中最主要的是膈神经,为混合性神经,它由第 3~5 颈神经前支发出,下行穿经胸腔至膈肌,主要支配膈肌的运动以及心包、部分胸膜和腹膜的感觉。

2. 臂丛神经　臂丛由第 5~8 颈神经前支和第 1 胸神经前支的大部分组成。先位于颈根部,后伴锁骨下动脉经斜角肌间隙和锁骨后方进入腋窝。其间几经相互编织,可分为根、干、股、束四段,并发出许多分支,在腋窝臂丛形成 3 个束,即外侧束、内侧束和后束,包绕腋动脉。

3. 胸神经　胸神经前支共 12 对,其中第 1~11 对胸神经前支位于相应的肋间隙中,称肋间神经;第 12 对胸神经前支位于第 12 肋下缘,叫肋下神经。下 6 对胸神经前支除支配相应的肋间肌及皮肤外,还支配腹前、外侧壁的肌肉和皮肤。

4. 腰丛神经　腰丛神经由第 12 胸神经前支的一部分,第 1~3 腰神经前支和第 4 腰神经前支的一部分组成。

5. 骶丛神经　骶丛神经由第 4 腰神经前支的一部分与第 5 腰神经前支合成的腰骶干以及骶、尾神经的前支编织而成,位于骶骨和梨状肌前面,分支分布于会阴部、臀部、股后部、小腿和足的肌肉与皮肤。在椎间孔内,脊神经有重要的毗邻关系,其前方是椎间盘和椎体,后方是椎间关节及黄韧带。因此脊柱的病变,如椎间盘脱出和椎骨骨折等常可累及脊神经,出现感觉和运动障碍。

二、病理上联系

(一) 督脉病

督脉病主要指督脉经气异常所呈现的多种病和证。《素问·骨空论》云:"督脉为病,脊强反折……此生病,从少腹上冲心而痛,不得前后,为冲疝;其女子不孕,癃、痔、遗溺、嗌干。"《灵枢·经脉》云:"督脉之别,名曰长强,挟膂上顶,散头上,下当肩胛左右,别走太阳,入贯膂。实则脊强,虚则头重,高摇之,挟脊之有过者,取之所别也。"《脉经》卷二云:"尺寸俱浮,直上直下,此为督脉,腰背强痛,不得俯仰,大人癫病,小儿风痫。"

《灵枢·本脏》曰:"视其外应,以知其内脏,则知所病矣。"特别是华佗夹脊理论的创立,就明确指出五脏六腑的病变为通过经络传输于脊柱两侧的腧穴上,并在这些特异穴位上进行针刺、指压、按揉,就能对五脏六腑进行诊断和治疗。经络学说中的督脉和足太阳膀胱经,均循行于脊背两侧部位。历代医学家认为督脉为"阳脉之海",总督一身之阳气。足太阳膀胱经中五脏六腑均有腧穴走行于背部。《真气运行论》记载有庄周说:"缘督以为治,缘督以为经,可以保身,可以全生,可以延年……"这里所说的督脉"总督一身之阳气",而阴阳互根,相为表里,阳生阴才能长。故全身十二经脉,都是缘督脉而发源的,所以说督脉是十二经的根本。因而背部的督脉线可作为治疗疾病的中枢治疗线。

《难经正义》曰:"五脏之俞皆在背,肺俞在第三椎下,心俞在第五椎下,肝俞在第九椎下,脾俞在第十一椎下,肾俞在十四椎下,又有膈俞者在七椎下,皆夹脊两旁,各同身寸之一寸五分,总属足太阳经也。"又注曰:"胃俞在十二椎间,大肠俞在十六椎间,小肠俞在十八椎之间,胆俞在十椎之间,膀胱俞在十九椎之间,三焦俞在十三椎之间。又有心包俞在四椎之间,亦俱夹脊两旁,各同身寸之一寸五分,总属足太阳经也。"因此,中医学中许多治疗内脏疾病的疗法都常规的在背部进行。其实这就是最早脊柱相关疾病的诊断与治疗。

(二)脊柱相关疾病

1. 颈椎上段 颈椎上段,寰枕关节、寰枢关节关节以及颈3以上出现软组织损伤,筋膜挛缩,小关节错位,可累及颈部的枕大神经、枕小神经、耳大神经、枕下神经及椎动脉,临床上可出现脑部相关性疾病,头面部及五官科疾病;当颈椎中下段软组织损伤,小关节错位,累及了脊神经及颈交感神经的中节及下节的星状神经节,临床上可引起内分泌系统、神经系统及循环系统疾病。

2. 胸椎 胸椎位于颈椎下端,由于胸廓的支撑,从生物力学方面,其活动度小、活动频率少,胸椎相对平衡稳定,因而其胸椎病变及胸椎相关性疾病较少。

胸椎所致的脊柱相关性疾病,由于胸椎的脊髓侧角发出的交感神经纤维所构成的椎前交感神经节和椎旁交感神经节分布在脊柱两侧。颈椎旁的椎旁交感神经节,其神经纤维来自于胸椎。尤其是颈椎椎旁交感神经的下节与胸椎上节交感神经节构成了星状神经节。因而当颈胸关节出现软组织损伤、小关节错位,刺激或压迫了星状神经节可引起近百种脊柱相关性疾病。而胸椎所致的脊柱相关性疾病,大部分与胸椎所对应的同名内脏相关联。因而胸椎病变所致的脊柱相关性疾病,多引起呼吸系统、循环系统、消化系统及泌尿系统的相关症候群。

3. 腰椎　腰椎处于脊柱的中下段,上承胸廓、下联骨盆,从脊柱生物力学方面来说,腰椎的生物力学正像颈椎一样,处胸廓的动静交点与骨盆的杠杆力支撑点,再加上腰椎在脊柱中活动度较大、活动频繁,再加上承载负重力较大,因而腰椎的软组织病变及脊柱相关性疾病较多。腰椎与骨盆之间正像"船帆关系",脊柱像帆,骨盆如船,当骨盆偏歪、旋转移位,左右髂嵴高低不等,往往会造成脊柱的侧弯、前倾、后仰,或椎体前后滑脱,同时会引起下肢的长短腿、阴阳足、外八字等相关的腰腿痛症候群。

三、诊断上联系

五脏相关证候的督脉检查:检查脊柱时(同时检查督脉相应腧穴),应脱去上衣,双足并拢站立位,双下肢直立,双手自然下垂。

(一)背面视诊

1. 脊柱　脊柱是否正中,有无侧凸畸形,上身倾向何侧。脊柱侧凸,应记明侧凸的方向及部位 C 形、反 C 形、S 形或反 S 形;两肩是否等高,双髂嵴上方是否水平。上身移向何侧,可从第 7 颈椎棘突垂一条直线来估计移位的程度。

2. 背肌情况　正常及经常锻炼者,背肌在脊柱两旁隆起,中央呈现一条沟状。经常在弯腰位工作或缺乏锻炼者背肌萎缩,两侧背肌变平而中央的棘突呈一条隆起,日久易产生驼背及腰背韧带劳损。此外应注意双侧骶棘肌是否对称、有无萎缩或痉挛。

3. 自动运动　脊柱的运动主要在颈椎及腰椎,它的运动包括前屈后伸,左右侧屈及左右旋转。检查颈椎时应固定双肩,使躯干不参与运动。

4. 脊柱压痛与叩击痛　检查脊柱的疼痛部位时,应使患者俯卧位,使椎旁肌肉放松,准确地找出压痛部位,检查脊椎压痛时用右手拇指自上而下逐个按压脊椎棘突,正常人脊椎无压痛。脊柱两旁肌肉有压痛时,则为阳性反应。

(二)五脏相关证候与脊柱节段定位联系

五脏相关证候	脊柱节段	督脉上的穴位	督脉不通(荣)部位
头痛,头晕,视力、语言障碍	枕骨		位于顶骨与双侧颞骨后下方
眩晕,后头痛,视力下降,失眠,面瘫	C_1		C_1 横突位于颞骨乳突下一横指

五脏相关证候	脊柱节段	督脉上的穴位	督脉不通（荣）部位
眩晕,偏头痛,耳鸣,失眠,视力下降	C_2	哑门	C_2 棘突位于两下颌角连线与后正中线交点
咽喉部异物感,颈痛,牙痛,甲亢,低热	C_3		C_3 横突位于 C_2 横突下 1~1.5cm 左右处,相当于舌骨水平
咽喉部异物感,胸闷,肩痛,牙痛,甲状腺功能亢进,耳聋	C_4		C_4 横突位于胸锁乳突肌后缘中点,相当于甲状软骨上缘
眩晕,视力下降,心律异常,上臂痛,或下肢瘫软,神经衰弱	C_5		C_5 横突位于胸锁乳突肌后缘与颈外静脉交叉点稍下方
心律失常(过速或过缓)、血糖不稳、血压不稳、上肢外侧痛	C_6		C_6 横突位于胸锁乳突肌后缘最明显、最突出的骨突,相当于环状软骨水平
心律失常(过缓或过速),血压不稳,血糖不稳,上肢后侧、尺侧麻痛	C_7	大椎	C_7 棘突位于低头时隆起于颈下交界处正中的突出骨突,触诊,转颈随之活动
上臂后侧痛,肩胛部疼痛,气喘,咳嗽	T_1	陶道	T_1 棘突位于 C_7 棘突下方,低头或转动时不能随之活动
上臂后侧痛,气喘,咳嗽,左上胸痛	T_2		T_2 棘突位于双肩胛内上角水平线旁 5.5~6cm
上臂后侧痛,肩胛部疼痛,气喘,咳嗽,胸闷,胸痛	T_3	身柱	T_3 棘突位于直立位,两上肢自然下垂时,两侧肩胛冈连线与后正中线交点
心慌,心悸,胸闷,左上胸痛	T_4		T_4 椎体下缘位于胸骨角水平
左上胸痛,气喘,心慌,心悸,乳房痛	T_5	神道	T_5 棘突位于 T_4 棘突下缘 1~1.5cm 处
左上胸痛,胃痛,肝区痛,上腹胀,肋间痛、心慌、心悸	T_6	灵台	T_6 棘突位于 T_5 棘突下缘 1cm 处
肝区痛,胆囊炎,胆石症,肋间痛	T_7	至阳	T_7 棘突位于双肩胛下角水平线处
肝区痛,胆囊炎,胆石症,肋间痛	T_8	筋缩	T_8 棘突位于 T_7 棘突下缘 1cm 处
慢性胃炎,胃溃疡,肝区痛,上腹胀痛	T_9		T_9 棘突位于胸骨体与剑突交接处水平
慢性胃炎,胃溃疡,腹胀,糖尿病	T_{10}	中枢	T_{10} 棘突位于剑突水平处,T_9 棘突下 1~1.5cm

续表

五脏相关证候	脊柱节段	督脉上的穴位	督脉不通(荣)部位
胃脘痛,胰腺炎,糖尿病,肾区痛,排尿异常,尿路结石	T_{11}	脊中	T_{11}棘突位于第12肋骨水平,沿第12肋骨从两边体侧向肋中线触摸,终点交汇处
同T_{11},肾炎,肾结石,排尿异常	T_{12}		T_{12}棘突位于T_{11}棘下1~1.5cm处
同T_{12},排尿异常,大腿前侧痛。	L_1	悬枢	L_1棘突位于T_{12}棘突下缘1~1.5cm左右
同L_1,腹胀,便秘,下肢前侧麻痛	L_2	命门	L_2椎体位于第12肋尖交点上1cm,其水平线与后正中线交点
两侧腰痛,腹痛	L_3		L_3横突位于竖棘肌外缘与肚脐环状水平线后中线的交点
排便异常,腹部胀痛	L_4	腰阳关	L_4棘突位于双髂脊连线与后中线交点
下肢后侧麻痛,下腹痛,遗精,月经不调,性功能障碍	L_5		L_5棘突位于L_4棘突下缘1~1.5cm处
盆腔炎、痛经、闭经、月经不调、不孕、遗精、早泄、阳痿等	骶骨(骶骨三角区)	腰俞	骶髂关节上部,位于两髂后上棘水平线
男性阳痿,性欲低下,女性不孕症、月经不调、肛肠病	尾骨错位		位于骶骨的下方,肛门的后上方,于臀沟内可触及一个三角形的小骨块

四、治疗上联系

选取冠心病、胃病、肾炎、失眠、肝炎、尿毒症、三高症(高血压、高血脂、高血糖)等的病人和由于脊柱损伤而出现各种五脏相关疾病证候的病人。现将病人按照脏腑辨证进行分类。分为心脾两虚、心肾不交、肝气犯脾等3组证候各20例进行"通督脉,治五脏相关疾病"方法治疗。

脏腑相关辨证	病例	督脉相应腧穴有阳性反应例数	阳性反应占总数百分比
心脾两虚	20	14	70.0%
心肾不交	20	15	75.0%
肝气犯脾	20	17	85.0%

治疗方法如下：

（1）采取相关脏腑在督脉上的相应穴位（2穴以上）进行温针灸治疗。

（2）中药治疗,温针灸治疗后让病人带中药自行回家煎服。

用温针灸温通经络后服药之前,以上病人病症变化情况：

脏腑相关辨证	病例	温针灸督脉上脏腑相关腧穴 （取相关脏腑腧穴2穴以上）			总有效率
		显效	有效	无明显感受	
心脾两虚	20	6	10	4	80.0%
心肾不交	20	3	12	5	75.0%
肝气犯脾	20	10	8	2	90.0%

注：由表格可知,采用"通督脉,治五脏相关疾病"的方法治病,还有着提高疗效的作用。另外,脊柱（督脉）的损伤也可以引起躯体（内脏）的不适,而引起五脏相关疾病。

五、结 论

中医理论认为经络是连接五脏六腑和四肢百骸的网线和桥梁。经络由经和络组成,经和络纵横交错,在人体里构成了一张大网。可以说身体的各个部位,脏腑器官、骨骼肌肉、皮肤毛发,无不包括在这张大网之中。

平时我们比较注重五脏相关,但是较少留意五脏是通过怎样的路径相联系的。因督脉与脊柱及其相关组织有着密切的生理病例联系,同时侧面反映了五脏相关比较直接的联系路径之一就是督脉。五脏相关中产生联系的路径,就是通过督脉起了经络路径中相当重要的一部分的作用。以上病例主要通过"通督脉"的方法治疗五脏相关疾病,取得良好的疗效。另外,通过"畅通"这条路径,对于治疗五脏相关疾病,提示了一条"近路",临床上不但可以提高疗效,而且为单纯用药难以奏效的五脏相关疾病的治疗提供了另外一条行之有效的路径。

第四部分
开明中医　各家争鸣

中医"肾 - 骨 - 髓 - 血 - 脑"相关一体论研究

李恩

（河北医科大学中西医结合研究所）

中医藏象学认为"肾为先天之本"，包括"肾主骨生髓""髓生血""髓通脑，脑为髓之海"等理论，通过补肾法对"肾 - 骨 - 髓 - 血 - 脑"一体论相关疾病的研究为例，从一个方面揭示中医肾本质的内涵，为中医脏腑学说的传承理论研究提供一个范例。

一、"肾主骨藏精"，"肾其充在骨"的理论研究

（一）立题理论依据

中医学认为，"肾主骨藏精"，肾精亏虚与骨有着密切的关系。如肾精不足，骨髓空虚则引起骨骼发育不良，小儿囟门迟闭，骨软无力，表现为佝偻病，老年人肾气渐衰，骨失滋养，骨质脆弱，表现为"骨痿""骨枯""骨蚀""骨痹""肾痹""骨缩病"等，近似于现代骨质疏松症病名。说明肾与骨的关系而补肾则是防治佝偻病和骨质疏松的主要法则。

（二）基础与临床研究方法、目的和结果

1. 动物模型制造　包括佝偻病和骨质疏松。

雏鸡佝偻病模型：选用孵出第 2 天雄性来亨种雏鸡，6 天后给予缺乏维生素 D 饲料，并在暗室完全避光下饲养 3 周，造成佝偻病模型。

骨质疏松大鼠模型：包括地塞米松、切除卵巢、维 A 酸和自然衰老大鼠等 4 种不同因素诱发的骨质疏松模型。

2. 补肾方药 雏鸡佝偻病选用滋阴补肾代表方六味地黄丸;骨质疏松补肾中药复方,包括熟地、丹皮、枸杞、山茱萸、泽泻、山药、淫羊藿、茯苓、菟丝子、肉苁蓉、牡蛎等药。由邯郸制药厂制成颗粒剂。

3. 补肾方药与归经药理作用研究 补肾中药除口服给药外,同时采用骨质疏松大鼠,取足少阴肾经和足太阳膀胱经原穴太溪+络穴大钟,足太阳膀胱经肾俞+络穴飞扬,给予补肾方药穴位贴剂,并与肝经、脾经和非经非穴作对照,观察补肾方药归经的药理作用。

4. 临床与流行病学研究

(1)选骨质疏松病人 131 例和 90 例分别采用补肾方药与西药依普拉封、阿仑膦酸钠、降钙素等临床疗效的比较研究。

(2)流行病学调查与骨质疏松发病因素的相关性研究,通过 805 例城市老年人群调查骨质疏松发病相关因素。

(3)骨质疏松发病与经络辨证:通过 250 例农民调查,进行经络辨证分型与骨质疏松发病率的关系。

5. 观察指标 整体、器官、组织、细胞和分子生物学,多层次、多指标,生物信息调节与实验方法结合。

(1)常用生化指标:血钙、血磷、碱性磷酸酶(ALP)、钙调节相关激素如:雌二醇(E_2)、睾酮(T)、甲状旁腺素(PTH)、降钙素(CT)、前列腺素(PG)、活性维生素 D[$1,25\text{-}(OH)_2\text{-}D_3$]、卵泡生成素(FSH)、黄体生成素(LH)、生长素(GH)、骨钙素(BGP)、尿羟脯氨酸(HOP)、糖化终末产物(AGE)等。

(2)分子生物学和基因表达调控:小肠钙结合蛋白 CaBP-D9KmRNA 的表达;雌激素受体(ER)基因多态性,用 Pp(PVuⅡ)和 Xx(XbaⅠ)来表示;骨Ⅰ型胶原和骨基质金属蛋白酶(MMPs);骨组织中骨矿化相关蛋白(LMP-1);维生素 D 受体 mRNA(VDRmRNA)的表达等。

(3)大鼠成骨细胞培养:采用出生 24 小时内大鼠颅盖骨,分离成骨细胞培养,观察骨细胞Ⅰ型胶原表达、成骨细胞增殖和分化;观察人成骨细胞,采用 5 月龄引产胎儿颅盖骨成骨细胞增殖、分泌白介素 -6(IL-6)、肿瘤坏死因子(TNF-α),以及 AGE 对其影响。

(4)骨组织形态计量学:取骨质疏松大鼠股骨近端 1/3 骨,纵向不脱钙骨切片,测定骨小梁体积百分比(TBV%),作为骨量水平的主要指标;骨小梁形成表面百分比(TFS%),表示骨形成参数;骨小梁吸收表面百分比(TRS%),代表骨吸收参数。

(5)骨生物力学:卵巢切除大鼠所致骨质疏松,选用股骨和胫骨做最大负荷和弹性负荷试验。

(6)骨密度(BMD):利用双能 X 线骨密度仪,检测大鼠胫骨 BMD 的变化;

检测人腰椎、股骨 Ward 三角区、股骨颈、大转子。

6. 实验研究结果

（1）滋阴补肾六味地黄丸,可提高佝偻病雏鸡血钙、血锌;降低碱性磷酸酶和骨组织中 PGE_2 含量;X 线片检查,明显减少和减轻佝偻病阳性征。证明六味地黄丸,具有防治佝偻病的作用,并发现肾小管 PGE_2 增高,在佝偻病发病中起着重要作用。

（2）补肾方药复方（丹杞颗粒）全方防治结果

1）骨组织形态学:改善病理组骨小梁数目减少,排列不齐、骨髓增加的病理变化,接近正常;骨灰重增加;提高骨密度。

2）生物化学指标变化:钙调节相关激素及代谢产物:提高的有:1,25 $(OH)_2$-D_3、雌二醇（E_2）、睾酮（T）、骨钙素（BGP）、降钙素（CT）、卵泡生成素（PSH）、黄体生成素（LH）、生长素（GH）等;降低的有:尿羟脯氨酸（HOP）、糖化终末产物（AGE）、前列腺素（PG）、甲状旁腺素（PTH）。

3）分子生物学及基因表达:促进小肠黏膜钙结合蛋白 CaBP-D9KmRNA 的表达;雌激素受体（ER）基因多态性,对 246 例绝经妇女进行多态性调查与骨密度有关。结果表明,PPxx 基因型发病率明显增高,基因辨证分型属于阴阳俱虚型;骨 Ⅰ 型胶原和基质金属蛋白酶（MMPs）与骨质疏松关系:补肾方药可提高卵巢切除大鼠骨 Ⅰ 型骨胶原 mRNA 水平;骨组织中骨矿化相关蛋白（LMP-1）与骨质疏松:补肾方药可改善骨质疏松大鼠 LMP-1 表达下调状况。

维生素 D 受体 mRNA（VDRmRNA）的表达与骨质疏松:补肾方药治疗可提高切除卵巢大鼠小肠黏膜组织中 VDRmRNA 下降的水平。

4）大鼠成骨细胞培养:补肾中药对成骨细胞 Ⅰ 型胶原表达、成骨细胞增殖和分化、成骨细胞碱性磷酸酶活性等均有明显增强作用。

5）骨组织形态计量学:补肾中药可提高 TBV%,恢复 TFS% 与 TRS% 的平衡状态,达到骨形成大于骨吸收,TBV% 回到正常水平。

6）补肾方药对骨质疏松大鼠生物力学的影响:切除卵巢大鼠所致的骨质疏松,股骨和胫骨最大负荷和弹性负荷均降低,经补肾方药治疗 3 个月后,得到显著提高,对预防骨折,提供了实验依据。

7）骨密度:利用双能 X 线骨密度仪,检测大鼠胫骨 BMD,在补肾中药的实验研究中,与对照组比较,可明显提高 BMD。

（3）骨质疏松发病率因素:随年龄增长而增加;女性高于男性;一般饮食不饮牛奶者比饮牛奶者发病高;体重低者比肥胖者高;绝经年龄时间越长发病越高等多种因素有关。

（4）补肾方药穴位贴剂与药物归经和经络辨证:通过肾经穴位给药与非经非穴位给药比较,可明显提高血清 CT、E_2、T、ACTH、FSH、LH,降低 PTH。证明"体表穴位 - 经络通道 - 络属脏腑 - 所主靶器官"途径存在。其作用与口服给药具有相同效果,提出了"穴位经络传导的放大效应"发展了现代药理学的理论。

经络辨证:通过 BMD 检测证明,足少阴肾经和足太阳膀胱经异常与骨质疏松患病率比足厥阴肝经、足太阴脾经患病率要高。发展了骨质疏松经络辨证,从经络方面证明肾与骨的关系。

二、"肾主骨生髓""髓生血"的理论研究

(一)立题理论依据

中医学认为"肾主骨生髓","髓生血"。"肾为水脏,主津液";肾藏精,精生血,血养精;肾主持和调节人体津液,"津血同源",维持人体的体液充盈和平衡,表现为正常血压和血容量。肾精亏虚,津液失调,精不生血,血不养精,出现肾性高血压和肾性贫血。以补肾为主,辅以益气、活血、养精,则是治疗肾性高血压和肾性贫血的主要法则。

(二)基础与临床研究方法、目的和结果

1. 动物模型制造　包括肾性高血压和肾性贫血

(1)高血压动物模型:选雄性狗 20 只,体重 20~25kg,先行颈动脉皮鞘手术(为测量血压用),待 3 个月后,在无菌条件下,制造两肾 - 夹型(右侧)肾血管性高血压模型手术,用细线将右侧肾动脉结扎,使其变窄至口径的 1/2,术后 4 周,测血压趋于稳定,平均增压 9.33kPa(70mmHg),造模成功。相当于肾阴虚动物模型。

(2)肾性贫血模型:一是,用 0.55% 腺嘌呤喂大鼠 40 天,造成慢性肾功能不全贫血,相当于脾肾阳虚型。二是,用肾毒性抗癌药物顺铂致大鼠贫血和选临床用顺铂抗癌药患者。

2. 补肾方药　以补肾为主,加减配伍益气、活血、养血、生血组方。

(1)高血压方药:益母草、桑寄生、杜仲、何首乌、夏枯头、丹参、黄芪、当归、徐长卿、怀牛膝、白芍等组成,制成水煎剂,用药 3~12 周观察血压等变化。

(2)补肾生血方:生地、淫羊藿、人参、黄芪、当归、何首乌、枸杞、茯苓、白术、大黄等组成,制成水煎剂,用药 40 天观察变化。

3. 观察指标　整体动物实验和临床相关指标。

(1)狗高血压检测指标:血压、血和尿中前列腺素(PGA$_2$、PGE1、PGE$_2$、PGF-2α)及其代谢产物(6-Keto-PGF-1α、TXB$_2$)、肾素、尿钠、尿量。

（2）肾性贫血大鼠：尿素氮（BUN）、肌酐（Cr）、血红素（Hgb）、中分子物质（MMS）、红细胞生成素（EPO）、网织红细胞（Ret）、肾组织形态学。

4. 实验结果和意义

（1）肾性高血压：服中药 3~5 周后，与实验前比，血压明显下降（大于2.67kPa 即 20mmHg 为有效），停药 4 周后血压开始回升（因狭窄动脉病因未解除）；

血中 PGE_2 升高，扩张血管，增加尿钠排出，尿量增加，具有降压作用；提高6-Keto-PGF-1α，降低 TXB_2，肾素降低无显著差异。提示肾血管性高血压发病，在前列腺素系统和肾素系统中，通过补肾益气活血治疗作用机理，在于影响前列腺素系统，而达到降压。

（2）肾性贫血：在改善肾功能本病基础上，重点观察改善血象和红细胞生成素（EPO）变化。大鼠治疗 40 天后，BUN 降低 44%，Cr 降低 69%，MMs 降低21%，Hgb、Ret、EPO 明显提高，且 EPO 基因表达活性明显增强。临床观察中药配合化疗与单纯西药相比，EPO 亦明显升高。

三、"髓通脑""脑为髓之海"的理论研究

（一）立题理论依据

中医学认为，"肾藏精，精舍志"。通过肾藏精，精生髓，髓聚于脑，"诸髓者，皆属于脑"，"脑为元神之府"的理论，当肾精亏虚脑髓不足，髓海失养，则引起意识、思维、记忆障碍。选用精神分裂症和老年性痴呆疾病为切入点，采用补肾填精法作为治则进行研究。

（二）基础与临床研究方法、目的和结果

1. 动物模型制造　包括精神分裂症和老年性痴呆。

（1）大鼠类精神分裂症动物模型制造：选用 3~4 月龄 wistar 大鼠 56 只雌雄各半，进行分组，实验组每日腹膜内注射苯丙胺（3.75mg/kg），10 分钟后开始观察大鼠的刻版行为，持续 2 小时并作评分。

（2）老年性痴呆大鼠模型：慢性铝中毒复制阿尔茨海默病（AD）大鼠模型，每天腹腔注射氯化铝（$AlCl_3$）溶液 1.0ml（9mg），连续注射 3 天，间隔 1 天，共 72 天；另外，根据雌激素缺乏与老年妇女认知能力降低的关系，选用大鼠切除卵巢，4 周后观察记忆、大脑形态和代谢变化。

2. 补肾填精方药　由熟地、淫羊藿、黄芪、郁金、当归、川芎、菖蒲等组成，水煎剂灌服。

3. 观察指标

（1）学习记忆：大鼠 y- 电迷宫学习记忆能力检测，观察逃避正确率、逃避潜伏期。

（2）大鼠端脑、海马组织中糖化终末产物（AGE）、β- 淀粉样肽（Aβ）、乙酰胆碱（Ach）、乙酰胆碱酯酶（AchE）。

（3）前列腺素 E_1（PGE_1）。

（4）大脑端脑皮质雌激素及其受体（ER）亚型表达（ER-α 和 ER-β）。

4. 实验结果和意义

（1）大鼠类精神分裂症：注射苯丙胺治疗后 20~77 天，观察大鼠刻板行为，评分值明显下降，说明症状减轻；降低血浆 PGE_1 与精神病人血浆测定 PGE_1 升高一致。但精神分裂症病人血液中和脑脊液中 PGF-2α 均降低，反映哺乳动物脑中是以 PGF-2α 为主的变化，说明精神分裂症患者 PG 变化的降低，PGF-2α 是主要的。PG 系统各组分变化功能各异，有待深入研究。

（2）老年性痴呆（AD）治疗 12 周与正常和病理对照组比较结果：学习记忆：大鼠逃避正确率明显提高，逃避潜伏期显著缩短；大鼠端脑中 E_2 升高，并改变 ER-α 和 ER-β 表达异常的病理变化；端脑中 AGE、Aβ 显著降低，海马中 Aβ 显著降低；中枢胆碱能系统：Ach 含量和 AchE 酶活性明显升高。

减轻脑海马组织神经元形态学变性。

（3）讨论：以类精神分裂症和老年性痴呆大鼠造模，采用补肾填精治疗，能改善大鼠认知能力，脑组织形态学和与 AD 发病有关物质的变化，证明和发展了中医髓脑理论和对临床防治脑病的指导作用。

实验证明，老年性痴呆发病受多种因素的影响包括中枢胆碱能系统、雌激素、糖化终末产物、β- 淀粉样肽的沉积等，提出老年性痴呆发病为"雌激素降低 -AGE 积累 -Aβ 沉积"假说，丰富和发展了雌激素与 AD 发病的链式反应。并证明"肾主志"，肾虚则志不足的"肾与脑"的关系，为补肾法防治 AD 提供了一个研究的新领域。

四、分析和讨论

1. 提出了"肾 - 骨 - 髓 - 血 - 脑"一体论假说。以临床疾病为切入点，通过补肾法对骨质疏松、肾性高血压、肾性贫血、精神分裂症和老年性痴呆，以及发的研究，发展了中医肾藏象学的现代科学内涵，肾与生长发育的外候表现，并证明"肾"是一个包括内分泌在内的信息调节系统。

2. 以"法"求"理"研究脏腑功能，从方法学上提供了一个范例。把现代解剖学形态定位与中医五脏功能体系结合起来研究，为中医藏象学理论传承研究提供了思路与方法。

3. 提出了"中药复方二律背反定律"是中医药复方研究的主导思想。通过补肾法不同药物配伍,组成多个补肾方起着不同作用,说明了中药复方与单味药是整体和部分的关系,而是 1+1>2 的二律背反定律。

4. 研究了药物归经理论体系。通过补肾药物归经研究,说明经络存在的物质基础和特异性。穴位给药的作用是通过"穴位 - 经络传导 - 络属脏腑靶点"的放大效应,并非量效关系。丰富了和发展现代药理学的理论,并为经络研究提供了一种方法。

5. 发展了中医辨证理论体系。通过骨质疏松的流行病学调查,环境因素与机体证变化的相关性,进行了"基因辨证分型"和"经络辨证分型",说明宏观辨证有着微观变化的物质基础,体现了中医天人合一的自然观,形神统一的整体观,辨证施治的治疗观,丰富和发展了中医辨证论治的内容。

瘿病与甲状腺肿

靳士英[1,2],靳朴[3],刘淑婷[4]

（1.南方医科大学中西医结合医院,2.邓铁涛研究所,
3.广东省人民医院,4.广州中医药大学）

古之瘿病,或简称瘿,历史久远,多呈地方性多发或散发,今之医家均认为是现代的甲状腺病。它为害中华民族健康大而且久,应视为一个大病,探索其历史,发现历代医家有不少发现、发明与创造,足以长中医的志气与自信心,所以不但具有历史意义,且有现实意义。

一、汉以前对瘿的认识

(一)《庄子》

庄周,战国时人(前369—前286),其《庄子·德充符》编,讨论及瘿。谓:"闉(yān,姓)跂支离无脤,说卫灵公(前534—前492年,在位42年),灵公说(悦)之;而视全人,其脰(dòu,颈项)肩肩,瓮盎(wèng'āng,肚大脖细盛物的陶器)大瘿。说齐桓公(前685—前643年,在位43年),桓公说(悦)之;而视全人,其脰肩肩。"意为有一闉姓说客,长得奇丑,颈项瘦小,长了一个巨大的瘿瘤,身体屈偻而卷缩跛行,又有兔唇。他讲的是"德有所长而形有所忘"的辩证关系,和"知不可奈何,而安之若命,唯有德者能之"的道理。

一误,卫灵公距齐桓公百余年,闉姓说客要活百余岁,才能同见两人。如以最早见到大瘿的齐桓公计,则距今近2700年了。

(二)《山海经》

本书是一部非一时一人之作的地理和民间传说的古籍,载有"天帝之山……有草焉,其状如葵,其臭如蘼芜,名曰杜衡,可以走马,食之已瘿"。天帝

之山是华山的余脉,有一种草叫杜衡,叶似葵,气味似川芎苗,能治瘿病。今知杜衡为马兜铃科细辛属植物 Herba asari Frabesii,含杜衡素、细辛脑等,并不能治瘿。但雷敩《药性论》谓:"主项间瘿瘤。"

(三)《吕氏春秋》

为战国晚期吕不韦(?—235)所作,属杂家古籍。《太史公自序》说:"不韦迁蜀,世传吕览。"该书《季春纪》说:"轻水所多秃与瘿人。"这是我国第一个讲到水质欠佳地区多发瘿病的记录。应是地方性甲状腺肿的最早的记载。

(四)《易林》

焦延寿撰,清人考证以为伪托,系汉末鱼豢撰。《太平御览》谓崔赣撰,谓:"瘿瘤疡瘣(huì),为身害伤。"把瘿与瘤、疡、瘣(huì)列为一类,认为对人体健康伤害很大。

范晔《后汉书》曰:"真定王刘扬造作签,记云:赤九之后,瘿扬为主。扬,病瘿欲以惑众。"意为刘扬患瘿,欲在光武帝之后为主,造签惑众。《典术》曰:"服食天门冬,治瘿除百病。"这是刘昉《太平御览》中,汉代有关瘿的记载,可见当时瘿病不少,又提到天门冬可治瘿。今知百合科天冬属天门冬 Asparagus cochinchinensis(Lour)Merr.,并无治瘿作用。

(五)《神农本草经》与《名医别录》

我国具有治疗瘿病的药物始载于两部最早的本草学。《神农本草经》谓:"海藻,味苦寒,主瘿瘤气,颈下核,破散结气,痈肿癥瘕坚气,腹中上下鸣,十二水肿……"《名医别录》谓:"昆布,味咸寒,无毒,主治十二种水肿,瘤瘿聚结气,瘘疮。"

两书均把海藻、昆布作为中品,为养命治病之药,两药均是含碘较多的药物。今知海藻基原为马尾藻科植物(又名羊栖菜)Sargassum fusiforme(Harv.)Setch. 和同科植物海蒿子 Sargassum pallidum(Turn.)C.Ag.。含碘量:前者为0.063%;后者为0.030%~0.22%。昆布(Ecklonia kurome Okam.)为翅藻科植物,又名木屐菜、鹅掌菜、五掌菜,含碘量为0.28%。

二、魏晋六朝对瘿认识的进步

(一)贾逵生瘿

《魏略》曰:"贾逵,前在弘农与校尉争公事,不得理,乃发愤生瘿,后所病稍大,自启欲割之。太祖惜逵,恐其不治,教谢主薄吾闻十人割瘿九人死。逵犹行其意而愈大。"《魏略》魏人鱼豢所撰,记魏史事,纪传体。贾逵是曹操(155—220)的爱臣,曾在219年任弘农太守。因恚愤而得瘿病,这种病,可能就是后世所说的"气瘿"。今人高镜朗曾说:"按此,临床事实,忧愁时瘿肿稍大,愉快时瘿肿略小,但忧愁并非产生瘿肿之原因。"

"有人报道某些欧洲国家,在第二次世界大战的战争环境影响下,(甲亢)发病率明显升高;同样的地区发病率明显减少。"可见环境与心情对甲状腺病的影响。贾逵的瘿,不能确切推断出是何种甲状腺病,突然起病增大,但不影响工作,他曾随曹操出彩谷作侦察工作,被曹操表扬,看来并非重病,曹操次年崩,他仍能理事作官。但又不似地方性甲状腺肿。另外,《魏略》这段故事,说明当时甲状腺肿已有手术切除之法,但死亡率很高,"九死一生"。

(二)杜预病瘿

杜预(222—285),魏末晋初京兆杜陵人(今陕西西安东南),晋武帝爱将,咸宁四年(278)拜镇南大将军,都督荆州诸事,五年(279)与王濬等连表请求攻吴,自率一军南进攻江陵,吴人知预病瘿,惮(dàn,怕)其智计,以瓠系狗颈示之,每大树似瘿,辄斫(zhuó,砍),使白题曰:杜预类及。城平尽捕杀之。杜预病瘿与贾逵不同,似慢慢起病,虽病瘿而不碍征讨用兵,不碍研究《左传》而著书立说,63岁,285年始殁。根据病情推断其所患为地方性甲状腺肿,若是,古长安杜陵县当时应是缺碘区,或为良性的甲状腺瘤。

(三)嵇康、张华、陈延之论瘿病因与多发地区

嵇康(223—262)《养生论》有:"颈处险而瘿水土使然也。"张华(232—300)魏末晋初人,博学多才,其《博物志》有:"山居之民多瘿肿疾,由于饮泉之不流者。今荆南诸山郡多此疾肿。由践土之无卤者,今江外山县,偏多此病也。"注:"卢氏曰:在山南人有之,北人及吴楚人无此病。"

陈延之(晋齐间人)《小品方》有:"瘿病者,始作与瘿核相似,其瘿病喜当颈下,当中央,不偏两边也,乃不急腯然则是瘿也。中国人息气结瘿者,但垂腯腯无核也。长安及襄阳蛮人,其饮沙水喜瘿,有核瘰瘰耳,无根浮动在皮中。其地妇人患之,肾气实。砂石性合于肾则令肾实,故病瘿也。北方妇人饮沙水者,产乳甚于难,非针不出,是以比家有不救者,良由此也。"

三人指出瘿病的发生与水土有关,后两人又指出,流行地区有:荆南诸山、江外山县、山南地区、长安及襄阳地区。病因主要在于水质,张华认为是不流动的泉水、土中无卤的水,陈延之则称之为沙水,长安及襄阳沙水多发生瘿病,而且多见于妇女。这种瘿病,看来似指今地方性甲状腺肿。

《小品方》还把瘿病分成 3 种类型:第一种是肿大的瘿喜当颈下,喜当中央,不偏两侧,不呈囊状下垂。讲的似是指甲状腺的两个侧叶肿大不明显,中央峡部的锥体叶肿大显著;第二种呈囊状下垂而无核,称之为"息气结瘿"。讲的似是甲状腺均增大,中无结节。第三种,有核无根,浮动在皮中。讲的似是甲状腺肿有多个结节,但不粘连固定。这种分类与今天的地方性甲状腺肿分为弥漫型、结节型、混合型相类似。

(四)晋代医家创制的瘿病方剂

最早的是西晋范汪《范东阳方》有:"醇苦酒浸小麦一升爆干与海藻三两,分开研粉为末酒饮方寸匕(合 5 分,1.5625g),日三。"这可能是我国用海藻疗瘿瘤的第一方。葛洪用时,海藻改为五钱,他还创有海藻酒、昆布、海藻蜜丸等方,用量显然加大。

(五)僧深师(晋末或宋齐间人)的《深师方》

《深师方》有:"鹿靥,主治气瘿,以酒渍,炙干,再浸酒中,含咽汁,味尽更易,十具乃愈。"《外台秘要》未载,但有用海藻、昆布等为主药的两方。就是说深师疗瘿有两条路径,一条主要用富含碘的昆布、海藻之类,另一条是用动物鹿的靥,即用鹿的甲状腺来治疗海藻、昆布不愈的瘿病的。这一创举在我国应是最早。

三、隋唐时期对瘿认识的提高

隋唐时期是我国医药文化的高峰时期,中医药学对瘿的认识进步十分明显。

1. 巢元方《诸病源候论》(610 年)有《瘿候》谓:"瘿者由忧恚气结所生,亦曰饮沙水,沙随气入于脉,搏颈下而成之。初作与瘿核相似,而当颈下也,皮宽不急,垂槌槌无脉也。饮沙水成瘿者,有核瘰瘰,无根、浮动在皮中,又云:有三种瘿,有血瘿可破之,有息肉瘿可割之,有气瘿可具针之。《养生方》云:诸山水黑土中,出泉流者,不可久居,常令人作瘿病,动气增患。"

《小儿杂病诸候·气瘿候》有:"气瘿之状,颈下皮宽,内结突起,槌槌然亦渐长大,气结所成也。"

巢元方的进步之处在于:一是把瘿病分为两种,一是气瘿,一是饮沙水引起的瘿。二是提出另一种分类血瘿可破,息肉瘿、气瘿可针。三是提出饮沙水处不可久居,久居必得瘿病,"动气增患"是指肿大的甲状腺压迫气管出现的气短,呼吸困难。四是首次记载儿童瘿病,这可能是我国克汀病(呆小症)的最早记录。

我们认为，巢元方所论的瘿病主要指地方性缺碘性甲状腺肿。人体的甲状腺是唯一贮藏碘的器官，量约 7~8mg，足够一个多月使用，以后必须由饮水、食物等外源供应。需要量根据年龄性别等略有差别，一般成年人日需 100ng 左右，青少年稍高，日需 160~200ng，妊娠妇女需要量更高，如果缺碘会导致胎儿大脑发育障碍，出生后即有智力低下、体格矮小、听力障碍、神经运动障碍等克汀病症状。地方性缺碘甲状腺肿地区的饮水，含碘量在 8.4ng/L、13.4ng/L、33.6ng/L 时其发病率各为 90%、50%、10%。当地粮食等食品的含碘量也很低。巢元方说"不可久居"，实际就是需要搬迁，这是有道理的。

2. 唐代医家的治瘿方

（1）孙思邈《备急千金要方》：把瘿分为 5 种——石瘿、气瘿、劳瘿、土瘿、忧瘿。石瘿高镜朗释为较少见地桥本甲状腺炎，《中国大百科全书·中国传统医学》则释为甲状腺癌，地方性缺碘性甲状腺癌的发病率高于非流行区，但统计学上无显著性差异。慢性淋巴细胞性甲状腺炎即桥本甲状腺炎可与甲状腺癌常常并存，认为炎症是变癌的原因之一。所以我们认为石瘿可释为甲状腺炎，亦可释为癌。其他四种瘿病可能都是地方性缺碘性甲状腺肿。孙思邈所载七方：一方"五瘿丸"单用鹿靥；六方主用海藻、昆布、海蛤，大抵与范汪、葛洪、僧深方相类。特殊之处是重视灸法，载有灸方 11 首。

（2）《古今验录》：疗气瘿方共 4 首很具代表性。其中 3 首均有羊靥。具体剂型药味、用法各不相同。但用量限制不严，具体组成如下。

晋州熙公奏徐公方：问荆一两（出海岛），羯（jié，去势公羊）羊靥五具（去脂，炙），白敛、椒目、甘草炙各一分，小麦曲末二两熬。上六味捣筛为散，羊靥一种，别捣为末，相和好，浆浸，更捣作丸，小枣大，一服五丸，无禁。

又方：羊靥一百枚，暖汤浸去脂炙，大枣二十枚，去皮作丸，服忌慎如常药法。

又方：取羊靥一具，去脂含汁，汁尽去皮，日一具，七日含，便差。

又疗瘿海藻散方：海藻十分（洗），昆布一两（洗），海蛤一两（研），通草一两，松萝（洗）、干姜、桂心各二两。上七味下筛，酒服一钱匕，日三。此类方与唐代其他医家疗瘿方大抵相同。

（3）《崔氏方》的气瘿掐脉法："崔氏云：凡气瘿、水瘿可差，石瘿不可治。疗气瘿方：平旦手挽瘿令离项，掐其下根，脉断愈，一日一度掐，易愈者七日，如难差者，三七日愈。"这种方法，断掉瘿的血液供应，使之坏死，可能会引起其他不良后果。

四、宋元明清医家对瘿诊治的进展

(一) 宋代

1.《开宝本草》(973 年)载有多种药物,其中首载的黄药根颇具特色。本药最早见《刘涓子鬼遗方》,唐代又见《斗门方》。苏颂介绍了孙思邈《千金月令》疗瘿疾的经验,谓:"忽生瘿疾一二年者,以万州黄药子半斤,须紧重者为上,轻虚即是佗州者力慢,须用一倍。取无灰酒一斗,投药其中,固济瓶口,以糠火烧一复时,停腾待酒冷,饮一盏,不令绝酒气。经三五日后,常须把镜自照,觉消即停饮,不尔便令人颈细也。"刘禹锡《传信方》亦著其效,云:"得之邕州从事张岩,岩目击有效,复己试,其验如神,其方并同,有小异处,惟烧酒候香气出外,瓶头有津出即止,不待一宿,火仍不得太猛,酒有灰。"《斗门方》的用法是:"治瘿气用黄药子一斤,浸洗净,酒一斗浸之,每日早晚常服一盏。忌一切毒物,不得喜怒,以线子逐日度瘿,知其效。"

考黄独即黄药子,为薯蓣科薯蓣属植物 *Dioscorea bulbifera* L. 的块茎,主含黄药子素、薯蓣皂苷、薯蓣碱、鞣质等,有抗菌、抗病毒、抗肿瘤等多种活性。今人有报告,用黄药子酒治疗甲状腺肿,共治 48 例,每日服酒 6ml,每日 3 次,睡前加服 12ml,观察 45 天,有效率 95.8%,治愈 40/48。

2.《太平圣惠方》(992 年)治瘿共载 29 方,其中除 1 方为治瘤者外,余均为治瘿之方,其特点是:

一,强调早期治疗,谓"邪搏于咽颈,故令渐渐结聚成瘿,宜早疗之,便得消散也"。所列 6 方,均以海藻、昆布为主药。有的方剂伍用槟榔与松萝。所用治瘿诸方,可分为两类:一类以海中之物为主,首次应用含碘量最高的海带(0.34%),此外还用乌贼骨、海蛤;一类用羊靥或猪靥,有与海中之物同用的,有单独用的。

二,对瘿气压迫气道,影响肺气往来者,专门列为一类载 7 方。

总的看来,宋代瘿病似有增多趋势,治疗方法亦多。

3. 陈言《三因方》把瘿分为石瘿、肉瘿、筋瘿、血瘿、气瘿 5 种,认为它们着于人的肩项,"年数深远,浸长浸大",病程很长;强调石瘿是"坚硬不可移者"。其破结散治石瘿、气瘿、劳瘿、土瘿、忧瘿,主药均为海中之物加松萝。考松萝是唐宋以来医家善用之药,今知松萝为松萝科松萝属长松萝 *Usnea longissima* Ach. 和环裂松萝 *Usnea diffracta* Vain 的地衣体,主含地衣酸、松萝酸、松萝多糖等,有很强的抗菌作用,对结核菌、革兰阳性菌、白色念珠菌、毛发芽孢菌、金黄色葡萄球菌、变形杆菌、阴道滴虫等均有一定抑制作用。此外,能增加网状内皮细胞的吞噬功能,有一定的抗炎、祛痰、抗肿瘤作用。《药性论》谓:"主项瘤瘿。"

《仁斋直指方》载有针砂方,专治气瘿,"针砂浸于水缸,平时饮食皆用此水,十日一换。针砂服之半年,自然消散,针砂能去积也"。考针砂出《本草拾遗》,主成分为铁,不少于96%,含碳量在0.04%~0.020%,尚含氧化铁等杂质,常含碳、磷、硅、硫等元素。针砂是治疗疳积贫血的要药。《本草纲目》始载"散瘿"功用,机理尚未明。

刘昉《幼幼新书·刘氏家传方》有:"治童男童女瘿气及因气结而成者,昆布散:昆布、莪术、川芎、槟榔、茴香、海藻(炙)各半两,木香、丁香、青橘皮各一分,药为细末,每服二钱,水一中盏。先用猪靥三枚,灯焰上用针尖上燎熟,入药内煎至六七分,和滓温服,临卧时每进一服,久服可见消也(痈疽瘰疬瘿气第十一)"此方说明潮汕某些地区当时可能有地方性缺碘性甲状腺肿存在,小儿则可能是克汀病。

(二)金元时期

1. 张子和《儒门事亲·瘿》载有一瘿病验案:"新塞妇人,年四十余,有瘿三瓣,戴人令以咸吐之,三涌、三汗、三下,瘿已半消,次服化瘿之药,遂大消去。"他用的人参化瘿丹(海带、海藻、海蛤、昆布、连翘,以上各等分,猪靥、羊靥各十枚,上为细末,蜜丸如鸡头大,临睡嚼化二丸),是海中之物与羊、猪靥共用的方剂。他的创新之处是:"又以海带、海藻、昆布三味,皆海中之物,但得二味,投之于水瓮之中常食,亦可消矣。"

考海带为海带科植物 *Laminaria japonica* Aresch. 的全体、含碘0.34%,昆布是翅藻科植物 *Ecklonia kurome* Okam. 的全体、含碘0.28%,常食对地方性甲状腺肿当然会有治疗作用。

2.《御药院方》玉壶丸治三种瘿用昆布、海藻、雷丸、海带。其中雷丸是驱虫药。配有驱虫类药物是其特殊之处。

3. 罗天益《卫生宝鉴》所载治瘿三方:一个是海中之物与猪羊靥共为末,谓"宝金散,偏医瘿气,无不差,神效妙方";其余海带丸、海藻溃坚丸,均以海中之物为主药。

(三)明代

1. 江瓘《名医类案》(1549年)《肿瘿》载有5个病案:1例为"安康伶人刁俊朝,其妻已妪,初若鸡卵,渐巨如升,积五年大如数斛之鼎,重不能行……"《续元怪录》1例为"汝州人多病颈瘿,其地饶风沙,沙入井中,饮其水则生瘿……"1例为"华亭一老僧,行脚河南脚下,寺僧僮仆无一不病瘿,时有洛僧共寮,每食取携行苔脯同餐数月,僧项赘尽消,若未尝病,寺徒仆叹诃,乃知海崖咸物能除是疾(《癸志》)"。考安康,今陕西汉阴县;汝州辖境今河南省汝州、鲁山、郏县、宝丰、襄城、叶县、汝阳、平顶山;河南管下,包括今河南多地,据此可以推断当时这三个地区即陕西、河南多地有瘿病,河南则多发流行。洛僧所携海产苔脯,可能是海苔干燥压成的脯状食物。其基原为石莼科浒苔类植物条浒苔 *Enteromorpha clathrata*(Roth)Grev. 等的藻体,主含甾醇类、不饱和脂肪酸、多糖等,具降血脂、抗肿瘤作用,无人报告含碘情况。《中国食物成分表》(2002)报告有常量、微量元素,苔菜干每 100g 含钙 185mg、磷 302mg、镁 1257mg、铁 283.7mg、锌 3.56mg、硒 5.59ng、铜 1.11mg。中医典籍早有报告治瘿作用,如"治瘿瘤结气"(陶弘景),"治瘿结块"(姚可成《食物本草》),"消瘰疬瘿瘤"(《随息居饮食谱》)。

2. 李时珍《本草纲目》对瘿主治的药物记载比较详尽。一是海中之物报告有"海带、昆布、海苔、海藻、海浮石、紫菜、龙须菜、舵菜、蛤蜊、牡蛎、海蛤、淡菜、海螵蛸";二是对靥报告有鹿、羊、猪、牛、牦牛靥,对其形态有描述,谓"俗名咽舌是矣,又名猪气子。王玺曰:在猪喉系下,肉团一枚,大如枣,微扁色红"。三是搜集了《杏林摘要》《医林集要》用猪靥治病的方剂。王肯堂《证治准绳·疡医·瘿瘤》共载方 25 首,其中以海中之物为主药的方剂有"海藻、昆布、海带、海蛤、海粉、海红蛤、海螵蛸、海马、瓦楞子等"。考海粉为海兔科背肛海兔属动物蓝背肛海兔的卵群带(Notarchus leachii cirrosus Stimpson),呈扭曲不规则细条索状如面条,长 120~500~926cm。表面青绿,卵囊在胶质带呈螺旋状排列,每 1cm 卵群平均有 20 个卵子,它含有蛋白质、脂肪、蛋白、维生素 A 等。卵含三膦酰葡萄糖神经鞘脂类、神经酰胺;清蛋白腺含海兔宁 AE。药理作用主要有:抗菌、抗病毒作用与抗肿瘤作用。没有含碘的报告。《本草从新》与《随息居饮食谱》谓有消瘿作用。海马主要用于壮阳,未见载有治瘿作用,而同科动物海龙则报告有治瘿瘤作用。李时珍还载有针沙与自然铜治瘿。考针沙久置水与水井中则变为氧化铁;自然铜是天然结晶性黄铁矿,含铁的硫化物(FeS_2)和铁的氧化物($Fe_2O_3 \cdot nH_2O$)及杂质。今人有在缺碘性甲状腺肿地区试验,将自然铜用笤筐置井中,每年一换,2.5 年后发现,观察组较对照组新发病例明显减少,治疗病例甲状腺肿程度明显变低,其机制尚未阐明。它对甲状腺功能减退症的贫血也有一定作用。

3. 王肯堂《证治准绳》其瘿瘤部共收 25 方,海中之物为主 18 方,其中多了海马,瓦楞子,海中之物与猪、羊靥同用的 4 方;单用针沙、单用黄药子各 1 方;黄药子与海藻共组的藻药散 1 方,可知这些药物是通过许多医家临床应用很久才能筛选出来的。

4. 吴仪洛《本草从新》(1757)在《菜部》海中之物增加了紫菜、石花菜、龙须菜。考紫菜为红毛菜科紫色属植物坛紫菜 *Porphyra haitanensis* T.J.Chang et B.T.Zheng. 和条斑紫菜、圆紫菜、甘紫菜、长紫菜的藻体，每100g中含碘1800ng。《本草从新》《随息居饮食谱》均谓紫菜味甘寒，主下热烦气，多食令人腹痛，发气，吐白沫，饮少热醋消之。《食疗本草》谓："紫菜下热气，多食胀人，若热气寒咽喉，煮汁饮之。"但均未提及用于治瘿。

《本草从新》则谓石花菜"去上焦浮热"，《植物名实图考长编》则谓"以作海藻酒，消瘿气"。《福建植物志》则载"主治瘿瘤"。考石花菜，《本草纲目拾遗》则称牛毛石花、龙须菜、鹿角菜、麒麟菜，未著录治瘿功能。《本草纲目》亦作为可食的海菜记载。今知石花菜是石花菜科石花菜属植物 *Gelidium amansii* Lamx 及其近缘种的藻体，主含琼脂糖、琼脂胶、牛黄酸、多糖等。有抗病毒、抗氧化作用，用于治疗肠炎、试治乳腺癌、子宫癌等。《本草从新》之龙须菜，实即石花菜的一种，吴仪洛认为可"清热消瘿"。

五、结　语

甲状腺病是一个非常复杂的疾病，我国古代医家，主要在地方性缺碘性甲状腺肿和石瘿方面有所突破。

1. 地方性甲状腺肿　此病除冰岛外，世界各国都有流行，据估计，全球患病人数可能超过2亿，约占世界人口的6%~8%。世界著名的流行区如欧洲的阿尔卑斯山区、亚洲的喜马拉雅山区、拉丁美洲的安第斯山区。在我国是一种患病率较高的一种地方病，除上海外全国各省市区都有不同程度的流行。我国的青藏高原、云贵高原、江西和福建的武夷山区、晋冀太行山区、甘肃的小陇山区、宁夏的贺兰山区、河北的都山山区、陕西的秦岭山区、辽宁的东部山区发病都比较严重，一般规律是内地多于沿海，山地多于平原，乡村多于城镇，深山多于丘陵平原。经过多年碘盐的普及，此病的流行逐渐得到控制。我国医家最早发现海生动植物如海藻、昆布、海带等的治疗作用，西晋的范东阳、张华、嵇康对此病因源于水土，并用海中之物处方取得了很好效果，一直用到现在。中医的用量都不大，所以未见有过食海物引起甲状腺肿的报道，地区含碘的多少受两个方面的因素影响，一是土壤结构和地势地貌，海水中的碘随空气扩散到陆地，被土壤中的有机质固定或粘粒吸附，有机质含量多，黏粒多的土壤则易富集碘，而水土流失冲刷的山地丘陵则碘流失多；二是与海的距离，一般离海近的地区碘量多些，离海远的地区碘量少些，因此离海较远的山区丘陵，水土中碘含量低，粮食、蔬菜、饮水碘量不足而致发病。古代医家认识到瘿病多发地区，有水土缺陷，劝不可在此地久居，说白了就是劝迁居他处，避免病瘿。

2. 石瘿　五瘿中的石瘿，是瘿病中的特殊类型，硬而不可移动，它需要用哺乳动物如牛、羊、猪、鹿的靥来治疗。古代医家多有实践。今之医家释为桥本氏甲状腺炎、甲状腺癌,治疗选用猪靥等。实际治疗的就是甲状腺功能减退症(甲减)。

现代还用甲状腺粉,用猪牛羊等食用动物的甲状腺脱脂干燥,研碎而制得,它是一种淡黄色粉末,微有肉臭,不溶于水,含甲状腺特有的化合碘为0.27%~0.33%,主要成分为甲状腺素,尚含少量碘甲腺氨酸及双碘酪氨酸。常用于克汀病、黏液性水肿、甲状腺功能减退症。此药亦称"干甲状腺",应用比较普遍,用量用法控制比较严格,古代医家可能认识到剂量不可过大,所以作为丸散用量较少,而作为煎剂则量较宽。

3. 我国古代医家还发现针砂、自然铜和黄药子的治瘿药效,得到今人实验的证明,但机制尚待阐明。

肝脾相关理论指导治疗乙肝肝硬化的临床研究

李培武

（广州中医药大学第一附属医院）

肝硬化是一种常见的由不同病因引起的慢性、进行性、弥漫性肝病，病变逐渐进展，晚期出现肝衰竭、门静脉高压、肝性脑病、肠源性内毒素血症、感染、凝血功能障碍等多种并发症，死亡率高。在我国，由慢性乙型病毒性肝炎发展而来的肝硬化（乙肝肝硬化）是临床常见病，也是后果严重的疾病。乙肝肝硬化属于中医学"臌胀""黄疸"等病范畴。国医大师邓铁涛教授认为，本病临床上可出现各种相应的兼杂证候，但脾气虚这一基本证候，作为共性，始终存在于绝大多数患者。本研究在邓铁涛教授"肝脾相关理论"指导下，对慢肝六味饮加减治疗乙肝肝硬化的疗效进行初步探讨，现将结果报道如下。

一、资料与方法

（一）病例选择

选择 2012 年 1 月—2013 年 8 月在广州中医药大学第一附属医院脾胃病科住院治疗的乙肝肝硬化（失代偿期）患者 67 例，诊断符合《慢性乙型肝炎防治指南（2010 年版）》制定的标准。排除标准：合并感染人类免疫缺陷病毒、丙型肝炎病毒、丁型肝炎病毒等嗜肝病毒及其他类型肝脏疾病（如酒精性、自身免疫性、胆汁淤积性肝病等）；妊娠或准备妊娠妇女，哺乳期妇女；年龄小于18 周岁或大于 70 周岁者；合并严重心脏、呼吸等严重原发性疾病、精神病患者。采用简单随机法将 67 例患者随机分为治疗组（35 例）和对照组（32 例），2 组患者在性别、年龄、病情分期等方面经统计学处理，差异均无显著性意义

（$P>0.05$），具有可比性。研究方案得到医院伦理委员会批准。

（二）治疗方法

1. 对照组 采用内科常规治疗，疗程为 2 周。常规治疗：卧床休息、清淡饮食，补充足够能量和维生素，护肝降酶退黄、利尿、改善肝脏循环及定期补充人血白蛋白等治疗，防治感染，对症处理。。

2. 治疗组 在对照组治疗基础上加用健脾护肝的慢肝六味饮加减口服。药物组成：太子参（或党参）30g，黄芪 30g，五爪龙 30g，白术 15g，茯苓 15g，甘草 6g，川萆薢 15g，积雪草 15g，泽兰 15g，丹参 15g。每日 1 剂，由医院煎药室煎煮至 150ml，饭后分次口服。

（三）检测指标

在治疗前、治疗后分别检测血清降钙素原（PCT）、总胆红素（TB）、凝血酶原时间（PT）、血浆氨（NH_3）。所有指标均取晨起空腹外周静脉血送医院检验科检测。

（四）统计处理

采用 SPSS 13.0 统计软件进行数据统计分析。计量资料采用"均数 ± 标准差"表示。2 组间比较方差齐时采用 t 检验，方差不齐时采用 t，检验。

二、结　　果

表 8 结果显示：2 组治疗后血 PCT、TB、PT、NH_3 明显下降，治疗前后比较差异均有统计学意义（$P<0.05$）；2 组治疗后比较，对照组血 PCT、TB、NH_3 下降更为明显，差异有统计学意义（$P<0.05$），PT 差异没有统计学意义（$P>0.05$），表明治疗组对血 PCT、TB、NH_3 的改善优于对照组。

表 8　2 组治疗前后血清学检测指标的比较

组别	N		PCT	TB	PT	NH_3
治疗组	35	治疗前	0.491 ± 0.557	88.686 ± 37.429	19.186 ± 1.930	107.46 ± 23.247
		治疗后	0.255 ± 0.255 ①②	54.303 ± 21.984 ①②	17.877 ± 1.642 ①	76.43 ± 27.654 ①②
对照组	32	治疗前	0.529 ± 0.581	88.831 ± 32.286	19.250 ± 2.284	110.22 ± 22.508
		治疗后	0.443 ± 0.592 ①	65.584 ± 34.669 ①	18.263 ± 2.124 ①	89.78 ± 30.032 ①

① $P<0.05$，与治疗前比较；② $P<0.05$，与对照组比较。

三、讨 论

乙肝肝硬化患者由于免疫功能减退,肝库普佛细胞功能低下及门-体分流,导致肠道淤血、肠道微循环障碍、肠道菌群失调等,使肠内细菌容易进入体内,导致细菌感染而发生肺炎、胆囊-胆管炎、结核性腹膜炎和自发性细菌性腹膜炎等严重并发症。PCT 是一种糖蛋白,是降钙素的前体,在健康的生理状态下血液中几乎不能检测到,但在细菌感染时可以诱导全身各种组织和多种细胞表达降钙素 I 基因引起 PCT 的连续释放。目前已作为监测重症感染的早期敏感指标。所以,本研究选择 PCT 作为观察乙肝肝硬化治疗效果的重要指标,同时参考 TB、PT、NH_3 等常规指标。

肝主疏泄,为藏血之所;脾主运化,为气机升降之枢纽,气血生化之源。肝木得疏有助于脾土之健运,脾土健运则肝血充沛,疏泄正常。若脾虚不运,湿浊内生,郁久化热,湿热壅滞,血阻腹内而出现腹中结块而成肝硬化。若肝气郁滞,木旺乘土,或肝木虚弱,不能疏泄脾土,则脾失运化、胃失和降,出现倦怠乏力、肢体困重、食欲不振、恶心欲呕、腹胀腹痛、全身浮肿等肝硬化失代偿期的表现。脾为统血之脏,脾虚不能摄血,血溢脉外,出现鼻衄、齿衄、便血、呕血、紫癜等凝血功能障碍的表现。若脾虚气血生化之源不足,或日久脾病及肾,肾精难以化生阴血,出现血败不能华色,加上湿遏瘀阻,胆汁泛溢肌肤,发为黄疸。由此可见,本病病位在肝脾,而主要在脾,脾虚是主要矛盾,应以健脾补气、扶土抑木为治疗原则。邓铁涛等在"扶正和祛邪并举"和"肝脾相关理论"的指导下,以自拟的"慢肝六味饮"加减治疗肝硬化,取得满意疗效。本研究通过 2 组乙肝肝硬化患者在内科常规治疗的基础上,治疗组患者在肝脾相关理论指导下加服慢肝六味饮加减治疗 2 周后,结果显示,治疗组对血 PCT、TB、NH_3 的改善明显优于对照组,差异具有统计学意义($P<0.05$)。其中,太子参(或党参)、黄芪、五爪龙益气健脾和胃、扶助正气,茯苓、白术健脾化湿,以恢复脾运化水谷精微、胃受纳腐熟水谷的生理功能,使气血生化有源。脾胃之气恢复,有利于小肠的受盛化物、泌别清浊,大肠的传化糟粕,进而调节肠道菌群、改善肠道微循环、保护肠道黏膜,减少肠内细菌、NH_3 进入体内,有利于胆红素的排泄。有关实验研究显示,益气健脾的四君子汤对急性肝损伤小白鼠肠道微生态失衡有调整作用,能够调节肠道菌群、减少内毒素的产生和吸收,对肝脏具有保护作用。黄芪能通过调节机体免疫反应保护肝脏,增强肝星状细胞间质性胶原酶的基因表达而促进沉积胶原的降解,起到抗肝纤维化、抗肝硬化的作用。中医肝病大家关幼波认为,泽兰能通肝脾之血,配伍丹参活血补血之功效更为彰显。《金匮要略》指出:"黄家所得,从湿得之。"故以川萆薢化

湿去浊、积雪草清热解毒利湿,共同解除困脾之湿邪,利于黄疸的消退。

　　本研究主要从健脾补气、扶土抑木对乙肝肝硬化患者 PCT、NH_3 的改善来评价肝脾相关理论指导治疗乙肝肝硬化的疗效,并初步探讨其可能的作用,但具体机制,尤其中药多途径、多靶点、多层次作用仍需进一步深入研究。

读《绍奇谈医：论医学经典》札记

黎崇裕

（珠海市第二人民医院莲花路门诊部刘敏如学术传承室）

近来重读何绍奇先生的《绍奇谈医》，受益良多，并且作了札记，前面的话是何绍奇原话，后面崇裕按是本人当时的感悟（下同），札记而已，不一定对，仅当扩展思路。

1. 疾病的传变规律，基本上是按照五行"相乘"的道理，即"木→土→水→火→金→木"此顺序。

崇裕按：久咳当治肝，用乌梅、五味子、当归温润酸收以补肝；脾阳不足之久泻当温补肾阳，补骨脂、骨碎补、仙灵脾、仙茅；水肿久当益心火，黄芪、肉桂；心火日旺，当用沙参、麦冬。

2. 如"诸痉项强，皆属于湿"，一般来说，引起项强的原因不外有二：一是寒气；另一则是湿邪化热所导致的阴伤。

崇裕按：治疗项强一则葛根汤类方以除寒，二则苓桂甘露饮（茯苓、桂枝、熟地黄、生地黄、天门冬、麦门冬、石斛、黄芩、枇杷叶、茵陈、枳壳、甘草）类方以滋阴除湿热。

3. 中医的"八纲"是"阴、阳、表、里、虚、实、寒、热"。此八纲固然重要，但还有另外二纲我认为是同样重要的，就是"气"和"血"。

崇裕按：阴阳为总纲，表、里、虚、实、寒、热、气、血为八纲更加有益于临证。

4.《素问·脉要精微论》曾说："夫精明五色者，气之华也，赤欲如白裹朱，不欲如赭；白欲如鹅羽，不欲如盐；青欲如苍璧之泽，不欲如蓝；黄欲如罗裹雄黄，不欲如黄土；黑欲如重漆色，不欲如地苍。"所谓"重漆"，就是古代用以涂棺木的漆，其色黑而光亮；而地苍之色，则有如煤炭般。

崇裕按：有气无泽则病恶，有气有泽则病善。《内经》是想通过比较不同物品之色，表达内在的泽。

5.《素问·平人气象论》中有此描述："脉弱以滑，是有胃气。""以"字即

"而"的意思,在此所谓的"滑",是微有滑象之意,这要在临床上慢慢地用心体会。

崇裕按:弱而滑,此弱当做缓讲,和实相对。

6.《难经·三十六难》中有关"命门"的说法。其言:"藏各有一耳,肾独有两者,何也? 然。肾两者,非皆肾也,其左者为肾,右者为命门。命门者,诸神精之所舍,原气之所系也。故男子以藏精,女子以系胞,故知肾有一也。"

崇裕按:男子精液清冷或者是动力不足,当温补命门,紫石英,肉桂等。

7.《本经》有以下的描述:"人参,味甘小寒。主补五脏,安精神,定魂魄,止惊悸,除邪气,明目,开心益智。"《本经》里所说的人参,是指"野参"而言。

崇裕按:小儿难产之后弱智当恒用野山参补益。

8.《本经》记载"黄芪"可以"治痈疽久败疮,排脓止痛",若伤口有脓的话,则可加白芷、桔梗及金银花等药物以排脓。

崇裕按:当有虚,黄芪可用于排脓,纯实证不妥。不知仲景排脓汤加上白芷、金银花效果是否会加倍?

阿胶之肝系用药探析

贾玉民,孙波

阿胶为马科动物驴 *Equus asinus* L. 的去毛干燥皮或鲜皮经煎煮、浓缩,少佐冰糖、黄酒、豆油加工而成的固体胶块。阿胶因以阿井之水熬制黑驴之皮而得名,正如南北朝医药学家陶弘景在《本草经集注》中所说"出东阿,故名阿胶"。其产品道地技精,品质上乘,饮誉中外,与人参、鹿茸被誉为"中药三大宝"。阿胶有近三千年的药用历史,其治疗病症广泛,涉及内、外、妇、儿等多个临床学科,历代医药著作多有记述,现就其归肝经治疗肝系疾病探析古人对阿胶的应用,以期指导临床合理使用阿胶治疗肝系疾病。

一、阿胶的药性

最早记载阿胶药性的著作是《神农本草经》——"(阿胶)味甘,平。"陶弘景在《名医别录》中云:"(阿胶)微温,无毒。"金元时期,中药药性理论得到很大发展,张元素对药物的四气五味、升降浮沉、归经和补泻等作了全面阐述,其撰写的《珍珠囊》最早开创药物归经学说。张元素的归经理论,得到李杲、王好古等医家的推崇。同时期的《珍珠囊补遗药性赋》记载:"(阿胶)味甘,平,性微温,无毒。降(据考证"降"乃为"升"之误)也,阳也……补虚安妊之胎,治痿强骨之力。"王好古在《汤液本草》中明确提出,阿胶入肝经,"(阿胶)气微温,味甘辛,无毒。甘辛平。味薄,气升,阳也。入手太阴经,足少阴经、厥阴经"。至此形成阿胶较为完整的药性理论。

二、阿胶入肝经的功用

中医认为,肝在五行中属木,与自然界春气相应,具有条达疏畅、升发生长和生机盎然的特性。《素问·四气调神大论》云:"春三月,此谓发陈,天地俱生,万物以荣。"风为春季之主气,风邪来去疾速,善动不居,变幻无常;其性轻扬开泄、动摇,且无孔不入。故《素问·风论》曰:"风者,百病之长也。"无论外风与内风皆与肝密切关系。《素问·至真要大论》云:"诸暴强直,皆属于风""诸风掉眩,皆属于肝"。说明动风之病,要考虑从肝论治。由于内风与肝的关系密切,常称为肝风内动或肝风,系因体内阳气亢逆变动所致。《临证指南医案》指出:"内风乃身中阳气之变动。"从内风的病机看,肝易阳亢、易动风,主要有肝阳化风、热极生风、阴虚动风、血虚生风、血燥化风等。

1. 阿胶治风的记载 早在唐代就有关于阿胶治风的论述。如陈藏器《本草拾遗》记载:"阿井水煎成胶……凡胶,俱能疗风止泄补虚,驴皮胶主风为最。"其后推崇此说的医家详细阐释了阿胶治风的理论依据、配伍应用等。李时珍在《本草纲目》中论及阿胶时指出:"男女一切风病,骨节疼痛……除风润燥……圣药也。"清代汪昂《本草备要》云:"(阿胶)甘平清肺。养肝滋肾……和血补阴,肝主血,血属阴。除风化痰……痈疽肿毒及一切风病。"清代黄宫绣《本草求真》云:"阿胶专入肝,兼入肺肾心。味甘气平,质润,专入肝经养血。何书又言除风化痰。盖以血因热燥,则风自生,阿胶得阿井纯阴之济水,又得纯黑补阴之驴皮……气味俱阴,既入肝经养血,复入肾经滋水,水补而热自制,故风自尔不生……治能养血祛风,然总不如阿胶养血治风之为最耳。"清代赵其光《本草求原》中亦有:"驴本马类,动风;肝为风脏,藏血,借动风之药引入肝经,得阿(井)水之沉静以制动,则风火自熄也。"

2. 阿胶治疗风病的运用 吴鞠通用柔肝法治疗中风神呆不语者,方用生白芍、麦冬、生鳖甲、左牡蛎、炙甘草、生地黄、生阿胶、丹皮,十二三帖而如故。清代《通俗伤寒论》中用阿胶鸡子黄汤治疗血虚动风者,组方:陈阿胶、生白芍、石决明、钩藤、大生地黄、炙甘草、生牡蛎、络石藤、茯神木、鸡子黄。又如叶天士在《临证指南医案》中用生地黄、阿胶、牡蛎、炙甘草、山萸肉炭,治疗阴虚动风证。可见,合理运用阿胶配伍他药治疗风病,疗效也较为显著,值得临床进行深入研究、实践。

3. 阿胶入肝经治疗肝系其他病变的论述 陶弘景的《名医别录》中有明确阐释:"(阿胶)主丈夫少腹痛,虚劳羸瘦,阴气不足,脚酸不能久立,养肝气。"唐代《药性论》云其"主坚筋骨,益气"。明代缪希雍《神农本草经疏》归纳了前人著述,言阿胶:"其主……丈夫少腹痛,虚劳羸瘦,阴气不足,脚酸不能久立等证,皆由于精血虚,肝肾不足,法当补肝益血。经曰:精不足者,补之以味。味者,阴也。补精以阴,求其属也。此药得水气之阴,具补阴之味,俾入二经而得所养,故能疗如上诸证也。血虚则肝无以养,益阴补血,故能养肝气。"肝的主要生理功能主疏泄、主藏血。肝气的疏泄功能正常发挥,则气机调畅,气血和调,经络通利,脏腑、形体、官窍等的功能活动稳定有序;肝藏血功能正常,则发挥血的濡养作用,不使肝气亢逆,才能保持气机畅达。肝气的疏泄功能失常,则会出现肝气郁结或肝气上逆,表现出闷闷不乐,悲忧欲哭,胸胁、两乳或少腹胀痛、走窜疼痛或急躁易怒,失眠头痛,面红目赤、吐血咯血;如肝藏血功能异常,则致肝气失于涵养、筋目失于濡润、血海空虚、肝不藏血而出血等,出现眩晕欲仆、面目红赤、烦躁易怒,或两目干涩昏花、筋脉拘急、肢体麻木、屈伸不利,或月经量少,甚则闭经,或吐衄漏崩等。上述诸症皆可从阿胶论治,正如清代《夕庵读本草快编》所言:"(阿胶)味甘,气平。入手太阴、足少阴、厥阴经……丈夫小腹痛,虚劳羸瘦,腰膝不能久立者,盖由肝肾不足,法当养血补阴……且肝为藏血之本,血即有亏,风热乘之……得此胶凝之体,补血与液,热平则肝自宁,水升则金不涸矣。且肝主筋,故瘫痪偏风,小儿惊搐目眊(眼睛看不清楚),可皆疗矣。"

三、结　语

《素问·阴阳应象大论》云:"风胜则动","东方生风,风生木,木生酸,酸生肝,肝生筋,筋生心,肝主目……在体为筋,在脏为肝……在窍为目……风伤筋"。《素问·五脏生成》又言:"肝受血而能视,足受血而能步,掌受血而能握,指受血而能摄。"元代《丹溪心法·头眩》云:"吐衄漏崩,肝家不能收摄荣气,使诸血失道妄行。"《素问·脏气法时论》云:"病在肝……起于春,禁当风。"肝在体合筋,其华在爪,故曰"爪为筋之余";肝开窍于目,在液为泪。肝与筋、爪、目、胆等构成肝系统。阿胶入肝经,具有除风、养阴柔肝、养肝气益肝血、濡润筋目、止血等功效,故用以治疗风病、血虚证、出血证,以及筋脉拘急、肢体麻木、两目干涩、视物不清等。阿胶系血肉有情之品,用水或黄酒烊化兑服,成年人通常每日口服剂量为5~15g,分2次或3次服用;或入丸、散剂中。用蒲黄烫炒成珠者称阿胶珠,重在止血。

阿胶虽作用广泛,也不能盲目滥用。阿胶属于滋补类药物,脾胃虚弱便溏者、痰湿呕吐者慎用。另外,阿胶属贵重药材,市售者伪品劣品较多,购买时不可不辨。古代就有对上品阿胶形状的描述,即黑如瑿(黑色美石)漆,光透如琥珀,质硬而脆,断面光亮,真胶不做皮臭,夏月亦不湿软。通常以色泽乌黑、光滑、表面、断面无气孔,对光透视呈棕红色略透明、断面紫红色、质坚脆易碎、清香而无腥气者为佳。

良春之问湘人答

伍健男

（湖南湘乡伍健男妇科诊所）

2014 年 9 月，国医大师朱良春在江苏南通举行的中华中医药学会名医学术思想研究分会学术年会上发出三问。我闻而作答如下：

一、首问中医如何去学习？

《陋室铭》云："山不在高，有仙则名，水不在深，有龙则灵。斯是陋室，惟吾德馨。"上海有国医大师颜德馨。韩愈《原道》云："博爱之谓仁，行而宜之之谓义，由是而之焉之谓道。足乎己无待于外之谓德。"《孟子·告子上》云："仁义礼智，非由外铄我也，我固有之也。"《易经》乾卦第一："天行健，君子以自强不息。"《易经》泰卦象曰："君子道长，小人道消也。"《礼记》云："古之欲明明德于天下者，先治其国；欲治其国者，先齐其家；欲齐其家者，先修其身；欲修其身者，先正其心；欲正其心者，先诚其意。""为医先做人，做人先修德。"裘沛然说："只有有德之人，才具有敬业精神，对病家高度负责，拯救患者生命。"我的老师冉先德是冉雪峰先生的小儿子，克绍箕裘。古之学者心有师。师者所以传道授业解惑也。人非生而知之者，孰能无惑？惑而不从师，其为惑者，终不解矣。巫医乐师百工之人，不耻相师。三人行心有我师。进德修业之法："业精于勤而荒于嬉，行成于思而毁于随。"常言："作诗者，功夫在诗外。"又说："熟读唐诗三百首，不会吟诗也会吟。"裘沛然说："医学是小道，文化是大道。大道通，小道易通。""中医学植于中华文化，两者一脉相承，要研究中国传统医学，必须认真学习中国传统文化。""学习研究中医学，离开了传统文化，就不能深刻领会中医学理论精髓的内涵，也无法厘清学术发展的源流和脉络，就不可能真正登入中医学的堂奥。"一个人从小耳濡目染，家学渊源，能够对生命的奥妙有浓厚的求知欲，怜贫惜命，有一颗慈悲心，度人度己。急病人之所急,想病人之所想。寻师问道,程门立雪,正心诚意。有缘相会,承蒙非朽,倾心相教。好自珍惜。要知道:看花容易画花难,莫将容易得,便作等闲看。悬梁刺股,闻鸡起舞。师父领进门,修行在个人。温故知新,反复浸染,上下熏陶,持之以恒。博观约取,厚积薄发。十年寒窗,十年板凳。名利不扰,潜心钻研。虎啸龙吟,天下达观。薪火传承,永继不绝。中医二字,境界无限。广博深邃,大而无大,小而无小。上下天文地理,中间人事,更有阴阳二界,谁能尽晓。叹海阔天空,只有乐而知之者才逍遥。做个中医人,要把自己的生命与中医事业融为一体。全身心投入,拳不离手,曲不离口,勤学苦练。道法自然,以天地万物为师,与万物沉浮于生长之门。万物并育而不相容。景德镇瓷都的窑工为成功烧造大龙缸,飞身入火。古越铸剑的师父,将自己的血肉之躯融入金属之汤。《冉注伤寒论》一书已成未济,师祖伏案而亡,心血耗尽。先师冉先德自述不敢狗尾续貂,宁缺毋滥,却呕心沥血率众弟子苦战多年,几近失明,铁臀久坐,痔疾精癃。蜡炬成灰,《冉雪峰医学全集》完璧未久,驾鹤西去。舍生忘死的拼命精神成就苍生大医。当代还有无数中医人献身中医事业:李红阳、李可、何绍奇、王玉川、王洪图、王绵之……他们是民族的脊梁!冉门对中医信心满满,良好的临床疗效鼓舞了学生,为他们树立起坚定的信仰。有自信,就会努力。冉师苦口婆心倾囊相赠,教我们一药一方一法一思想。师恩永志。

二、二问中医人如何摆正自己的位置?

病为本,医为标。知标本者,万举万当。不知标本,是为妄行。中国近百年来,西学渐进,医学的面貌发生了变化。这不是一件坏事。它给我们提供了新的学习机会。期间国家政策的抑扬顿挫,在历史的长河中也算不得惊涛骇浪。

从"效法天文、地理、物理的运动法则,创始生理、心理的无疾而先养生的学说,并为有病而求医药的医理学之根据。更由此而建立医药方伎的一砭二针三灸四汤药;外加精神治疗与心理治疗的祝由、巫觋等方法"(南怀瑾语)。中医的生存土壤在民间。能满足人们的需要,就有生存空间。标本相得,邪气才服。今日之局势正是如此。星星之火,还有燎原之势。世界人们之需要,也许是中医飞腾之神机。莫自卑,要自立。想想我们今天的中医人花了多少心血与时间在学习和使用中医知识与技术。比照古人,令人汗颜。不是中医不中用,而是我们没有学会和掌握中医的精髓,把中医的灵魂摄入自己的心胸。太多的私心杂念与贪欲挤占了中医的空间。病永不消失,医相伴而行。多姿多彩。中医学、西医学、印度医学、阿拉伯医学等等都是我们学习的内容。不要作茧自缚,要敞开胸怀,苦练内功,吸收外界的各种养分,充实自己健壮的身躯,壮大发展中医学。只有扎实继承传统经典,各家学说,才能卓然自立。裘沛然认为:"医有一定之理,但无一定之法。""一个高明的医生最重要的是掌握两条:一是治病,二是遣药。即治病要精审,遣药须精灵,提高临床疗效的关键与医学造诣皆在一个"精"字。'精诚'为大医学标准,诚是德,精为术。诚是做人之道,精为做医之基。"近日,冉雪峰名医工作室继承人华华医生应用越婢加术汤加秦皮、黄芩、知母治疗一例泛发性湿疹病人,取得满意效果。术业有专攻,令人佩服。华华医师既深研经典又积极吸收现代医学的科研成果,精准发力,"立竿见影"。有真功夫,有实实在在的疗效,人们是求之不得的。如果是花拳绣腿,擂台比试时,难免一败涂地,休怪他人精准狠。

中医人的位置就是学习、学习再学习,进步、进步再进步。"为医要精术。"故步自封,妄自菲薄,自残自杀自作孽不可救。回归婴儿不是逆天而动,而是一种欣欣自荣的积极向上的精神,也是繁衍生息的必然,像饥饿的人扑到面包上去。人相同,病相同,医学不同可以同。求同存异,互鉴互学,共同提高,为全人类健康服务。要努力,要奋斗,要拼搏,人类的健康事业永远有中医的位置。中华民族创造的中华文明永生,中医将永生。

三、再问中医人如何才能站住脚?

《素问·玉机真脏论》云:"善者不可得见,恶者可见。"世上有救火英雄,少有防火英雄。中医的指导思想是上工治未病,以养生保健为先。"上医医未病之病,中医医欲病之病,下医医已病之病。""上医医国,中医医人,下医医病。"人性懈怠,临渴掘井,临阵铸锥。只有病痛上身求治的时候最渴望得到帮助与解脱。这不能体现中医的最高境界。病治了千百年,仍然存在。病不是治好的。疾病是一种邪气与人不能和平共处的状态。病机十九条之后紧跟着的是"疏其血气,令其调达,而致和平","治病之道,顺而已矣","逆之则亡"。这就是以通(冲)致和,以和致中的治则(陆广莘语)。疾病是生命的状态之一。新生与衰老相伴而行,生死是一个共同体。陆广莘认为中医学就是一门究天人之际、通健病之变、循生生之道、谋天人合德的生态智慧学,是生生之具。工具而已。天地之大德曰生。天地有好生之德,也有天杀地藏之威。天可使人生,亦可使人亡。中医有"令民知所避就"的功能,使之趋利避害。应知正气存内,邪不可干;邪之所凑,其气必虚。正气为本,邪气为标。扶正祛邪,是间接进行的。扶其正,让之去祛邪,而不是直接对抗与补充。亢乃害,承乃制。"久而增气,物化之常;气增而久,伤其正也。""饮食自倍,肠胃乃伤。""天食人以五气,地食人以五味。"西方也有人认识到了中医药更注重于保持体内平衡以抵抗疾病,胜于治疗疾病。

1996 年,世界卫生组织(WHO)在《迎接 21 世纪的挑战》报告中强调:"21 世纪的医学,不应该继续以疾病为主要研究领域,应当以人群或人类的健康作为主要研究方向。"我们的老祖宗几千年以前就非常高明地知道了什么是医学的目的。能够知天命,尽人力。"万物负阴而抱阳,冲气以为和。"生死就在一线间,阴阳鱼怀抱在一体。人百岁,五脏皆虚,神气皆去,形骸独居而终矣。形者生之舍也。器散则分之,生化息矣;气者生之充也,气止则化绝;神者生之制也,神去则机息。一切邪犯者,皆是神失守位故也,此谓得守者生,失守者死;得神者昌,失神者亡。

《周礼》云:"医师聚毒药以共医事。"《吕览·尽数》云:"四时之化,万物之变,莫不为利,莫不为害。"《淮南子》云:"天下之物,莫凶于鸩毒,然而良医橐而藏之,有所用也。"因此"物莫无所不用,天雄乌喙,药之凶毒也,良医以活人"。唐代孙思邈也指出:"天生万物,无一而非药石。"相反"大戟去水,葶苈愈胀,用之不节,乃反病。""治其旺气,是以反也。"人体的正常抵抗力表现被当成外来邪气而治之,实在是冤枉好人。"人之所病病疾多,医之所病病道少。"粗工偏浅,学未精深,标本不得,邪气不服。粗工凶凶,以为可攻,故病未已,新病复起。医道之本在于提高识别利害药毒及化害为利,化毒为药。

"君子务本,本立而道生。""养生治病必求于本。""中也者,天下之大本也;致中和,天地位焉。"有生无死,有死无生,都是不可想象的,生死一体,中和存在。不和气脱神散则消失其形。WHO 指出:影响人的健康长寿的因素,遗传因素占 15%,社会因素占 10%,气候因素占 7%,医疗因素占 8%,个人的心理素质和生活方式等占 60%。由此可见,医疗的作用是有局限性的。医生不要妄自尊大,贪天之功为己功。人体有一个自稳系统,具有自我修复和自我衰变的功能。医生不要自我膨胀,神医是老百姓的愿望。纯阳为神在天,纯阴为鬼在地,医生是一个阴阳混合体,人在天地间。"察阴阳之宜,辨万物之利,以便生,故精神安于形而年寿得长。"仅此而已。医学不是万能的。中医也有解决不了的问题,我们要学习控制问题的思想与方法,使疾病可防可控。生死本来就是千古之谜。知人者哲,自知者明。实事求是,医生在有为无为之间,最终达到无为之治。

为准备此次会议论文,阅读裘沛然、陆广莘前辈著作。四年前裘老离开了我们。2014 年 9 月 13 日陆先生也登仙了,闻之怅然若失。2005 年 11 月 18 日我在北京亚运村国际会议中心举行的中国中医研究院建院 50 周年庆典大会上,听过陆老的演讲。当时学幼无知,不解个中滋味。今日阅读二老的文集,心心相印。特以此陋文向所有前辈恩师学友致敬。

冉师叮嘱"欲穷千里目,更上一层楼"。与同道诸君共勉。

五脏理论是中风五绝证的理论基础

王峰

（重庆市江北区洋河一村 20 号 12-4）

中风五绝证是中风病急性发病期出现的五种危、急、重症，是心绝、肝绝、脾绝、肺绝、肾绝的统称。中风五绝证的出现预示着病情危险，死亡率在 90% 以上。本文以五脏理论为基础阐释中风五绝证的病理机制及其理论意义。

一、五脏理论是中风五绝证的认识基础

中风病是指脑府血脉管道出现出血或缺血而引起的一系列病理反应性疾病，其因发病急、病情重、病死率高的特点，成为严重危害生命的主要疾病之一。中风五绝证的提出，是古代医家对中风病的认识，是以五脏理论为核心的思维模式的范例，是古代医家对脑功能的五脏分区定位的划分。对脑府的五脏功能区域划分是中医的五脏理论思维特点。近年来，有学者将脑府按照五脏功能理论划分为五脏区域，即脑府心区、脑府肝区、脑府脾区、脑府肺区、脑府肾区。

脑府心区：以心脏主要的生理功能（①心藏神；②主神明；③主言；④开窍于舌等）为依据。心脏的神、神明、语言、舌窍相关功能是构成脑府心区的基本要素。对脑府心区的认识概括了现代解剖生理学理论的思维意识、语言中枢、生命中枢等。

脑府肝区：以肝脏主要的生理功能（①肝藏魂；②主动；③主筋；④开窍于目等）为依据。肝脏的魂、动、筋、目相关功能是构成脑府肝区的基本要素。对脑府肝区的认识概括了现代解剖生理学理论的运动中枢、视觉中枢。

脑府脾区：以脾脏主要的生理功能（①脾藏意；②主运化；③主肌肉；④开窍于口等）为依据。脾脏的意、运化、肌肉、口相关功能是构成脑府脾区的基本要素。对脑府脾区的认识概括了现代解剖生理学理论的食欲中枢、味觉中枢、

呕吐中枢。

　　脑府肺区：以肺脏主要的生理功能（①肺藏魄；②主气司呼吸；③开窍于鼻等）为依据。肺脏的魄、气、呼吸、鼻相关功能是构成脑府肺区的基本要素。对脑府肺区的认识概括了现代解剖生理学理论的呼吸中枢、嗅觉中枢。

　　脑府肾区：以肾脏主要的生理功能（①肾藏志；②藏精；③司二便；④开窍于耳等）为依据。肾脏的志、精、二便、耳相关功能是构成脑府肾区的基本要素。对脑府肾区的认识概括了现代解剖生理学理论的便意中枢、听觉中枢。

　　可见中风五绝证的理论基础是五脏理论对脑府功能的五脏功能区域划分的理论基础所在。

二、脑府五脏分区定位受损是中风五绝证的病理基础

　　中风五绝之称是明代虞抟《苍生司命》一书提出来的。《苍生司命·中风不治症》云："口开心绝，手撒脾绝，遗尿肾绝，眼合肝绝，吐沫直视，鼻如鼾睡肺绝，肉脱筋痛，发直，摇头上窜，面赤如妆，汗缀如珠，皆不治症。"《苍生司命》将中风急性期出现的五种临床症状与五脏联系起来称之为"五绝"，说明了古代医家对中风病的临床思维是基于五脏理论的临床思维模式。

　　根据中风病症的临床表现，按照五脏相关理论分类以确定脑府的相关区域受损情况。有学者提出脑的五脏分区定位理论，依据这一理论脑府分为：①脑府心区：是指中风病临床出现突然昏仆、不省人事、语言不利、舌窍歪斜、口开等为主要症状者，则属脑府心区受损。②脑府肝区：是指中风病临床出现半身不遂、口眼歪斜或眼合、瞳神散大或缩小、肌肤麻木不仁，或肌肉痉挛、抽搐等为主要症状者，则属脑府肝区受损。③脑府脾区：是指中风病临床出现半身不遂、肌肉痿软、饮食减少或不思饮食、恶心呕吐、手撒或少气懒言等为主要症状者，则属脑府脾（胃）区受损。④脑府肺区：是指中风病临床出现呼吸急促或呼吸深大、鼾声如雷或声如鼾睡、痰涎壅盛、喉中痰鸣、鼻翼扇动、少气、短气等为主要症状者，则属脑府肺区受损。⑤脑府肾区：是指中风病临床出现大便失禁、小便失遗、偏耳失听、耳鸣或耳聋等为主要症状者，则属于脑府肾区受损。

　　依据五脏理论对脑府的五脏分区定位理论对中风五绝证的理论解释则：口开心绝，预示脑府心脏区域受损；遗尿肾绝，预示脑府肾脏区域受损；手撒脾绝，预示脑府脾脏区域受损；眼合肝绝，预示脑府肝脏区域受损；鼻鼾肺绝，预示脑府肺脏区域受损等等。由此则判断出脑府血脉管道的出血或者缺血部位所在的五脏相应部位受到损伤，从而出现与五脏相关联的临床症状。

三、五脏理论对脑府五脏分区定位对
中风五绝证的意义

1. 揭示五脏理论在中风病中的具体运用　五脏理论是中医理论体系的基础核心,在中风病急性发病期应用五脏理论将危急重症症状划归为五脏,称之为"五绝",是中医理论在中风病中的具体应用范例。

2. 提示中风病脑府病损部位　中风病是脑府受损出现的病证。五绝证的出现,提示脑府五脏功能划分区域受损而出现的临床见症,符合王氏"脑府五脏分区定位理论"的划分观点。

依据五脏理论对脑府的五脏分区定位理论对中风五绝证的理论解释则:口开心绝,预示脑府心脏区域受损;遗尿肾绝,预示脑府肾脏区域受损;手撒脾绝,预示脑府脾脏区域受损;眼合肝绝,预示脑府肝脏区域受损;鼻鼾肺绝,预示脑府肺脏区域受损等等。由此则判断出脑府血脉管道的出血或者缺血部位所在的五脏的相应部位。

3. 提示对中风五绝证抢救治疗中选择五脏用药特点　中风五绝证的出现应速以药物、艾灸之法治之。古代医家提出了有效的治疗方法。《济阳纲目》云:"然五证不全见者,速服参芪膏,灸脐下亦可得生者。卒中,眼上戴不能视者,灸第二椎骨,第五椎上各七壮,一齐下火烛如半枣核大。"《病机沙篆》云:"五症不全见者,速以大剂参芪术附,并急灸脐下关元,气海,可救十中之一。"《医学从众录》云:"惟以三生饮一两加人参一两,另煎浓汁调入灌之,或可救十中之一。"《医学心悟》云:"此际须用理中汤加参两条,以温补元气;若寒痰阻塞,或用三生饮加人参以灌之,庶可救十中之二三。"等等。但是从五脏理论指导临床用药来说,对中风五绝证的抢救治疗中应选择中药学归经理论入五脏经的药物组成方剂进行抢救治疗,这是五脏理论对中风五绝证抢救治疗中的新思路。在五脏理论对脑府五脏分区定位理论指导下,依据五脏辨证理论有机地与中药学的归经理论相结合,指导中风五绝证抢救治疗的选药,如根据病损区域按五脏分区定位区域进行选药,若病损在心、肝区域则选用入心、肝经的药物组方,若病损在心、肝、肾区域的则选用归入心、肝、肾经的药物组方,若病损在肺区域的则选用归肺经的药物组方。

湘人学说中与冲

伍健男

（湖南湘乡伍健男妇科诊所）

2004年秋，八旬老妪体胖脸白因复视就诊。退休中医师杨氏首诊用《审视瑶函》之冲和养胃汤治疗。杨氏曾师从湖南眼科"三老"之一刘佛刚（1902—1989）。刘氏出身于三代中医眼科世家，16岁独立应诊。日门诊量百人以上，有论文和著作存世。精研经典，尤攻《一草亭眼科全书》（1724年版）、《审视瑶函》（1644年版）等专业著作。上溯成书于元末明初的《原机启微》（1379年）亦可以找到冲和养胃汤。前后600多年有临床应用。二诊我接手应用《名医效方999个》一书中的强肌健力饮按图索骥加补肾药。病家反映疗效优于首诊。当地没有五爪龙。我嘱病人的儿子从广州药材公司专门邮购10kg回湘。治疗期间病人还有诸多表现：饮水反呛，呼吸气短，咀嚼乏力纳差，颈软不支，全身无力，心悸，血化验有甲状腺功能减退、贫血的表现。药没有用完，患者因冬季夜间起床小便倒地不能自己站立，卧地受寒挨冻并发肺炎，呼吸衰竭，医治无效于2005年春节前去世。强力健肌饮是以补中益气汤为主，加大剂量黄芪、五爪龙或千斤拔等，同时亦兼顾养血益精固肾。补中益气汤来源于金代李东垣（1180—1251）的《脾胃论》，至今应用了800多年，先于冲和养胃汤，姜还是老的辣。

脾主肌肉，肾藏精。《灵枢·决气》曰："中焦受气取汁，变化而赤，是谓血。"气是构成人体的最基本物质。气的主要来源有先天之精气和后天之精气（自然界的清气（天气）、水谷精微之气（地气））。肺为气之主（宗气），脾胃为气血生化之源（营气、卫气），肾为生气之根（元气）。《素问·阴阳应象大论》云："心生血，血生脾，脾生肉，肉生肺，肺生皮毛，皮毛生肾，肾生骨髓，髓生肝，肝生筋，筋生心。"五脏相关也。

下面是营气的十二经脉循行路线：营气出于中焦（脾胃），首先循行到手太阳肺经，依次注到手阳明大肠经、足阳明胃经、足太阴脾经、手少阴心经、手太阳小肠经、足太阳膀胱经、足少阴肾经、手厥阴心包经、手少阳三焦经、足少阳胆经、足厥阴肝经,最后由足厥阴肝经复注入手太阴肺经,构成营气在十二经脉中循行流注于全身的通路。同时还有另一个分支:任督循行。从肝别出,上至额部,循巅顶,下行项背中间,沿脊骨下入尾骶部,这是督脉循行的路径;其脉又络阴器,上过毛际入脐中,向上入腹里,此为任脉循行。再进入缺盆部,然后下注入肺中,复出于手太阴肺经,构成营气的任督循行路径。二者结合形成了营气的十四经流注次序。

《灵枢·营卫生会》云:"人受气于谷,谷入于胃,以传于肺,五脏六腑,皆以受气。其清者为营,浊者为卫,营行脉中,卫行脉外,营周不休,五十而复大会,阴阳相贯,如环无端。""阴味出下窍,阳气出上窍"。《灵枢·动输》云:"胃为五脏六腑之海,其清气上注于肺,肺气从太阴而行之。"《素问·痹论》云:"卫者,水谷之悍气也……不能入于脉中,故循皮肤之中,分肉之间,熏于肓膜,散于胸腹。"玉屏风散形象地诠释了卫气。《素问·五脏生成》云:"肝受血而能视,足受血而能步,掌受血而能握,指受血而能摄。"《灵枢·营卫生会》云:"血者,神气也。"《灵枢·平人绝谷》云:"血脉和利,精神乃居。""有胃气则生,无胃气则亡。"《素问·经脉别论》云:"饮入于胃,游溢精气,上输于脾,脾气散精,上归于肺,通调水道,下输膀胱,水精四布,五经并行。"五脏相关也。

任、督、冲三脉皆起于胞中,同出会阴而异行,称为"一源三歧"。冲脉为十二经气血通行之要冲。《灵枢·动输》云:"冲脉者,十二经之海也。"会阴又称海底。坎水离火。坎为一阳居中。坎卦为乾中一气落于坤宫,坎是以坤为体,以乾为用,水中藏有真火。无一生水,地二生火。肾水不上升,则心火不下降。火不生土,火熄人亡。《灵枢·逆顺肥瘦》云:"夫冲脉者,五脏六腑之海也,五脏六腑皆禀焉。其上者,出于颃颡(鼻咽部),渗诸阳,灌诸精;其下者,注少阴之大络(指足少阴肾经的腹旁各穴),出于气街,循阴股内廉,入腘中,伏行骭骨内,下至内踝之后属而别;其下者,并于少阴之经,渗三阴;其前者,伏行出跗属(跗骨与胫骨连接部),下循跗入大指间,渗诸络而温肌肉。"(脾主肌肉)《素问·骨空论》云:"冲脉者,起于气街,并少阴之经,夹脐上行,至胸中而散也。""冲脉为病,逆气(反向下行)里急。"(张锡纯的固冲汤:功能益气健脾,固冲摄血)冲为血海,中焦脾胃为气血生化之源。脾胃运,纳化常。五脏相关也。

《素问·上古天真论》云:"女子……五七,阳明脉衰……七七,任脉虚,太冲脉衰少,天癸竭。"《素问·举痛论》云:"冲脉起于关元随腹直上。"关元乃元气(肾气)升发所在。《难经·二十八难》云:"冲脉者,起于气冲,并足阳明之经,夹脐上行,至胸中而散也。"《伤寒论·辨阳明病脉证并治》云:"阳明居中,土也,万物所归。"一般规律:阳经居阳面,阴经居阴处。足阳明胃经为阳经却居胸腹阴面为主(相对腰背为阳而言)。脾为仓廪之官,阳明经过乳房,乳房为小儿粮仓。是否阳明经与冲脉一下一上有交汇之处？阳明胃经多气多血、冲为血海。血为气母，血能生气，血能载气。气行则血行，气滞则血瘀。气为血帅，气能生血（当归补血汤），气能行血（补阳还五汤），气能摄血（归脾汤）。阴阳互生互根。《素问·调经论》云："血气不和，百病乃变化而生。""心藏神，肺藏气，肝藏血，脾藏肉，肾藏志。五藏之道，皆出于经隧，以行血气，是故守经隧焉。"气血盛衰是一切疾病的主要因素，也是疾病转归的关键因素。气血耗伤之补，以"气以通为补，血以和为补"为原则。"冲""通"同音。条畅气血，营卫通达，血气和平，清升浊降。黄芪补气不是气，熟地补血不是血。天食人以五气，地食人以五味。需要通过人体肺的吐纳、脾胃的运化作用才可以成为气血，补充日常所需。土生金，所以重视调补脾胃可获中气健旺，气血充盛，升降有序，五脏和谐。但当先天之精耗竭时，后天之精气成为无本之本，不能长久矣。五脏相关也。

北京故宫的太和殿、中和殿、保和殿、太和门含意深远。贡生成为天子门生的殿试在太和殿举行，金榜题名的状元探花榜眼可以从正门出去。此时开启，只有皇帝皇后大婚之时可以出入的正门象征着国运昌隆，人才辈出，硕果累累，生生不息。"中"字加偏旁二点水，简化字为冲，加三点水，繁体字为沖。肾主水，脾为土脏，中土合坎水，水土合德。《素问·汤液醪醴论》云："平治于权衡。"《素问·至真要大论》云："补其不足，泻其有余。"《中庸》云："喜怒哀乐之未发，谓之中；发而皆中节，谓之和。中也者，天下之大本也；和也者，天下之达道也。致中和，天地位焉，万物育焉。"中国传统文化是中医之根。

"中气不足，九窍不利。""中气不足，溲便为之变。""肾司二便。""气有余便是火，气不足便是寒。""少火生气，壮火食气。"李东垣《脾胃论》云："《五常政大论》云：'阴精所奉其人寿，阳精所降其人夭。'阴精所奉，谓脾胃既和，谷气上升，春夏令行，故其人寿；阳精所降，谓脾胃不和，谷气下流，收藏令行，故其人夭。"气者阳所生也，故阳气尽必死。脏寒生腹满，因此，脾胃虚衰，元气（肾气）不足，清阳下陷，即为病。九窍与外界相通，与大气相应。"疏其血气，令其调达，而致和平。"《素问·至真要大论》云："谨察阴阳所在而调之，以平为期。"《中藏经》云："胃气壮则五脏六腑皆壮。"五脏相关也。

《邓铁涛医案与研究》中，黄某，女，75岁，遗尿案，健脾益气升阳，活血温肾固湿，进一步发挥合入升陷汤，升中有降，知母降胃气；合入芍药甘草汤，解痉镇静；加肉苁蓉、五爪龙走大便利湿，缩小便，是利小便而实大便的反向操作。在临床中应用于脾肾亏虚，固涩无权，尿频尿急的女性中老年患者，疗效有可重复性。一张处方是一个综合工程，一个方剂是一个示范，一个"法"可以由许多"方"来表达。大师示人以规矩。法无定法，非法即法。授人以渔。为什么男性老年多癃闭，女性老年多尿失禁，同时以温阳益气、健脾补肾活血之法有效呢？气的作用因为体弱气虚而减弱。阳主开泄，阴主收藏。表现形式不同而已。肾气丸的作用机理在此。《伤寒论》原始方是用桂枝，现在有人改用肉桂，二者有别。我的体会桂枝是降冲气，有开通开窍之性，例如桂枝汤中辛散开窍的作用。肉桂为皮，以皮达皮，如何纳气归肾？有人认为桂枝汤调理脾胃作用好，用于虚证。用在外证，可以解表；用在内证，可以协调阴阳。在《伤寒论》中，桂枝汤的一个主要作用是调和营卫。脾胃为气血生化之源，实质是调了脾胃。有人实验桂枝能促进胃液的分泌，旺盛消化功能。桂枝能下气，降冲逆，治吐逆（寒），利小便。岳美中医案：有用桂枝加桂，理中加肉桂、吴萸治奔豚气，并说明了加桂的理由与必要。卢崇汉的桂枝法我的理解就是调脾胃之法，"它能够为进一步的治疗拨开道路，这一点又是卢门的一大心法"（卢崇汉语）。四逆法就是脾肾双调之法。以补肾填精加强物质基础，否则不可能长久。五脏相关也。

李士懋认为，中医的传承有三个层次，一是思辨，二是学术思想，三是经验。其中加强思辨的传承是解决一切困惑的根本。一定要自己能够去找出路。解决问题是一种能力，控制永远不能解决问题的能力更重要。世界上有许多人和事是无果的。生老病死，奈何？医学存在的价值就是有为无为之间。郎景和从哲学的角度解读了医学的局限性，医疗的风险性。他认为医学是人类情感或人性善良的一种表达，进而成为医者的社会责任。要保持对服务对象的人文关怀。敬畏自然，敬畏生命，敬畏病人，敬畏医学，敬畏职业。一位美国医生的墓志铭写着：有时去治愈，常常去帮助，总是去安慰。

关于五爪龙，《中药大辞典》上可找到10种。①旋花科植物五爪金龙的根或茎叶。②桑科植物掌叶榕的根或根皮，又名五龙根。③葡萄科植物狭叶崖爬藤的全株或根，又名五爪金龙，也有叫乌蔹莓的。④桑科植物粗叶榕的根，又名五指毛桃、南芪、土黄芪。《邓铁涛医案与研究》确认为此药。北京路志正先生亦用五爪龙，不知为何品种，路氏称其有补气作用但不燥，又能解毒利湿，活血化瘀。⑤洪文旭的文章载邓老治重症肌无力的五爪龙又名乌蔹莓，为葡萄科植物乌蔹莓的全草或根。（还有一个葡萄科植物一把篾的根或藤也叫乌蔹莓。三个乌蔹莓了）我存疑。⑥葡萄科植物毛枝崖爬藤的根，又名红五加。⑦茜草科植物茜草的根及根茎，又名茜草根。⑧蔷薇科植物蛇含的全草或带根全草，又名蛇含，可以止泻。⑨桑科植物葎草全草，又名葎草。⑩一年生草本石竹科植物繁缕的茎叶，又名繁缕。

关于奔豚气从少腹上至心，灸其核上各一壮，与桂枝加桂汤。岳美中医案中加桂枝。章虚谷在《伤寒论本旨》中言："若平肾邪宜加肉桂，若解太阳之邪宜加桂枝也。"豚为肾之畜，李为肝之果。奔豚汤中的李根白皮是否暗示厥阴之为病气上冲心。尤在泾云："苓桂为奔豚主药而不用者，病不由肾发也。按服奔豚汤而未愈者,用乌梅丸神效。"事实上,当代李士懋先生就用乌梅丸化裁治奔豚气。是否印证了"一源三歧"之说、营气的十四循行路线说、"乙癸同源"之说？李士懋认为仲景论及奔豚有心阳虚、心气不足而逆者,用桂枝加桂汤;肝郁化热,气逆,用奔豚汤;肾阳虚,寒水上逆,脐下悸者,欲作奔豚,则用茯苓桂枝甘草大枣汤。固土防水。我在临床中单用吴茱萸汤治疗妊娠呕吐取效。病机为血聚养胎,肝气不足,下焦水饮夹肝寒上逆而致,冲任不调。任"主胞胎",任脉为"阴脉之海"。《素问·骨空论》王冰注:"所以谓之任脉者,女子得之以任养也。"女子二七任脉通,有子;七七任脉虚,无子。李可先生还推介了山西中医学院温碧泉先生的温氏奔豚汤,作用安养冲脉,运用 34 年,加减变通治疗以"厥气上攻"为主症者。"奔豚"为一种发作性疾病,发作时自觉一股冷气从少腹直冲胸咽⋯⋯发则欲死,止则冲气渐平如常人。属冲脉病变。冲为血海,其脉起于小腹,循腹上行,会于咽喉。隶属肝肾,又隶属阳明。当肾阳虚衰,肝寒凝滞,寒饮内停,冲脉即不安于位,挟饮邪上逆奔冲,便成本证。实乃肝脾肾三阴寒证(李可语)。五脏相关也。

　　冲气以为和,和为贵。和乃是阴阳的两个方面,一切上下、男女、日月、表里、寒热、虚实、矛盾、忠奸、真善美、假丑恶、黑白生死⋯⋯同时包容存在于共同体内并能维持一定的时间,化生出新生事物。中焦脾胃升降通达冲和,致中和,则人安泰。心肾上下相交,黄土为媒,左肝升右肺降,五脏相关也。

研习经典　做铁杆中医

——邓铁涛教授与经方班暨参加十期全国
经方临床运用高级研修班学习回顾

朱伟杰,胡少丽

（广东省英德市英城下街区卫生所）

一、"新技术革命与中医"

中医学是一门多学科相结合组成的学科。它既是自然科学,又包含着社会科学。文、史、哲是中医学的基础,它根植于中华文化的土壤之中,发扬中医就是发扬中华文化,以造福人类社会,这是我们所追求的目标。

经方之精妙由来已久。医之为道,源于岐黄;方术至妙,始于经方。东汉张仲景发"感往昔之沦丧,伤横夭之莫救"感慨,勤求古训,博采众方,广《汤液》《素问》《难经》,撰《伤寒杂病论》,创六经辨证理论体系,融理、法、方、药为一体,为中医学奠定临床理论基础。其立论之方,莫不精良,乃中医万世规矩之准绳,为群方之冠。问世1800多年来,活人无数,至今仍广泛适用于内、外、妇、儿、杂病、男科,老年性疾患,以及许多现代病之治疗。纵观古今,再望内外,后世潜心研究伤寒学术者众多,其中名医大家,无不是以承研伤寒,擅用经方而精成。为发挥经方优势,深入研究经方对疑难杂症、"治未病"之方术,开发经方,具有重要实用价值,而势在必行,任重而道远。研修经典,鼓舞士气,切磋技能,开拓思路是我们的初衷,使经方广为其用,让经方穷其传延,以提高临床诊疗水平,此乃是研修班的预期目标。

广州中医药大学伤寒论教研室系国家中医药管理局、广东省重点学科建设点。1984年与金匮教研室一道将二门课程回归临床,在第一附属医院建立了临床基地——综合病区。在学术带头人熊曼琪教授、陈纪藩教授的带领下,以临床基地为依托,发挥"六经钤百病""经方起沉疴"的优势,突出经方应用的特色,运用经方治疗病种达 90 多种,经方使用率达 60% 以上,并积累了一定的经方应用临床经验和实验研究资料,使医、教、研同步发展。为加强同仁间的经验交流,拓宽经方运用的思维途径,促进经方治疗疑难病证水平的提高,经国家中医药管理局科技教育司同意,广州中医药大学和广东省中医药学会仲景学说专业委员会共同主办第一期全国经方临床运用高级研修班。

金秋十月,岁在九六,南国羊城冉阳高照,五光十色,好一派繁荣景象。承蒙各级领导关怀指导,社会各界悉心帮助,第一期全国经方临床运用高级研修班在广州隆重举行。会上来自全国十多个省市及港澳台地区近百名学员,新加坡中医学院李金庸院长亲自前来祝贺并给学员讲课。全国名老中医、广州中医药大学终身教授邓铁涛老亲临会场,并给会员讲授"新技术革命与中医"。他指出:"新技术革命属于'未来学'的范畴,中医属于传统医学,而中医的振兴有赖于新技术革命,中医之飞跃发展又将推动世界新技术革命。中医要振兴,教育先行,提高中医水平必须学好经典,要反复读,用眼睛读,用心读。中国人民需要中医药,世界人民亦不能没有中医药。培养出千千万万高水平的中医人才,把中华文化的瑰宝——中医药贡献于世界。"这就是一位中医老人的信念和祈望。第一期学习班由于筹备充分,工作做得细致,有十多位来自全国各中医院校知名经方大家给学员授课,有广州中医药大学的鼎力支持。面对仲景学者深入浅出的精彩演讲,研修班学员深为大家风范及渊博的理论临床知识所折服,许多学员感到又回到辞别多年的课堂里,真可谓成效显著,结果办班是成功的,我们学员的收获极大。随后多期经方班亦如期成功举办。

二、"研修经典,做铁杆中医"

2006 年第六期经方班举办。规模比前几届有更大的突破,真可以说是"盛况空前"。会上来自全国 15 个省市及港澳台地区,还有美国、澳大利亚、新加坡等国共有 500 多位学员参加学习,当中还吸引了广州地区高校本科生、研究生,使可以容纳 600 人的会议大厅座无虚席,场场爆满,就连走道及门口都站满人,场面震撼。该班邀请的全国经方大家包括梅国强、陈瑞春、卢崇汉、刘力红、李赛美、黄仰模、伍炳彩、杨扶国、熊继柏、姚梅龄等授课老师。更可喜的是年过九旬的中医泰斗邓铁涛再次亲临现场讲话。并赠送墨宝寄语学员:"四大经典是根,各家学说是本,临床实践是中医生命线,仁心仁术是中医之魂。"并特为本研修班题词:"研修经典,做铁杆中医。"中医振兴,匹夫有责,邓老告诫年轻学子,必须端正对中医的认识,拜真正高水平的中医为师,走临证 - 读书 - 思考 - 临证 - 总结提高的路子。因为中医教育的成功是看学生对中医的四诊八纲和辨证论治是否掌握到位,要看中医院校的毕业生在临床中能不能真正运用中医武器战胜疾病,包括一些西医难以解决的疑难病。从不排斥西医的邓老认为:西医是微观医学,它在静止的、局部的、细微的方面下功夫;中医是宏观的医学,从动态出发,讲人体的整体性、系统性、协调性。如治疗糖尿病足,西医往往采取截肢的办法,而运用中医方法则不截肢就能治好病。治疗蛔虫团肠梗阻的患者,西医必须开刀清虫,而中医则让患者先喝一茶匙油,过几分钟再喝一茶匙醋,然后针刺 8 个手指节(针四缝),患者的病就能治好。其主持的"七五"攻关课题"重症肌无力的辨证论治及实验研究"是按照西医手段确诊和分型,采用数学统计方法总结的。邓老认为"脾胃虚损,五脏相关"是其病机,实验也证明该病符合"脾虚"之诊断。20 多年的临床显示他采用中医药根治这类病人不少,抢救有呼吸危象患者的成功率也较为满意。该研究足以证明用中医的宏观理论是能够指导临床和科学研究的,并且可以攻克世界医学难题。

三、把经方班办为"中医黄埔军校"

光阴荏苒,日月如梭,美丽的花城再次迎来金秋时节。2011 年 9 月,首届国际经方班暨第十期全国经方临床运用(疑难病)高级研修班在广州中医药大学第一附属医院隆重举行。会议除国内经方大家授课外,还邀请了美国、澳大利亚、日本、新加坡、马来西亚等国,以及港、澳、台地区专家学者主讲。

北京中医药大学王庆国教授介绍了以《伤寒论》中张仲景关于麻黄的用药及配伍为理论基础,从麻黄的发起阳气,宣发肺气,从而发挥消肿、发汗、平喘、止咳、止痛、退黄之功效。在临床上应用于以水肿、无汗、咳喘、鼻塞、关节痛为主要症状的各种临床疾病。此外,在发越阳气的基础上,通过宣肺通经开窍,可以拓展应用于疗中风、治胸痹、解病窦、退目翳、止胃痛、通便秘、止遗尿、治尿失禁、通精窍、起阳痿、温肢厥、升子脏,下乳汁等,从多层面多角度诠释麻黄的临床应用。

中国中医科学院全小林教授在经方用量策略中讲述了中医不传之秘在于量,剂量问题关乎临床疗效。中药同化药一样,存在量效关系,欲达一定之效,必用一定之量。临床中可以看到大小剂量并存现象,我们认为这种现象的存在是合理且自然的。用量有如用兵,即不能提笔便是重剂、猛剂,亦不能一惯追求四平八稳,而应根据疾病的种类、病情的轻重、个体的差异、药物的品性等合理用量,我们称之为用量策略。其涵盖内容广泛,主要包括随病施量、随症施量、因势施量、因人施量、因药施量、因剂型施量等等,并结合临床运用经方讲述了用量策略,扩宽药物剂量阈,实现有效性和安全性有机统一。

美国西雅图东方医学院马屹正中医师就美国中国的现状与挑战,指出目前存在教育系统紊乱、临床经验不够、中医范围缩小、运用中药困难、理解中文文献困难等情况作了汇报,并以病案讲解的形式阐述了在美国运用经方进行临床应用的情况、美国中医对经方的认识、中医与西医的冲突、美国生活习惯与中医的冲突等问题,并还介绍了美国西雅图东方医学院的成立和发展情况。

湖北中医药大学梅国强教授作了题为"加减柴胡四物汤临证思辨录"的讲座。他认为:小柴胡汤为少阳病主方,与脏腑关系十分密切。四物汤为理血之方。因此柴胡、四物汤被广泛应用于临床,并以现代常用剂量用于临床,目前取得较为满意的病种,如头面疼痛、耳鸣脑鸣、胸胁痛、皮肤病、经期诸证、绝经期诸证、便秘等,结合其临床经验细论细述,析案论法。

北京中医药大学郝万山教授则认为:熟读经典,是中医临床大家成才的必由之路。在中医经典中,对临床家的成才,对提高治疗疑难重症的水平、学习、研究和应用《伤寒论》尤其重要。并结合其本人如何学好《伤寒论》进行深入透彻的阐述。从学习而言,应着重学习《伤寒论》中理法方药的基本知识,辨证鉴别的思维方法,灵活用方的思路以及组方遣药的技巧。从学习方法而言,则提出经常诵读,辨析词句和医理,向明师学习,勤于临床实践,阅读注家论述等。

澳大利亚墨尔本理工大学杨洁德教授讲述了运用中医治法当中的和法在临床中如何巧妙施用,其意义包括:①畅枢机,和解少阳;②调和肠胃,复气机升降;③调和肝脾,透郁邪。还结合《伤寒论》中"和"法的应用进行了分析,并提出了仲景"和解"与后世"和解法"的异同。

台北市立联合医院陈旺全主任医师则着眼于临证之"实用"灵活应用"经方",以期开阔临证医者的思路。例如:同为一种病证,因病者体质差异,年龄大小,生活起居环境的不同,病势急剧,病程长短……变化莫测。因此临证者不可妄之,宜见病知源,异病同治,同病异治,法因证变,孰轻孰重,药循方易,师其法而不泥其方,有是证用是法,有是法用是方,将脉因证治化为一体,理、法、方、药贯穿始终,从而构成以辨证论治为核心之诊治体系。

南京中医药大学黄煌教授则选择了临床运用五苓散相关问题进行专题讲述。如五苓散的经典方证、剂型、剂量、类方、与猪苓汤的区别以及广泛运用于洞泻、头痛、脂肪肝、多汗症、尿崩症、肝硬化腹水、眼科疾患、皮肤病、肿瘤等,并阐述其观点与看法。

广州中医药大学陈纪藩教授作了"运用《金匮要略》理法治疗类风湿关节炎的思考"讲座,指出:类风湿关节炎,中医学属历节、痛风、鹤膝风、痹等范畴。并从病因病机、辨证论治两个方面总结了对该病治疗的临床经验。认为肝肾虚损,感受风寒所致气血痹阻,痰瘀交阻致使筋骨得不到气血的濡养,最终导致筋伤骨损而致残。在治法方面提出攻补兼施,寒温并用,润燥互济等治法。并对麻杏苡甘汤、葛根汤、半夏泻心汤、白虎加桂枝汤、桂枝芍药知母汤、乌头汤、黄芪桂枝五物等常用经方和有关常用对药作了阐述。

广州中医药大学彭胜权教授则讲述了运用温病理论治疗顽固性发热的经验,并说明只要遵循温病卫气营血辨证和三焦辨证的理论指导,可以为较为棘手的疾病拓宽治疗思路,列举了三例临床颇为顽固性发热的案例,进行详细叙述。

湖南中医药大学熊继柏教授认为学习中医经典,提高理论水平应掌握《内经》的理论体系,熟悉《伤寒论》《金匮要略》《温病》的辨证论治法则,理法方药系统,从而提高中医理论水平。并结合生动的临床病例阐述了如何运用经典理论指导常见病症、危急病症、疑难病案例的中医治疗,并就其临床中所治疗的多个案例进行阐述。

日本北海道大学唐泽豪贵、木下顺一郎教授则以苓桂术甘汤和四物汤之合方,组成经验方"连珠饮"运用于临床,并介绍应用连珠饮治疗以眩晕为主要临床表现的三个病例,说明连珠饮可以治疗苓桂术甘汤证兼具贫血、血虚者,即以梅尼埃综合征、直立性、运动性引起的眩晕,其应用范围广,并有着较为广阔的临床应用前景,分别进行论述,并举列三个临床病例进行交流。

开班首日,年介九十有五的国医大师邓铁涛教授,在附一院国医大师亭专门接见了第十期经方班全体学员及授课老师,并语重心长地说:我们广州是有光荣优良传统的城市,有悠久中医传统底蕴的省份,有着三千多年的文化沉淀,大革命时期国共两党在黄埔军校培训了二十多期陆军军官,为中国革命和抗击日本侵略者培养了无数优秀的军事人才。今天我们要发扬优良传统,把经方班办成"中医黄埔军校",以培养更多高水平的铁杆中医。为此引来了大家热烈的掌声,随即愉快地和大家合影留念。

四、心 得 体 会

踏石有印,抓铁留痕,太平盛世,藏才于民。中医人才培养除正规的院校教育外,师承教育、继续教育、自学和临床感悟是登堂入室必不可少的途径。在中医学发展的历史长河中名医辈出,著作如林。医和观齐恒面色而治未病;扁鹊为虢太子针尸厥以起死回生;华佗创麻沸散而开剖颅术先河;张仲景著《伤寒杂病论》始为医门万世规矩准绳,史称"医圣";孙思邈写《备急千金要方》,人称"药王";李时珍撰《本草纲目》被誉为"东方药物巨典"等等,均彰显了济世活人的成就。徐灵胎说过:"医者之学问,全在明伤寒之理,则万病皆通。"《弟子规》还说:"方读此,勿慕彼,此未终,彼勿起。宽为限,紧用功,功夫到,滞塞通。"有道是"学贵专一,不容浅尝者问津;思贵沉潜,不容浮躁者涉猎"。医学不是文学,不需要寄情于山水间寻找灵感,而需要十年磨一剑的沉思和积淀。随着岁月的推移,逐渐认识到中医治病是结合长期临床经验的积累,在四诊合参的基础上"观其脉症,知犯何逆,随证治之"。要用好经方更不是三朝两日的事,必须反复实践、领悟,树立"无为方有为"的坚韧意志,方能得出其所以然。一息尚存,此志不容懈怠,重任在肩,决心用勇往直前的精神和毅力来研究中医经典著作,因为它是中医的根,夯实根基,根深才能叶茂。

肿瘤从脾论治、五脏相关的探讨

郭金隆,钟琳,廖万柏,黄华轼

（深圳市宝安人民医院）

脾在中医生理、病理中占有重要位置。脾主运化、升阳、统血,是"气血生化之源",肿瘤发生发展过程中与脾密切相关。现代临床实验研究很多支持这种观点。我们在临床上对肿瘤患者从脾论治、五脏相关调理得到较为满意的效果。

一、从脾论治肿瘤的经典论述

如《素问》云:"饮入于胃,游溢精气,上输于脾,脾气散精,上归于肺。"李东垣《脾胃论》阐发"人以脾胃中气为本"中称:"历观诸篇而参考之,则元气之充足,皆由脾胃之无所伤,而后能滋养元气;若胃气之本弱,饮食自倍,则脾胃之气既伤,而元气亦不能充,而诸病之所由生也。"脾虚则气不能生而气虚,今气不能行而气滞。脾虚不能运化水湿,致痰湿生焉,久之,痰湿瘀毒相搏,聚为肿瘤。《医宗必读》曰:"积之成也,正气不足,而后邪气踞之。"

二、现代对肿瘤患者"脾虚"的研究

张仲海等通过实验研究提出,血清脂蛋白谱(SLPG)异常是肿瘤患者脾虚的一个实验室指证,中医学说的脾运化异常可能是肿瘤患者的一个共同发病环节。脾乃后天之本,主水谷精微之运化,血中脂质是水谷精微的重要组成部分,它参与每一个细胞的能量代谢,调整 SLPG 动态平衡可能是中西医结合对肿瘤的一种基础治疗,对监控肿瘤患者"脾气散精"功能,尽可能把脾的运化功能维持在正常状态,以此作为一种基础治疗,将有利于机体自身发挥抗肿瘤能力,有助于各种疗法效果之提高。

邱氏等用健脾中药治疗 C57 小鼠 Lewis 瘤的肺转移,白术组转移灶为 (4.5±3.07) 个,对照组为 (18.13±4.52) 个 ($P<0.05$)。在进一步的研究中,用裸小鼠脾包膜下接种人胃癌细胞 SGC-7901 做模型,随机分成两组,一组为服用健脾药为主的中药组,另一组为对照组,30 日后处死动物,观察转移情况,对照组中转移率为 83.3%,中药组为 16.2% ($P<0.05$)。肝转移灶中药组为 (0.169±0.371) 个,而对照组为 (2.333±2.057) 个 ($P<0.05$)。中药组腹水出现率为 16.7%,对照组为 83.3% ($P<0.05$)。

申氏用四君子汤加黄芪为主治疗小鼠肉瘤 180 腹水癌细胞静脉接种,小鼠 Lewis 肺癌皮下接种,发现健脾中药具有抑制血行转移和肺转移的作用。

汤氏用党参、白术、枸杞子等健脾为主中药治疗小鼠前胃癌 FC,通过对 Lewis 肺癌的血行转移治疗显示转移灶数中药组为 (10.5±3.5) 个,对照组为 (42.7±13.5) 个 ($P<0.05$)。另外,对宫颈癌 U14 治疗,中药组淋巴结转移率为 25.0%,对照组为 55.0% ($P<0.05$)。

三、从脾论治肿瘤的临床研究

于尔辛对肝癌用健脾法获得临床效果。他们对肝癌证候进行分析,其主要症状依次为肝区疼痛、上腹肿块、上腹胀满、乏力、胃纳差、消瘦、恶心、发热、腹泻、呕吐、便闭等。可以看到,除肝区疼痛、上腹肿块、发热外,其余均是脾胃症状。肝区痛按血瘀而治,生长一年以上是罕见,且多副作用。上腹肿块从软坚散结治,效果不佳。如《内经》云:"有所劳倦,形气衰少,谷气不盛,上焦不行,下脘不通,而胃气热,热气熏胸中,故内热。"于尔辛等据此参加李东垣的论述,提出肝癌病从脾论治、中西医结合,5 年生存率为 10%~20%。

肝癌如此,胃癌亦然。胃癌病机,唐宗海曾经说:"盖此地为阳明中土,乃水火血气,上下往来之都会也,火降血下,气升水布,则此地廓然。"脾胃虚损,水火气血交往失常,乃成胃病,此可以用健脾法治胃癌也。

于尔辛等用中西医综合治疗,整体和局部、内治和外治结合健脾之本,又用外治肝癌如用放射治疗、介入治疗、局部注射等,29 例肝癌癌块消失者中,5 年生存率已达 55.0%,显然与非结合中医药的单纯现代医学相比,差异是明显的。

健脾理气的实验探索有了新的思路,不是单纯将药物做抗癌筛选,而是比较接近了中医的辨证思维:调理机体、扶正祛邪。其机理:①健脾药对肿瘤细胞动力学有影响,使 S 期细胞比例降低,癌细胞群体增殖指数降低;②对免疫功能有影响,使 T 杀伤细胞、HK 细胞、LAK 细胞活性增加,使 T 抑制细胞降低;③对机体血液黏滞情况,对蛋白代谢都有有利影响;④与放疗综合作用,对瘤体抑制率,对数杀灭率最高;⑤与化疗综合作用,可使瘤体缩小最为明显,而NK细胞活性恢复最好;⑥对四氯化碳引起的大鼠 GPT、AFP 升高,混合功能氧化酶活性改变,均有调节作用;⑦对致癌剂诱发的肝癌癌前病变有阻断作用,作用环节可能是对 N-ras 的过量表达。

服用健脾药提高对强烈化疗的承受力。脾与胃为生化之源,五脏六腑皆赖以养,合称为后天之本,从脏腑整体观念分析,脾胜能使其他脏腑生理健康,病理转归良好。脾气为胃引其津液,散精于肺,输布全身。脾胜则水液蒸化代谢正常,生理处于优良状态。脾气健旺,可谓"四季脾旺不受邪",正气充足,机体就能顺利完成化疗。我们用 CAP 方案和 HD-MTX 这些最强烈的抗癌药联合运用。CAP 方案,4 周为一周期,顺铂 60~100mg/m^2,阿霉素 40~60mg/m^2,环磷酰胺 20mg/kg。CAP 方案 1 周后用 HD-MTX-CFR。MTX 用量为 60~100mg/kg。要切实执行该治疗计划。在化疗前,按上述健脾思路给予了四君子加黄芪等健脾药。在 CAP 方案中予四苓汤加黄芪等健脾药,有效地预防了化疗对机体的毒害。江西省肿瘤医院也报道了芪苓汤预防高剂量顺铂的肾毒性,疗效优于水化利尿脱水。芪苓汤治疗后的观察发现 BUN、Cr 无一例异常,且BUN、Cr、血 β_2-MG、尿 NAG 均值均有下降,而水化治疗的对照组治疗后 BUN、Cr 均值略有上升。

四、从脾论治肿瘤应五脏相关的探讨

中医认为,肿瘤的发病关键是脏腑功能失调。五脏是人体实现各种复杂生命活动的中心。论治肿瘤的方法论本于阴阳、五脏相关。

(一)治病求本,本于阴阳

这是典型的"国学"特色。国学学问的特点是什么呢?"君子务本。"所以"本立而道生","就有道而正焉"。华夏哲学以道为核心。老子说:"道可道,非常道。"岐黄言阴阳之道。佛学传入中国后也吸收道学智慧。子曰:"予一贯之。"找到这个"一",豁然贯通,什么都懂了。的的确确有"一"这么个东西。南怀瑾就是这么挑明的。"一"就是二,二就是阴阳。《素问·阴阳离合论》云:"阴阳者,数之可十,推之可百,数之可千,推之可万,万之大不可胜数,然其要一也。"《素问·阴阳应象大论》云:"阴阳者,天地之道也,万物之纲纪,变化之父母,生杀之本始,神明之府也,治病必求于本。"善诊者,察色按脉,先别阴阳。百年以来,许多西医难容中医,科学家、名教授片面追逐西洋学术,竟言中医阴阳学说是伪科学。其实中西医学亦阴阳之道,单纯西医学安得其全。

以"一分为三""阴阳五行"中医"五脏相关"学,与现代科学、西医学合作,进行有效的研究,人体生命科学是正道。

西医学在认识和治疗疾病上,强调机体内对立的双方,过多给予单方面的抑制和补偿,也就是对亢进者采取抑制,对不足者给予补充。可见其哲学思想层面上是"一分为二"的。中医属于典型的国学,国学是"一分为三"。《黄帝内经》就是隐含一分为三的哲理。对于不同的证,对于脏腑五行相关,进行相应调理,使之趋于稳定的、动态的中正平衡,阴阳各安其位,各尽其能,身体从病态恢复健康。

(二)五脏相关,密切联系

中医五脏相关学说是基于对中医五行学说的继承和发展的一种创新。五脏相关学说是具体化了,有着重要临床指导意义,肿瘤亦如此。现代医学中手术、放化疗、免疫治疗等为肿瘤治疗提供重大贡献。而中医也有自己的特色与优势,如以心肝脾肺肾五脏为核心来治病。

心为君主之官,为十二官之主,主明则下安,主不明则十二官危。心主神明,当心的功能正常时,人表现为生气勃勃、精力充沛,对客观事物反应敏锐;反之,如果心发生了病理变化,就会出现心悸、心烦、失眠等症状,甚至思维混乱、神志失常。宗教让人们看淡死亡,淡化死亡的恐惧,许多皈依宗教患者,心态明显趋于稳定。这常常对治癌产生积极的影响。因此,我们十分重视肿瘤病人的思想观念,认真做好解释安慰工作。

肝主疏泄,喜条达。肝属木,脾属土。肝郁横逆,木克土则肝脾失调。肿瘤病人常精神抑郁,善太息,胁胀脘闷、纳不馨、脉弦。宜疏肝解郁和中,用柴胡舒肝散加二陈、竹茹之药。妇女若影响经血,经前乳胀腹痛,宜逍遥散合益母草、香附等疏肝活血和中。

肺主气,肺病则气机出入升降失常;肺朝百脉,管理调节血液运行。气为血帅,肺气失调则百脉血运不利。肺通调水道,下输膀胱。肺气不降,通调失利,则水液潴留。肺脏生理正常,肺气通宣,才能令肿瘤患者气畅血通、水湿痰饮排泄,不致为患。宜芪术方异功散、补中益气方等。

肾为先天之本,脾为后天之本。脾之健运需要肾阳的温煦,脾运化水谷精微,所生后天之精又不断充养先天之精。把握时机,脾肾同调,先后天阴阳同盛,使正胜祛邪。实验研究亦提示,补脾益肾能提高机体的免疫功能,增强骨髓造血功能,增强垂体 - 肾上腺皮质的功能,使肿瘤机体紊乱的生理功能复常,平衡内环境,保持机体生存的物质基础,修复病理变化。

从整体观出发,五脏密切相关,是经络将人体脏腑、四肢百骸、五官九窍、皮肉筋脉联结统一整体。气血津液由脏腑化生输布,脏腑赖之以正常生理活动。脏腑与气血津液病变又相互密切影响。

癌症的发生发展是一个复杂的过程,也是一个可以逆转的过程。中医药辨证施治、"五脏相关",使机体阴平阳秘、正气存内、邪不可干,在目前医学科技水平上是有意义的。军事医学科学研究院崔教授发现使用改善免疫的中药或保健品对 TAP 阳性的亚临床期癌症病人具有较好的效果。因此从肿瘤预防、治疗康复(包括复发转移)在从脾论治基础上必然进行调理五脏。

五、临床病案

熊某,女,41 岁,深圳市某医院护士。1998 年 9 月因腹胀于 3 月在中山大学附属肿瘤医院诊断为"卵巢癌",行广泛子宫切除术 + 大网膜切除术。术中见肿物大小 11cm×10cm×8cm,术后病理示右卵巢低分化腺癌。术后诊断为卵巢低分化腺癌Ⅱa 期。患者 2005 年复查,CT 提示肝门区低密度影,考虑转移瘤。2006 年左锁骨淋巴结病理示低分化腺癌转移。患者一直坚持中西医结合治疗,西医化疗,行 CBP 方案、多帕菲 + 艾恒、TP(紫杉醇 + 艾恒)等方案。化疗期间服用中药健脾理气,减轻化疗副作用,用陈夏六君汤加黄芪、山药、砂仁。平时多为脾虚见症:面黄少华、神疲乏力、少气纳差,食后脘闷不适,易自汗出,舌淡脉细。服用李东垣清暑益气汤加穿山甲、干蟾蜍、白花蛇舌草、三棱等,健脾益气攻毒。有时出现心情郁闷、肋胁不适、脘闷纳呆、嗳气,予柴胡舒肝散加香附,或逍遥散加味。结合心理疏导症状较快缓解。患者术后 10 余年至 2012 年生活质量较好,常能操持家务、参加单位组织外出旅游等活动,直至 2013 年才因肿瘤广泛转移而去世。

陈某,男,68 岁,本院职工,于 2004 年 6 月因腹痛、血便 2 个月行钡剂灌肠,离肛门约 25cm 处见一 2.5cm×2cm 肿物,考虑为乙状结肠癌。7 月 13 日在深圳市二院行根治术,术后病理示乙状结肠中等分化腺癌,侵犯至浆膜层。两切端未见癌,肠旁淋巴结 1/2 转移,分期为 Dukesc1 期。术后行 2 个疗程 Focfox 方案化疗。11 月因肠梗阻在深圳市二院又手术治疗,后停止化疗。患者一直坚持服中药治疗,根据从脾论治、五脏相关的理论,予清暑益气汤、陈夏六君汤加味主之,并常服灵芝。患者至今虽高龄,生活质量仍可。

叶某,男,60 岁,本院家属。于 2007 年 12 月 11 日体检查 B 超发现肝部肿物,患者无明显不适,12 月 12 日在我院查上腹部 CT 提示肝左叶内侧段占位,考虑为原发性肝癌。血 AFP 为 864.5ng/ml,于 2007 年 12 月 17 日在我院行胆囊切除术 + 左半肝切除术,术后病理:①(肝左叶)肝癌,符合混合型肝癌。手术切缘未见癌。②胆囊呈慢性炎症,未见癌。术后行 FM 方案化疗 3 程。患者坚持长期按中医调理,根据从脾论治、五脏相关的理论,予东垣清暑益气汤合干蟾蜍等,患者至今健在,无复发转移。

　　某女,68岁,2013年3月在深圳市人民医院,因贲门混合性腺癌-神经内分泌癌($T_3N_0M_0$)术后用奥沙利铂加替吉奥化疗2次。由于年老体衰不能承受,改以纯中医治疗。用清暑益气汤加味从脾治,逐渐康复,定期复查。2014年8月查癌症指标正常,超声肝、胆囊、胆管、脾脏及腹主动脉周围未见异常声像。乃据衰老与肿瘤研究新进展,从脾肾先后天相关之说,守上方添菟丝子、肉苁蓉之属,王道缓调。

民间中医应在疑难杂症的治疗中发挥积极的作用

——简述治疗肺癌晚期（脑骨转移）、慢性肾炎、卒中后全身瘫痪症中的体会和心得

岑汤尧　张效禹（指导老师）

晚期肺癌（脑转移骨转移）患者能救吗？目前,肺癌患者中 70% 以上都是中晚期的,晚期肺癌患者的治疗更是棘手,但是晚期肺癌绝不等于生命的终期,同样有希望带瘤生存。下面本人叙述 2010 年 7 月诊治一位肺癌晚期（脑转移、骨转移）的病人概况：

张某,女,55 岁,2009 年 5 月肺科医院诊断左肺腺癌,经过放化疗（化疗四段,骨放疗多次）,2009 年 10 月脑转移放疗,到 2010 年 7 月本人诊治时,身体情况非常差；脉细弱,肝肾亏,气虚血亏,手指网状青紫,掌肌发白无血色,大小鱼际挛缩,舌体胖,有齿印,舌质黯有瘀点,舌静脉不见。血脂高,肝阳亢,肝气郁。腹诊：腹硬,脾、胃脘、肝、脐、女子胞都有痛觉,中焦,下焦有瘀堵,双腿乏力无法站立,二便不调,大便燥屎。脸色㿠白无血色,语言如游丝,大伤元气,胃纳极差,每餐吃半两粥也要费多时,并下咽困难。治则：扶正保元,调补脾胃,活血化瘀,利气散结,平补气血肝肾,通调经络。《素问·六微旨大论》云："出入废则神机化灭,升降息则气立孤危。"

方药：白术、焦六曲、炒麦芽、山楂、枳壳、皂角刺、牛膝、八月札、苍术、制南星、川贝、水蛭、莪术、三棱、当归、红花、川芎、桃仁、地龙、鸡内金、木香、西红花、麝香（冲服）。方意为调补脾胃,通调二便（肺与大肠互为阴阳）活血化瘀为利气散结,经过 2 周治疗,多次排出黑便,量大；面色气虚有所改变,腹上部

变软,下部还硬,调补脾胃通调二便得到预期效果,病人胃口好转,药效不更方,继续内服。

肺癌晚期(脑转移、骨转移)的最主要问题有脾胃极虚,元气极衰,癌症疼痛;但最主要的问题还是控制病情,控制了病情就不会进一步恶化病态。扶正保元调补脾胃就成为首要。脾为后天之本,脾胃收纳的改善,提升精力元气,也使癌症疼痛问题有了改善。经过5个月的治疗,病人已经能每餐食一小碗约一两半干饭,加半只鸽子,语言响亮,面有血色,掌肌有血色,舌质红润,腹软,腹部痛点消失,二便通畅,实现带瘤生存。

肾病是一种高发病,我国每年有近百万人死于各种肾病引起的疾病。肾脏是重要器官,具有特殊的排毒功能,也容易受到各种疾病和有害物质的侵犯而受到损伤,造成肾功能受损,并容易反复发作,很难改变肾病的病情发展。本人通过对慢性肾炎病人的诊治,发现肾脏病情通过中医药能得到改变。病人王某于2006年12月上海长征医院诊断为慢性肾炎,经过数年治疗,病情进一步加重,于2010年9月找我诊治。王某,男,56岁,2010年9月,脉细涩,舌体胖、淡,苔腻,面色㿠白,毛发不华,气血二亏,动则气促,腰膝酸软,肝肾二虚,血运不调,易疲劳,背俞穴疼痛闭塞。腹诊:心脏、肝脏、脾脏等多处痛点,二便尚可。治则:肝肾同源。肝血有赖于肾精的滋养,肾精也不断得到肝血所化之精以补充,肝肾同治为首要,脾胃调和以助。

方药:柴胡、茵陈、川芎、当归、西红花、麝香、莪术、皂荚仁、枳壳、半夏、赤芍、泽泻、夏枯草、血竭、菖蒲、六曲、乌药、鸡内金、桃仁、红花、甘草。经过2个月左右的诊治,通过超声检查,萎缩的肾脏有明显恢复(器质性的改变),双肾动脉腹主动脉明显增大,腹诊心脏、肝脏、脾脏等痛点消失,舌红润、面色红润改变,气促改变,使慢性肾衰竭有了显著的好转。

当前心脑血管病成为高发病,其中脑卒中所产生的全身瘫痪给病人和家属带来许多烦恼和不便,就此病症我们中医药是能很好发挥作用的。

2010年3月接病人倪某,男,78岁,2010年1月28日磁共振(MRI)示两侧额顶叶及侧脑室旁缺血梗死。患者不能语言,舌肌萎缩,吞咽困难,大小便失禁,四肢瘫痪。3月3日初诊立治则:祛痰定惊,醒脑开窍,利气通络,凉血醒神。

方药:制南星、川贝、水蛭、皂角刺、川芎、当归、红花、桃仁、炒麦芽、焦六曲、枳壳、陈皮、石菖蒲、赤芍、泽泻、甘草。另用安宫牛黄丸,每日2粒。经过10天诊治,症状明显改观,大小便失禁消失,语言功能恢复,语言流畅,上肢瘫痪减轻,下肢还未见效,吞咽困难解决。有人认为"半昏迷者不宜用安宫牛黄丸",其实只要使用得当,能起很大作用的。

中医中药是我们中华民族祖先经过几千年的研究，而提升为有理论、有方法、有药物的治疗疾病的文化传承，它有着巨大的生命力而且在治疗疑难疾病中得到广泛佐证的。我们中华民族的中医药文化，应该是我们的第五大发明，它将为我们中华民族的璀璨历史长河，增添新的光彩。

"肌萎缩侧索硬化症"中医药治疗体会

岑汤尧　张效禹（指导老师）（上海）

　　世界著名的英国科学家斯提芬·霍金教授在近 40 年的岁月中,凭着对医学的坚定信念和对生活的顽强毅力,同运动神经元疾病肌萎缩侧索硬化症进行抗争。他几乎完全瘫痪,不能说话。当今全世界大约每 10 万人中有 6 个神经肌肉疾病患者,每年都有 12 万新增病人。目前,我国约有患者 450 万,上海有 5 万余病人等待康复,而此病发病率在不断上升。

　　肌萎缩侧索硬化症虽然是一种疑难杂症,但对中医药来说还是有治愈的可能。下面我就 2005 年 3 月治疗 1 例肌萎缩侧索硬化症作一叙述:

　　曹某,40 岁,2005 年 3 月 6 日。

　　自诉:病起始于右手大小鱼际萎缩,后逐渐发展成双手。2002 年 6 月 20 日上海针灸经络研究所就诊。

　　主诉:双手乏力,肌肉跳动年余,始则右手乏力,渐进展成双手乏力颤抖,书写无力,控制不稳,上臂肌肉跳动,纳可睡安,偶有梦,烦躁,二便正常。

　　检查:双手腱反射亢进,右手前臂肌群、右鱼际肌萎缩,肌力下降,Shoulder(+),颈压顶试验(−)、屈颈试验(−)。苔薄,双手脉弱,尺无根。

　　辨证分析:运动神经元变性(前角神经),手太阴气逆,阳明经失养。

　　诊断:肌萎缩是多种疾病的体征,如肌萎缩侧索硬化症、进行性肌萎缩、进行性延髓麻痹、肌营养不良、多发性肌炎皮肌炎、格林巴利后遗症、多发性硬化症等。2005 年 3 月 1 日血液生化报告:总胆固醇 4.9mmol/L(0.0~5.2mmol/L),甘油三酯 2.2mmol/L(0.0~2.3mmol/L),低密度脂蛋白 3.1mmol/L(2.7~3.1mmol/L);血流变:全血黏度(mPas)4.54(3.2~4.4)、5.82(4.33~5.86)、9.47(6.86~8.52)、19.95(14.28~20.56),血浆黏度值 1.66mPas(1.3~1.75mPas),血常规血红蛋白 159g/L(110~160g/L),血细胞比容 0.473(0.361~0.500),淋巴细胞比率 39.1%(20.0%~40.0%),中值细胞比率 11.8%(3.0%~10.0%),红细胞分布宽度 13.1%(37.0%~55.0%)。2005 年 2 月 28 日脑血流检查(TCD):右侧中动脉、左侧前动

脉外排阻力增加,右侧大脑前动脉、左侧大脑前动脉血流加快。以检查报告看出患者脂质代谢严重受阻,血液黏稠度相当高,而脑血流图提示脑血管已发生病变。

检查身体四肢:①上肢、下肢均有不同程度的肌肉萎缩。②真皮下明显水肿、面部皮肤发亮,两手掌肿胀皮肤发亮。③肩关节肌肉萎缩,关节腔粘连。④眼巩膜小血管痉挛。⑤双手大小鱼际肌萎缩,上肢肌肉震颤麻痹。⑥下肢肌肉萎缩轻瘫,行走为移步状,自己不能上下楼梯。⑦舌肌挛缩不能伸出,吐字不清。⑧吞咽肌萎缩,不能正常吃饭,约要半小时。⑨呼吸肌萎缩,喝水呛咳。⑩头晕时有发生,并偶有头痛发生。⑪肝、脾、肾虚损。⑫腹压增高,不能从坐姿自己站起来,从睡姿自己起床。⑬血液脂质高。⑭高血黏度。⑮血红蛋白、血细胞比容、淋巴细胞比率、中值细胞比率增高;红细胞分布宽度严重降低。⑯脑血流图提示动脉血管血流阻力增加,血流增快。

患者面色㿠白发亮,神色麻木,舌淡质黯,苔白厚腻,脉浮细缓涩,风寒伤络,营卫虚损,肝郁化火口干不适,气滞水饮内停,寒凝血瘀,表皮明显水肿。

治则:患者以2002年得病后延续到2005年,迁延日久,造成气、血、津液及多脏器受累,几种病证并存,病情复杂难度大。《素问·异法方宜论》云:"圣人杂合以治,各得其所宜。"明代张景岳也认为:"杂合五方之治而随机应变,则各得其宜矣。"治宜内外兼顾,上下贯通,阴阳平衡为法度。①控制全身进行性肌肉萎缩,首先治愈舌肌挛缩、吞咽困难。同时治愈肌肉震颤。②通调血脉,改变血管瘀堵,解决气滞血瘀,改变血液黏度,解决高血脂。③治疗脑血管阻力增加的病症,改变延髓麻痹、脑干运动神经元细胞的修复,脊髓前角神经细胞的修复。④平补肝、脾、肾,使气血充盈,扶正祛邪。《素问·痿论》云:"肝气热,则胆泄口苦,筋膜干,筋膜干则筋急而挛,发为筋痿。脾气热,则胃干而渴、肌肉不仁,发为肉痿。"所以要平补肝、脾、肾。《素问·五脏别论》云:"五脏者,藏精气而不泻也,故满而不能实。六腑者,传化物而不藏,故实而不能满也。"《灵枢·天年》云:"五脏坚固,血脉和调,肌肉解利。"从《内经》中我们知道五脏的精气充盈,才能使血脉调和,并使全身肌肉滑润,通利无滞。所以对患者的高血脂、高血黏度及血管的通透度差要全面综合性治疗。共用4个方剂,散剂服用。

1. 清热解毒,活血化瘀 牛黄、麝香、红花、郁金、桃仁、荔枝核、枳壳、黄芪、胆南星、白芥子、地龙等。每日3次。

2. 清热化湿、化痰 黄芩、黄连、生地黄、栀子、泽泻、茵陈、木香、桔梗、白芥子等。每日3次。

3. 清心、肝虚火 西红花、柴胡、生地黄、黄连、钩藤、川芎、丹参、石菖蒲、梅片等。每日3次。

4. 保脾胃、清三焦、化积滞 焦六曲、炒麦芽、白术、鸡内金、焦山楂、台乌药、佛手、菖蒲、甘草等。每日 3 次。

患者 3 月 27 日开始服用，3 月 29 日复诊，患者舌肌有松动，口齿清爽点了。药效不更方，继续服用。

4 月 2 日复诊：口齿更清爽，能唱歌了；肌肉震颤减少。药有效不更方，继续服用。忌口辛辣刺激，生冷油腻。

4 月 7 日复诊：早晨起床感觉咽喉部位不紧，语言表达基本接近正常人。大笑能自己控制；腹压减低，能自己起床，能弯腰提鞋，上肢伸展好转。今天用外敷药，用于经络穴位。方用独活、细辛、川椒、五加皮、川芎、郁金、干姜、穿山甲、制半夏、梅片等。穴位取风府、风池、大椎、颊车、大迎、完骨、膻中，手三阴内关、曲泽、少海，手阳明曲池，前胸中府、周荣、库房、天突、肩井，背部大杼、肺俞。忌口辛辣刺激，生冷油腻。

4 月 13 日复诊：原来每天喝许多水，还是口干，现在不怎么口干了，水喝得少多了，早晨起床口臭很厉害，肠鸣产生，晚上放屁多，说明清心肝虚火、清三焦、化积滞产生效果。加大药量，加强清热化湿化痰。

4 月 17 日复诊：口臭消失，肠鸣肠蠕动增加，晚上放屁多。双手掌水肿明显好转。

5 月 6 日复诊：左手小指近端水肿消失，好转，双手掌肌肉僵硬改变，已经软化。

5 月 23 日复诊：外用药泡左手掌。

5 月 25 日复诊：外用药泡手掌有效，小指、无名指第 3 节近掌端出现皱纹；过去小臂僵硬无力握拳，现小臂松弛肌肉弹性恢复，整体效果很好。

5 月 28 日复诊：内服 4 种药继续，随症有一些小变动，总治疗原则不变。今天第 3 次外敷药（第 2 次 5 月 14 日）。

6 月 6 日复诊：舌体明显呈平直状，能完整伸出，苔黄腻，语言表达清楚；双手掌明显消肿，指近端关节有压痛。

6 月 18 日复诊：自诉早晨口齿非常清楚，手指也不肿胀，到晚上口齿不怎么清楚，手指也有肿胀感；放屁多天有。查腹软，腹部、胃脘、肝胆、脾、十二指肠、结肠、膀胱、肚脐有压痛点，三焦还不通利。内服药继续。

7 月 19 日复诊：舌肌萎缩康复，舌能伸出，说话清楚。吞咽肌萎缩康复，能吃饭，吃馒头。呼吸肌萎缩康复，喝水不呛咳。腹压正常，能自由下蹲站起。双手掌肿胀康复，能握拳，能书写。下肢轻瘫康复，能自己上下楼梯外出散步。肌束颤动康复，只有偶然有一处产生。

经过近 4 个月的研究治疗，我认为肌萎缩侧索硬化症用中医药还是能治愈的，主要是治疗的方法和辨证论治结合起来，形成内治外治"杂合以治，各得其所"。

我认为肌萎缩侧索硬化症有九大难治症状:①舌肌萎缩;②吞咽肌萎缩;③呼吸肌萎缩;④腹压增高;⑤双手手掌肿胀;⑥下肢轻瘫;⑦肌束颤动;⑧皮质延髓束和皮质脊髓束病变;⑨脊髓前角细胞和脑干运动神经核病变。中医药完全有能力解决许多疑难杂症,把我们中华民族的智慧发挥出来,让世界人民认同我们中华医药文化吧。

中 医 药 赋

——赞"邓铁涛学术思想为人类健康贡献"

卢金清,卢文康

（广东省陆丰市碣石镇桥头卫生站）

弘扬国医邓铁涛,中医五脏理论深。
实用中医诊断学,中医非遗传承人。
民族复兴中医梦,医术档案捐国家。
呕心沥血传医术,疗效神奇众说好。
医高德重留巨著,医史留芳照人间。
祖国医药是个宝,举世闻妙手配伍。
佐使君臣本草传,医药一家启后贤。
山楂健脾降血脂,枣仁定志安心脑。
凉血止血旱莲草,清肝明目谷精草。
耳鸣通窍苍耳子,安神降压钩藤配。
润肠通便决明子,通乳利尿王不留。
止咳润肺枇杷骄,山药健脾固肾精。
葡萄美容显少年,芝麻润肤又黑发。
龙眼滋补胜人参,崩漏止痢石榴好。
但愿人康寿长久,留得三宝精气神。
展示中医传世界,欲望世人求中医。
铺起各地中医路,互相交流共得益。
创造传统新中医,誓为患者献爱心。